医学的音楽療法

基礎と臨床

日本音楽医療研究会 監修
呉　東進 編著

北大路書房

＊本書で参照する映像については，北大路書房のHP（http://www.kitaohji.com/index.html）に掲載されている。なお，アクセスする際にはユーザー名（ブラウザによっては「名前」と表示される場合もある）とパスワードの入力が必要となるが，いずれも「4876」と入力すればよい。

発刊によせて

musica mentis medicina moestae;
musica multum minuit malorum.
　　音楽は悩める心の薬
　　音楽は多くの禍を減じたり

　我々，すなわちヒトという生物が，他のいかなる生物とも異なっているのは，芸術活動と呼ばれる営みをする点にある。芸術活動というものがいつから始まったかは定かではないが，少なくとも今から4万年ほど前には，絵画と音楽はすでに始まっていたと考えられている。その頃，今のヨーロッパに住んでいた我々の祖先は，洞窟内に見事な絵画を残しているが，最近の調査により，洞窟内の絵画が描かれている場所は，音響効果の良い場所であり，特に男性のバリトンの音域の周波数帯に関して，音響効果が良いことがわかってきた。逆に，同じ洞窟内でも音響効果の悪いところには，絵画は描かれていない。また，同じ頃に作られたと思われる，笛やブルローラー，スクレイパーといった楽器も発見されている。さらに，洞窟絵画の中には，動物の扮装をした呪術師と思われるような，踊る人物像が描かれている。これらの考古学的事実から考えられるのは，洞窟内の絵の描かれていた場所では，音楽が奏でられる中で，人々が踊っていたという状況である。この場所では，絵画と音楽，舞踏という，今日流に言えば芸術活動に当たる営みが，しばしばなされていたのではないかと考えられるのである。その営みの目的は何だったのであろうか。

　おそらく，その営みは「祈り」であったのだろう。原始の人々にとって，生き抜いていくということは想像を絶するほど困難なことだったはずである。日々の糧を得ること，肉食獣から身を守ること，様々な災害から免れること，外傷や病気から回復すること。これらはすべて，彼らが日常的に直面した大きな困難であった。我々の遠い祖先たちは，これらすべての苦難を，「祈り」をもって受け止めるしかなかったのではないだろうか。すなわち，芸術活動の根源は「祈り」であったと考えられる。言い換えるなら，音楽はその始まりのときから，「祈り」の行為であったと言える。

　今から7年前に創設された日本音楽医療研究会は，音楽の持つ「祈り」の力を，医療の場で実現するにはいかにしたらよいかということを，音楽療法の実践の上から考えていこうという考えの下に，結成された研究団体である。この度，この研究会のメンバーにより，医療における音楽療法の様々な方法とその意義についてまとめられた

発刊によせて

のが本書である．音楽による「祈り」の行為が，現代においていかに実現されうるかを，本書から読み取っていただければ幸いである．

　2014 年 4 月

日本音楽医療研究会会長
岩田　誠

序　文

　音楽療法の本は世界中で多数出版されているが，いわゆる音楽の癒しの効果を逸話的に実例にそって記述したものや，○○式音楽療法という特定の方法を紹介した本が多く，対象となる疾患別に音楽療法の適応と方法のスタンダードを述べたものは，あまり見当たらない。

　音楽療法が理学療法，作業療法，言語聴覚療法などと同じようにリハビリテーションの1つの方法として取り入れられない原因の1つが，この適応と方法の問題である。医療の世界では，どのような疾病・状態に対してどのようなセラピーを行うのか，その適応・方法・禁忌などが，ある程度標準的に決められている。それを疾患別にまとめた教科書があり，それを学ぶことで基本的に誰でも同様のセラピーができるようになるので，セラピストが交代しても同様のセラピーが継続できる。音楽療法では，副作用が少ないためか，適応や方法についてあまり厳密に検討されずに，何にでも同じような方法で実施される傾向がみられる。それが効果のあいまいさにもつながって，信頼性を低下させているように思われる。

　この本は，そういう現状を少しでも改善していくために，医学的音楽療法の1つのスタンダードを提示するという目的で編纂されたもので，第1部の総論は音や音楽の作用機序ともいうべき理論編，第2部の各論は対象となる疾患・状態別に，疾病の定義と特徴，医学的音楽療法の適応，目的と方法，評価方法，実施上の留意点や工夫，エビデンスと先行研究を臨床的に記述した実践編，第3部は学会発表や論文にまとめる方法，という3部から構成されている。**一部の章では，実際の音楽療法の貴重な映像などを本書の出版社である北大路書房のwebサイト（http://www.kitaohji.com/index.html）上に掲載したので是非ご覧いただきたい。**また，「医学的音楽療法」とは何かについては，総論の第1章第1節を参照されたい。

　各論で取り上げた疾患・状態は20にのぼり，現状で医学的音楽療法が行われているほぼすべての領域を網羅するように努めた。執筆者は，各分野で実際に音楽療法を実施・利用している音楽療法士・作業療法士や医師で，前者と後者がほぼ半数ずつで構成されている。これだけ広い分野を網羅するため，日本に適任者が見つからなかった3つの分野では，アメリカやデンマークの専門家に執筆を依頼した。内容的にはまだ不十分な点もあるかと思うが，これが現状で提示できる医学的音楽療法のほぼすべてであり，本書が，音楽療法士，医師，看護師，医療関係者，学生の皆さんの医学的音楽療法の学習と実践の参考になれば幸いである。

序　文

　医学的音楽療法の普及と研究に本書が少しでも寄与できることを願ってやまない。
　医学用語については，おもに医学大辞典第2版（伊藤正男，井村裕夫，高久文麿編，医学書院 2009 年）に準拠した。

編者　呉　東進

目　次

発刊によせて
序文

第1部　総論（理論編）

● 第1章　医学的音楽療法の現在　2
　　第1節　医学的音楽療法とは何か　2
　　第2節　医療の中での音楽療法の評価　3

● 第2章　医学的音楽療法の基本原理　7
　　第1節　音に対する反応と注意（アテンション）　7
　　第2節　音楽と認知能力　10
　　第3節　リズムと運動　11
　　第4節　音楽の生理作用　11
　　第5節　音楽と言語　12
　　第6節　音楽と感情　12
　　第7節　音楽とコミュニケーション，社会性　13

● 第3章　音楽による脳内の変化　14
　　第1節　脳の構造と機能の変化　14
　　第2節　音楽訓練と脳内の変化　15
　　第3節　臨床的応用　17
　　第4節　まとめ　18

● 第4章　医学的音楽療法の長所・短所　19
　　第1節　長所　19
　　第2節　短所　20
　　第3節　音楽療法の研究の欠点　22

● 第5章　医学的音楽療法実施上の留意点　23
　　第1節　「治療」を目的とした音楽療法は法的制限を受ける　23
　　第2節　音楽療法士に対する医学教育　26
　　第3節　ボランティアによる医学的音楽療法はありえない　26

● 第6章　他の療法との連携　28
　　第1節　医療と音楽療法　28
　　第2節　各種療法との連携　30

第2部　各論（実践編）

● 第7章　癌患者（終末期ではない）　34
　　第1節　定義と特徴　34

v

第 2 節　医学的音楽療法の適応　34
　　　第 3 節　目的と方法　35
　　　第 4 節　評価方法　38
　　　第 5 節　実施上の留意点，工夫　38
　　　第 6 節　エビデンスと先行研究　39

● 第 8 章　終末期のケア（がんや他の疾患も含めて）　40
　　　第 1 節　定義と特徴　40
　　　第 2 節　医学的音楽療法の適応　41
　　　第 3 節　医学的音楽療法の目的と方法　42
　　　第 4 節　医学的音楽療法の評価方法　48
　　　第 5 節　医学的音楽療法の実施上の留意点，工夫　49
　　　第 6 節　先行研究など　50

● 第 9 章　小児終末期ケアにおける音楽療法　51
　　　第 1 節　はじめに　51
　　　第 2 節　中心となる概念　52
　　　第 3 節　治療技法　53
　　　第 4 節　家族との連携　57
　　　第 5 節　先行研究　58
　　　第 6 節　実施上の留意点　58
　　　第 7 節　小児緩和ケアにおける音楽と医療　59
　　　第 8 節　まとめ　59

● 第 10 章　冠動脈疾患患者―不安と苦痛―　61
　　　第 1 節　はじめに　61
　　　第 2 節　冠動脈疾患の特徴　61
　　　第 3 節　医学的音楽療法の適応　62
　　　第 4 節　目的と方法　64
　　　第 5 節　エビデンスと先行研究　72
　　　第 6 節　まとめ　73

● 第 11 章　疼痛　74
　　　第 1 節　はじめに　74
　　　第 2 節　疼痛とは　74
　　　第 3 節　対象　76
　　　第 4 節　音楽療法の目的および方法　76
　　　第 5 節　評価の方法　81
　　　第 6 節　おわりに　83

● 第 12 章　統合失調症およびうつ病の音楽療法　85
　　　第 1 節　疾患の特徴　85
　　　第 2 節　医学的音楽療法の効果　89
　　　第 3 節　理論　95
　　　第 4 節　評価　101
　　　第 5 節　まとめ　102

● 第 13 章　外傷性脳損傷　103
　　　第 1 節　はじめに　103

第2節　医学的音楽療法の適応　105
　　　第3節　外傷性脳損傷における医学的音楽療法の目的と方法　105
　　　第4節　評価方法　108
　　　第5節　実施上の留意点，工夫　111
　　　第6節　エビデンスと先行研究　111

● 第14章　脳血管障害　112
　　　第1節　はじめに　112
　　　第2節　脳血管障害とは　112
　　　第3節　脳血管障害の音楽療法　114
　　　第4節　将来に向けて　118

● 第15章　認知症　119
　　　第1節　はじめに　119
　　　第2節　認知症とは　119
　　　第3節　認知症への音楽療法　123
　　　第4節　音楽療法の経済性　126
　　　第5節　将来に向けて　126

● 第16章　パーキンソン病　128
　　　第1節　疾患の特徴　128
　　　第2節　医学的音楽療法の適応　130
　　　第3節　医学的音楽療法の目的と方法，工夫，エビデンスなど　131
　　　第4節　パーキンソン病患者での音楽療法前後の症例提示　138
　　　第5節　おわりに　140

● 第17章　失語症　141
　　　第1節　はじめに　141
　　　第2節　失語症とは　141
　　　第3節　言語と音楽　144
　　　第4節　失語症の音楽療法　145
　　　第5節　将来に向けて　147

● 第18章　人工呼吸器を装着した筋萎縮性側索硬化症（ALS）患者　149
　　　第1節　症患の特徴　149
　　　第2節　医学的音楽療法の適応　151
　　　第3節　医学的音楽療法の目的と方法　152
　　　第4節　医学的音楽療法の評価方法　160
　　　第5節　医学的音楽療法の実施上の留意点，工夫　160
　　　第6節　エビデンスと先行研究　162

● 第19章　発達障害―自閉症スペクトラム，注意欠陥多動性障害，学習障害―　165
　　　第1節　定義と特徴　165
　　　第2節　医学的音楽療法の適応　168
　　　第3節　医学的音楽療法の目的と方法　169
　　　第4節　医学的音楽療法の評価方法　173
　　　第5節　医学的音楽療法の実施上の留意点，工夫　175
　　　第6節　エビデンスと先行研究　177

目 次

- **第20章　知的障害（精神遅滞）　179**
    - 第1節　定義と特徴　179
    - 第2節　医学的音楽療法の適応　182
    - 第3節　医学的音楽療法の目的と方法　182
    - 第4節　医学的音楽療法の評価方法　184
    - 第5節　医学的音楽療法の実施上の留意点，工夫　186
    - 第6節　エビデンスと先行研究　187

- **第21章　脳性麻痺　188**
    - 第1節　定義と特徴　188
    - 第2節　医学的音楽療法の適応　189
    - 第3節　医学的音楽療法の目的と方法　191
    - 第4節　医学的音楽療法の評価方法　193
    - 第5節　医学的音楽療法の実施上の留意点，工夫　195
    - 第6節　エビデンスと先行研究　197

- **第22章　レット症候群　198**
    - 第1節　レット症候群について　198
    - 第2節　医学的音楽療法の適応　200
    - 第3節　レット症候群に対する音楽療法とコミュニケーション的音楽性　200
    - 第4節　レット症候群に対する医学的音楽療法の目的と方法　201
    - 第5節　医学的音楽療法の評価方法　206
    - 第6節　医学的音楽療法の実施上の留意点，工夫　206
    - 第7節　エビデンスと先行研究　207

- **第23章　低出生体重児　208**
    - 第1節　定義と特徴　208
    - 第2節　医学的音楽療法の適応　210
    - 第3節　医学的音楽療法の目的と方法　211
    - 第4節　医学的音楽療法の評価方法　215
    - 第5節　医学的音楽療法の実施上の留意点，工夫　216
    - 第6節　エビデンスと先行研究　216

- **第24章　手術，医療処置，検査への音楽療法と音楽ベースの介入　218**
    - 第1節　はじめに　218
    - 第2節　医療行為への医学的音楽療法の適用性　218
    - 第3節　音楽療法と音楽を用いた介入の目的と方法　221
    - 第4節　音楽療法の医的診断と音楽ベースの介入　223
    - 第5節　留意点と創意　224
    - 第6節　医療処置へのエビデンスベースが補助する音楽療法と音楽介入方法　226
    - 第7節　まとめ　228

- **第25章　呼吸器疾患患者　229**
    - 第1節　慢性呼吸器疾患の特徴　229
    - 第2節　医学的音楽療法の適応　230
    - 第3節　医学的音楽療法の目的と方法　231
    - 第4節　医学的音楽療法の評価方法　237
    - 第5節　医学的音楽療法の実施上の留意点，工夫　238

第6節　医学的音楽療法のエビデンス　238
● 第26章　産婦人科患者　240
　　　第1節　はじめに　240
　　　第2節　産婦人科領域およびその対象について　240
　　　第3節　音楽療法の目的と方法　243
　　　第4節　評価　247
　　　第5節　おわりに　249

第3部　学会発表や論文にまとめる方法

● 第27章　音楽療法の実践を論文にまとめるための基礎　254
　　　第1節　はじめに　254
　　　第2節　症例報告と事例研究　254
　　　第3節　記述形式の違いとは　256
　　　第4節　音楽療法における症例報告や事例研究の意義　257
　　　第5節　論文を書く前に気をつけておきたいこと　258
　　　第6節　クライエントへの倫理的配慮　260
　　　第7節　先行研究を読む理由と探し方　260
　　　第8節　論文を書く　261
　　　第9節　質的改善研究のススメ　263
　　　第10節　おわりに　263
　　　◇ブックガイド　265

引用・参考文献　267
事項索引　287
省略記号索引　291

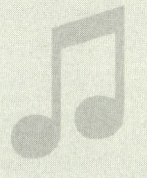

第1部 総論（理論編）

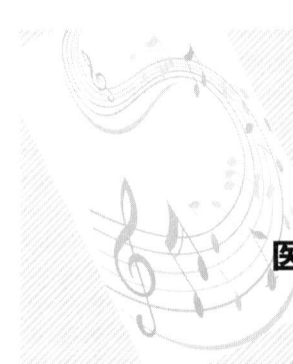

第1章 医学的音楽療法の現在

呉　東進

第1節　医学的音楽療法とは何か

音楽療法を，音や音楽によって健康状態を維持・向上させようとする活動のすべてととらえると，表1-1のように実に広い領域が含まれる。その中で，医学的音楽療法とは何かというと，「疾病に罹患して医療的施設にかかっている人に，音や音楽を用いて，身体的，精神的，心理的，情緒的な状態の改善や維持のための援助を行う行為」と定義できるのではないかと考える。たとえば，体を動かすことは一般的に健康状態の維持や向上に寄与するが，日常生活の中で行われるラジオ体操やスポーツを理学療法とはいわないし，その指導を行うのは理学療法士ではなくインストラクターである。疾病による運動・姿勢・可動域などの制約を，身体を動かすことによって維持・改善するのが理学療法であり，理学療法士が担当する。ここでの理学療法に相当するものが医学的音楽療法と考えると，わかりやすいかと思われる。

◉ 表1-1　音楽療法の領域

1. 対象
    個人
    小集団（グループ）
    大集団
2. 場所
    医療機関
    介護施設
    グループホーム
    教育機関
    保育施設
    地域（コミュニティ）
    家庭
3. 目的
    健康状態の保持・増進
    症状の緩和
    他の治療や検査の補完
    症状の改善（リハビリテーション）
4. 方法
    受動的：音楽の聴取
    能動的：音楽の演奏
5. 実施者
    Music therapy：音楽療法士が実施する
    Music medicine：医師や看護師などが実施する

第2節　医療の中での音楽療法の評価

音楽療法に限らず，各種の治療法の医学的評価をエビデンスに基づいて総括的に分析・評価する代表的な文献に，コクラン・ライブラリー（The Cochrane Library）がある。また，最新の医学情報に基づいて，実際に診断や治療を行う際の選択肢を示しエビデンスに基づいた提言を行うものに Up To Date がある。どちらも非常に膨大な疾患・状態を対象にしており，2013年現在，コクラン・ライブラリーには分析結果のレビュー論文が5,631，分析方法が提案されて近い将来に結果が報告される解析中のものが2,337，Up To Date には10,000を超える提言が掲載されている。

この2つの文献の2013年版に掲載されている，音や音楽を使用した治療的介入のすべて（音楽聴取や音楽療法，音楽教育や音楽を含んだ多様な課題活動など）について，対象疾患・状態，介入方法，有効性の評価をまとめてみると，表1-2のようになる。

● 表1-2　音楽療法の評価（2013年）

対象	方法 MM	方法 MT	有効性 コクラン	有効性 UTD
癌	*	*	△	△
不安，気分，QOL，疼痛，心拍数，呼吸数，血圧			△	△
抑うつ			×	△
疲労，身体状態			×	
酸素飽和度，免疫機能，苦痛			?	
コミュニケーション（発語や表情）			?	
終末期		*	△	
QOL			△	
疼痛，不安			×	
身体状態，心理状態，社会的状態			?	
小児の緩和ケア	*	*		△
冠動脈疾患	*		△	
血圧，心拍数，呼吸数，不安，疼痛			△	
苦痛，皮膚温			×	
人工呼吸器装着患者	*		△	○
不安			△	○
鎮静剤の使用減少				○
心拍数，呼吸数			△	
酸素飽和度，血圧			×	
QOL，満足度，退院後の転帰，死亡率，費用効率			?	
気管支拡張症	歌唱		?	
息切れ（癌，肺疾患，心疾患，神経疾患運動の進行期）	*		×	
成人の後天性脳損傷		*	△	
歩行（速度，リズム，歩幅，対称性）			△	
歩行以外		R	?	

対象	方法		有効性	
	MM	MT	コクラン	UTD
パーキンソン病		＊		○
運動，感情，日常生活，QOL				○
高齢者	音楽を使った課題			○
転倒，バランス				○
認知症		＊	？	△
行動			？	
行動，気分，認知，コミュニケーション（交流）		S	×	
統合失調症		＊	○	
全般的な状態			○	
精神状態（全般的精神状態，陰性症状，抑うつ，不安）			○	
社会生活機能			○	
認知能力，行動			△	
長期効果，セラピーの回数と効果の関係			？	
うつ病		＊	△	
気分			△	
自閉症スペクトラム		＊	△	△
コミュニケーション能力（言語，身振り）			△	△
行動			×	×
長期効果			？	
行動，言語		A	×	
注意欠陥多動性障害			解析中	
学習障害			？	△
読字障害	音楽教育		？	×
自己評価，ソーシャルスキル（社会的能力）	学外活動			△
レット症候群		＊		△
注意の維持，コミュニケーション（相互交流）				△
嚢胞性線維症	歌唱		×	
小児の麻酔導入		＊	×	
不安			×	
疼痛	＊		△	△
疼痛，鎮痛（麻）薬の必要量			△	△
手術前の不安	＊		△	
不安，心拍数，拡張期血圧			△	
収縮期血圧，呼吸数，皮膚温			×	
創傷治癒，感染率，退院までの時間，満足度			？	
検査前の不安	＊			△
鎮静剤未使用時				○
鎮静剤使用時				×
帝王切開（緊急でなく，局所麻酔で実施）	＊		△	
心拍数，出産の満足度			△	
呼吸数，不安			×	
分娩疼痛	＊		△	？
人工妊娠中絶の疼痛	＊		△	
コルポスコピー検査（カメラで子宮頚部を拡大観察する）	＊		○	△
不安			○	△

MM：録音された音楽の聴取
MT：音楽療法士によるセッション
コクラン：コクラン・ライブラリーの評価
ＵＴＤ：Up To Date の評価
QOL：クオリティ・オブ・ライフ（quality of life），生活の質
【方法の欄】＊で評価対象となった方法を示す
　　R：リズム聴覚刺激
　　S：スヌーズレン（snoezelen）
　　A：トマティス（Tomatis）やサモナス（Samonas）などの聴覚統合訓練
　　学外活動：学校外での音楽やスポーツなどの活動
【有効性の欄】
　　○：有効性を示すエビデンスがある
　　△：有効性を示す弱いエビデンスがある
　　×：有効性を示すエビデンスはない
　　？：有効性を判定できない（無作為（ランダム））化対照試験なし，未検討，良質論文なしなどの理由）
　　各疾患・状態の欄の最上段に示した○，△等が総括的評価，その下に項目別に細分化された評価を示す

　2009 年と比べると，この２つの文献で取り上げられている対象疾患・状態は２倍以上に増加しており，それだけ音楽療法に対する関心が高まり，広く普及してきたことの表れと考えられる（呉，2009a）。

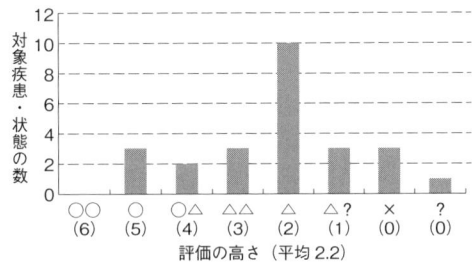

表 1-2 で示したコクラン・ライブラリーと Up To Date の各疾患・状態に対する総括的評価を基に，評価の高さを図のような基準で０～６（括弧内の数字）の７段階に分け，段階別に対象疾患・状態の数を示した。例えば，△△（3）は２つの文献の両方で△（有効性の弱いエビデンスがある）と評価され，評価の高さは 3，という意味である。○や△が１つしかない場合は，片方の文献には評価の記載がないことを意味する。○，△，×，？は表 1-2 で使用した有効性のエビデンスのレベルを示す。

◐ 図 1-1　評価の高さと対象疾患・状態の数

　また，２つの文献の評価をもとに，評価の高さを０～６までの７段階で示し，各段階の対象疾患・状態の数を示したものが図 1-1 である。解析中のものを除き，25 の対象疾患の評価の平均値が 2.2 となり，音楽療法全体として，有効性があるという弱いエビデンスが存在すると判断できる。これは，理学療法や作業療法，言語聴覚療法などの他のリハビリテーションの方法と比べても，それほど遜色のない評価であり，

一般的に，コクラン・ライブラリーやUp To Dateの評価そのものが，どんな治療法に対しても厳しく客観的に判定していることを考えると，必ずしも音楽療法のエビデンスが他の治療法に比べて極端に少ない，とはいえない。

確かに，この2つの文献で取り上げられている音楽療法の有効性の研究は，ほとんどが外国のデータである。しかし，薬剤では，人種や民族による遺伝子の差異のために効果に違いがみられる場合もあるが，音楽の効果にそれほど大きな民族差があるとは考えにくいので，外国の研究結果でも日本での臨床に適応可能と考えられる。

一方で，症例数の多い研究，無作為（ランダム）化対照試験（Randomized Controlled Trial: RCT，被検者を治療群と対照群に無作為に分けて治療効果を判定する方法），長期的な効果の検討などが少ないという問題点が指摘されている。今後は，そういう研究によって有効性を示す高いエビデンスを積み重ね，医療の中に音楽療法を根付かせていくことが大切である。

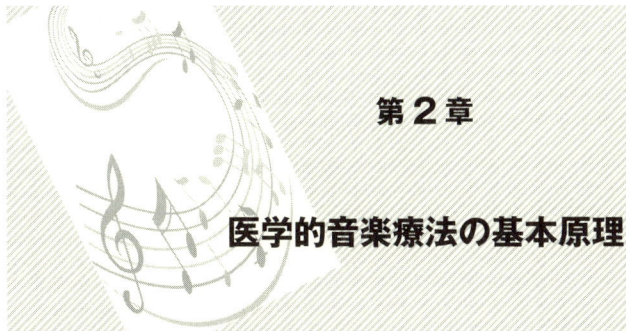

第2章

医学的音楽療法の基本原理

呉　東進

音楽療法の対象は新生児から高齢者まで，精神疾患から癌まで，じつに多様であるが，これらの対象者に音や音楽で働きかけると，共通してみられる変化や現象がある。それをまとめたものが医学的音楽療法の基本原理（表2-1）である（Hillecke et al., 2005; 呉, 2009a）。音や音楽を使った介入を行う際に頭に置いて活用すると，大変参考になる。以下，各項目について詳述する。

● 表2-1　医学的音楽療法の基本原理
1．音に対する反応と注意（アテンション）
2．音楽と認知能力
　　空間推理能力
　　記憶
　　知能
3．リズムと運動
4．音楽の生理作用
　　自律神経
　　内分泌
　　免疫機能
5．音楽と言語
6．音楽と感情
7．音楽とコミュニケーション，社会性

第1節　音に対する反応と注意（アテンション）

1．音に対する反応

（1）脳障害者の音に対する反応

音や音楽による刺激は注意をよく引きつけ，覚醒中はもちろん，睡眠中や意識障害があっても，心拍数や血圧といった生体信号の変化，脳波や脳血流といった脳機能の変動として反応をとらえることができる。

例えば，てんかん重積状態（てんかん発作が長く続いて止まらない状態）で意識がない人に音楽を聞かせると，発作が止まり脳波上の発作波も消失したことが報告されている（Miranda et al., 2010）。ただし，音楽の開始から脳波上の発作波の消失まで数時間かかり，脳機能が高度に低下した状態では音に対する反応がかなり遅くなると考えられる。

また，PET（Positron Emission Tomography, 陽電子という放射性物質を使った検

査）で脳の活動を調べてみると，重度の脳損傷による最小意識状態（いわゆる植物状態に近いが，非常に限定的な反応がみられる状態，p.103～104 参照）でも，音の刺激によって大脳の聴覚野にかなりの活動が観察され，いわゆる植物状態になっても同部に限定的な活動が残っていること報告されている（Boly et al., 2004）。

内耳の蝸牛神経（ここからは，音の振動が神経の信号になって伝達される）から中脳までの音に対する電気的な反応をみる聴性脳幹反応（Auditory Brainstem Response: ABR）では，睡眠中でも覚醒時と同様の反応があり，高度の脳障害になると反応が低下して遅延するが，脳死に至るまでは完全には消失しない。

(2) 胎児新生児の音に対する反応

聴性脳幹反応は，在胎 26 週で生まれた早期産（在胎 37 週未満での出生）児でもみられることが報告されている（Starr, 1977）。この頃は，反応を引き出すのに 65 デシベル（普通の会話の音量より少し大きな音）という比較的大きな音が必要で反応もかなり遅い（Starr, 1977）が，胎児の成熟度が増すにつれて反応は速くなり，正期産（在胎 37 週以上～42 週未満での出生）の新生児では，ささやき声に相当する 35 デシベルという小さな音でも反応がみられるようになる。近年は，これを応用して，聴性脳幹反応を簡便化した自動聴性脳幹反応（automated ABR: AABR）を使って新生児の聴力スクリーニング検査が行われている。新生児の視力は 0.02 といわれているので，それに比べると聴覚は生下時からかなり鋭敏であることがわかる。

(3) 反応の捕らえ方

このように，胎児期の後半から死に至るまで，耳に障害がない限り，脳の未熟性や障害が強いために外部からの行動の観察では明らかな反応がないようにみえても，脳には音は届いており，心拍数などの生体信号や脳機能検査を使って，音に対する何らかの反応を捕らえることができる。したがって，音に対する反応があるのかどうかよくわからない場合には，例えば心電計やパルスオキシメーター（手足の指先などにつけて，経皮的に血中酸素濃度を表示する機器）などを装着して生体信号の変化を観察してみるとよい。意外な反応に驚かされることがある。こういう機器は，通常，どこの医療機関にもあり，簡単に装着できて侵襲もほとんどないので，ぜひ試してみるとよい。また，脳機能の未熟性や障害が強い場合には，反応が非常に小さかったり，反応がみられるまでにかなりの時間を要したりすることがあるので，辛抱強く長時間，あるいは長期間，反応を待つことも大切である。

2. 注意（アテンション）

(1) 注意を引きつけるもの

ヒトの注意をよく引きつけるものには，以下のような共通の性質がある（表 2-2）。このことをよく理解していると，音や楽器，演奏法などの選択の際に参考になる。

● 表 2-2　ヒトの注意を引きつけるもの

① 新奇選好	② 自らの生存を助けるもの	③ 快感をもたらすもの
新しいもの，珍しいもの，不思議なものに対して注意が向く。	なじみのもの，愛着を感じるもの，例えば，自分の世話をしてくれる人の顔や写真，声などに注意が向く。	きれいなもの，気持ちのいいものなどに注意が向く。

(2) 歌は注意をよく引きつける

　同じ人の声でも，歌と話では対象者の反応が異なる。乳児に対して，同一人物が話しかける場合と歌いかける場合を比べてみると，歌のほうにより強く注意を向けることが報告されている（Nakata & Trehub, 2004）。また，認知症で施設に入所している人に介護者が歌いかけると，通常の介護のときに比べて，自分やまわりに対する覚醒度が上昇すると報告されている（Götell et al., 2003）。

　これを応用して，同じことを伝える場合でも，時には歌にしてみると注意が向く可能性がある。また，後に述べるように（第 5 節 p.12 参照），言葉の抑揚を少し大きくすると即席の歌のようになって歌と同様の効果が期待できる。

3. 馴化と脱馴化

　生物には，同じ刺激が続くと次第に反応が低下していく，馴化（habituation）という性質があり，単細胞の生物からヒトに至るまで，進化の初期段階から高等動物に至るまで多くの種に共通してみられる非常に基本的な性質である。個体の行動の面だけでなく，人体を構成する個々の細胞のレベルでも，同じ刺激に対する反応が次第に低下していくという現象（脱感作などと呼ばれる）がみられる。馴化は生物にとって非常に根源的な性質であるため，新生児から高齢者まで，健康な人から重度の障害者まで，共通してみられる特性である。

　馴化で反応が消失した場合には，しばらく刺激を休止するか，違った種類の刺激を与えるかすると反応性が回復する。これを脱馴化（dehabituation）という。

　同じ楽器，例えばピアノで似たような曲の演奏を続けていると，馴化によって反応しなくなる恐れがある。対象者の反応が乏しい場合には，馴化の可能性を考えて，違う音色の楽器を使ってみる，同じ楽器でもガラッと曲や演奏の仕方（リズム，速度，音量，音程など）を変えてみるとよい。例えば，ピアノの音色で電子オルガンを演奏していてもまったく反応がなかったのに，チェンバロの音色に変えた途端に大きな反応が返ってきて驚いた，というようなことが実際に起こる。これは，ピアノの音色に対する馴化が，音色を変えたことによって脱馴化して反応が回復したと考えられる例である。馴化の可能性を常に意識し，反応のなさを対象者の障害の重さのせいにしないように注意する必要がある。

第2節　音楽と認知能力

1．空間推理能力

　音楽を聞くことで空間推理能力が一時的に高まることが知られている。元来は，ネズミにモーツァルトのK448のソナタを聞かせると迷路から脱出する時間が短くなるという効果として報告されたものであるが（Rauscher et al., 1993），その後の研究によって，ヒトでも同様の効果がみられ，モーツァルトよりも対象者の好みの音楽のほうがより効果的であることが明らかになっている（Schellenberg et al., 2005）。例えば，定型発達の幼稚園児は，好きな童謡を聞いてお絵かきをすると，何も聞いていないときやモーツァルトを聞いたときよりも上手に長時間お絵かきをしたことが報告されている（Schellenberg et al., 2007）。

　音楽を聞くと，音の高さ，リズム，音質，旋律，拍子などの要素に応じて脳の様々な部位が活性化する。その部位と空間推理を行うときに使う脳の部位がかなり共通しているので，音楽を先に聞いていると空間推理を行う脳部位の活動があらかじめ高まったような状態になり，あたかもジャンプをするときの助走のような効果を発揮して，一時的に能力が高まるのではないかと推測されている（Jenkins, 2001）。

　この原理を利用して，図形・立体・物の配置などの学習，整理整頓，描画や書字などの際に，好みの音楽を聞いてから，あるいは聞きながら行うと，少し効率よくできる可能性がある。使用する音楽は，短調ではなく長調，遅いよりは速い演奏のほうが有効と報告されている（Husai et al., 2002）。

2．記憶

　一般に，記憶は何かと関連づけられたり感情と結びついたりすると覚えやすくなるという性質がある。語呂合わせなどの記憶法もその1つである。言葉や文章を記憶する際にも，メロディーのような節をつけると記憶しやすいことが報告されている（Panksepp & Bernatzky, 2002）。したがって，すぐ忘れることや覚えられないことは，即興の歌にしたり，替え歌の歌詞にしたり，音楽活動に結びつけたりすると記憶しやすくなる可能性がある。

　逆に，高齢者では，懐かしい音楽によって昔の記憶が換気されることもある。

3．知能

　音楽のレッスンを中～長期間受けると，知能検査の成績が少し向上することが報告されている（Schellenberg, 2006）。ただし，他のレッスンでも向上がみられること，親の教育程度（学歴）よりは関連性が薄いことも合わせて報告されている。

第3節　リズムと運動

1. リズム刺激の作用機序

　音や音楽のリズムに合わせると体が動きやすくなることはよく知られている。ある運動を行うためには、意識的に筋肉を動かして目的とする動作を行うだけでなく、周辺の筋肉の動きが無意識に調整されて初めて動作が円滑に進む。この無意識の運動の調整は大脳基底核（脳の深部に存在）、補足運動野（大脳の内側にある）、小脳（脳の下後方に位置する）などで行なわれているが、単純なわかりやすいリズムを聞くと、体は動かずにじっとしていても、大脳基底核や補足運動野の活動が活発になることが報告されている（Grahn et al., 2007）。リズムを聞くことで、いわば脳が運動の準備状態に入るので、動きやすくなると考えられる。このような音楽のリズムと運動の関係は、ヒト以外では非常に限られた動物、例えば音や人の声をまねることのできるオウムなどで例外的にみられるだけで、かなり人に特徴的な性質と考えられている（呉、2009b）。

　したがって、様々な疾患によって随意的な運動や歩行が困難になった場合には、単純なリズム刺激を与えることで、動作を少し円滑にすることができる可能性がある。リズム聴覚刺激（Rhythmic Auditory Stimulation: RAS）もこの方法の適用である（Wittwer et al., 2013）。

2. リズム刺激の種類

　音楽の拍だけでなく、音の高低、音量、音色などの規則的な変化もリズム刺激として作用する。また、音楽でなくても、周期的に鳴る音、例えばメトロノームや時計の振り子の音などもリズム刺激となる。さらには、実際に音を聞かなくても、そういうリズムや音楽を頭の中で思い起こすだけでも同じような効果がある（Sacks, 2007）。

第4節　音楽の生理作用

1. 自律神経

　自律神経の中枢は大脳の最下部の視床下部に存在し、交感神経は一般に生体の緊張や活動を高めるように、副交感神経は生体の緊張を緩め活動を静めるように作用する。音楽によって自立神経の活動が変動し、血圧や心拍数、皮膚温などが変化することはよく知られている。

　最近の研究によれば、音楽の種類にかかわらず、おもに音楽のテンポやポーズ、クレッシェンドが自律神経の活動に影響を与えると報告されている（Bernardil et al.,

2006; Bernardi1 et al., 2009)。同じような反応は全身麻酔された動物でもみられるので（Nakamura et al., 2007），音楽の好み，意識や感情といった心理的な作用とは無関係でも起こりうるものと考えられる。作用機序としては，視床下部のヒスタミンH3受容体（H3受容体は中枢神経系に存在するヒスタミン受容体のサブタイプ）を介する反応と報告されている（Nakamura et al., 2007）。

2. 内分泌と免疫機能

ホルモンの中枢も視床下部にあり，様々なストレスが生体にかかると，視床下部の働きを介して副腎皮質ホルモンの分泌が増加する（第23章 第3節 p.211 参照）。副腎皮質ホルモンは，一般に，免疫反応を抑制するように作用する。

音楽によって副腎皮質ホルモンの分泌が抑制され，免疫グロブリンの産生や免疫機能を担当するリンパ球の機能が高まることが報告されている（Nilsson, 2009, Núñez et al., 2002）。

第5節　音楽と言語

例えば，「だめ」や「No」などのように，言葉がわからなくても，声の調子やイントネーションだけで意味や内容がある程度伝わる場合がある。声の調子やイントネーションを少し大きくすると，言葉が簡単な歌のように聞こえる。読経のように，言葉であっても歌のように聞こえるものもある（呉，2009b）。このように，言語と音楽は密接な関係にあるが，この両者が脳内を伝達して意味や内容が処理されていく機構にも，言語中枢を含む多くの共通部位が関与していることが報告されており（Brown et al., 2006），年齢にかかわらず，言葉は音楽の特殊なケースとして処理されることが多いのではないかとも考えられている（Koelsch & Siebel, 2005）。

したがって，音楽，特に歌の歌詞にして言葉を入れると，同じ脳のシステムが刺激されるので，言葉の理解や獲得（記憶も，本章 p.10 参照）が促進される可能性がある。メロディック・イントネーション・セラピー（Melodic Intonation Therapy: MIT）はこの原理の応用である（van der Meulen et al., 2012）。

第6節　音楽と感情

感情・情動や意欲などは，おもに大脳の中央内側面にある大脳辺縁系が関与し，音楽の聴取によってこの部位の脳血流に変化が生じることが報告されている（Koelsch, 2010）。

実際に，音楽を聞くことで不安や怒りが一時的に和らぐことが報告されている。不

安は動物にもあり，音楽を聞かせると軽減し，話し声や雑音では変化がないことが報告されている（Panksepp & Bernatzky, 2002）。ただし，感情に対する作用は短時間で消失する傾向があるので，効果の持続のためには，反復して音楽を聞くなどの工夫が必要である。

また，感情の変化をもたらすためには，まず対象者の感情や気分と同質の音楽や演奏を使い，次第に音楽や演奏の質を変えていくのが適切とされている（同質の原理；Shatin 1970）。

第7節　音楽とコミュニケーション，社会性

音楽やそれにともなう歌や踊りには，同じ集団内や異集団間での人間同士の絆を形成するという社会的な作用があり，それがヒトの進化の過程で有利に作用してきたのではないかと考えられている（Koelsch & Siebel, 2005）。世界中のどの文化圏に行っても独自の音楽が存在するのも，音楽に社会的な機能があるからだと考えられる。校歌や賛美歌，国歌や軍歌なども，そういう効果を利用して作られている側面がある（呉，2009b）。

音楽のこういう性質を利用して，原始的・前言語的なやりとりからもっと深化した交流まで，様々な段階のコミュニケーション能力やソーシャルスキル（社会的能力）の改善を図ることが可能である。

規則や手順に従った行動を促したり，問題行動に対処したりする場合にも，歌やダンスにして遊びのようにすると実行されやすくなる。注意や記憶の項で述べたように，歌にすると注意が向いて覚えやすくなるという効果もある。例えば，手を洗うという習慣を身に付けるには，手を洗いなさいということを何度も言うより，手洗い歌やダンスを作って実施するほうがはるかに有効で，実際に各種の施設で利用されている（呉，2009a）。

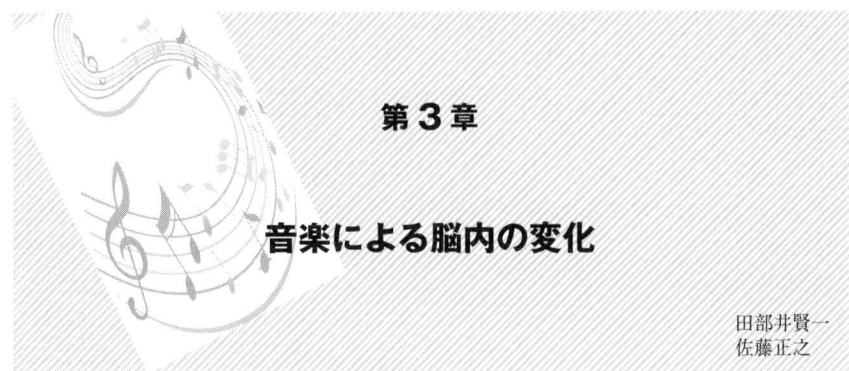

第3章
音楽による脳内の変化

田部井賢一
佐藤正之

第1節　脳の構造と機能の変化

　脳の構造と機能には，遺伝的に定まる固定した面と，環境との相互作用によって柔軟に変化する面がある。後者のような脳の構造と機能の変化を脳の可塑性という。可塑性は，分子から個体に至るいろいろなレベルで起こる，生理的あるいは形態的に変化する性質のことである。可塑性は，シナプス結合の変化，個体レベルでの学習，記憶，機能代償など様々な現象の包括的な概念として使われる。

　脳の可塑性は，成長期にも成熟期にも観察される。大石（2005）は，可塑性を成長期の可塑性，記憶や学習に関わる可塑性，機能代償に関わる可塑性の3つに分類した。第1の成長過程の可塑性は，可塑性がある時期に大きく，それ以外の時期では小さくなるという現象である。例としては，どちらの眼からの入力により強く反応するかという眼優位性や，特定の角度からの視覚入力により強く応答する方位選択性などがあげられる。第2の記憶や学習に関わる可塑性は，個体が適応的な行動をとるために重要である。例えば，何が安全に食べられるのかを記憶・学習するといったことがあげられる。第3の機能代償に関わる可塑性は，身体の損傷を回避し，機能を回復，代償するために備わっている。末梢神経系では軸索が切れるとシュワン細胞に支えられて軸索が再伸長する。ところが，中枢神経系では軸索再生阻害因子が中枢神経細胞の再生を阻害するため（Mi et al., 2004），中枢神経系に損傷があった場合には，残存する神経細胞による機能代償が中心となる。リハビリテーションはこの可塑性を利用し，外的刺激や生活環境を調整することで，患者の能力の改善を図る。

第2節　音楽訓練と脳内の変化

1. 長期的変化

　長期間にわたる音楽訓練の結果として，脳に機能的・形態的変化のみられることがわかってきている。Pantevら（1998）は，聴覚野の可塑性について検討を行い，楽音に対する脳活動が音楽家と非音楽家で異なっていることを示した。Pantevらは脳磁図（MEG: Magnetoencephalography）を用いて，年齢を統制した音楽家群と非音楽家群から，基本周波数が一致した純音とピアノ音に対する脳活動としてのN1を記録した。N1は潜時約100msecの誘発脳磁場であり，課題に対する選択的注意を反映する。結果は，絶対音感もしくは相対音感をもっている音楽家の脳活動は，純音に比しピアノ音で有意に大きかった。この傾向は，ラウドネスを合わせた音においてもみられた。非音楽家では，純音とピアノ音に対する脳活動に有意差はなかった。音楽家における脳活動の増加は，楽音を処理する皮質ニューロンの数の増大を反映している。つまり音楽訓練を長期的に受けた音楽家では，楽音の処理により多くのニューロンが関わるようになり，同時に活動するニューロンの数が増加したと考えられた。さらに音楽家が音楽訓練を始めた年齢と脳活動の増加の間に相関がみられ，楽器演奏を若いときから始めたほうが，純音と比してピアノ音に対する脳活動の大きいことが示された。

　音楽家と非音楽家の楽音に対する脳活動は，その後の研究（Shahin et al., 2005; Lütkenhöner et al., 2006; Meyer et al., 2006）では違いはみられなかった。しかし，Baumannら（2008）は，純音や楽音に対する脳活動の増加は選択的注意によるものではなく，純音や楽音に反応する神経細胞の活動によることを示した。対象となった音楽家と非音楽家は，楽音を受動的もしくは注意を向けて聴くように求められた。その結果，注意をコントロールしても非音楽家と比し音楽家のN1が増加することを示し，Pantevら（1998）の結果を支持した。

　聴覚野における音楽訓練に関係する変化は，機能レベルだけでなく，形態的レベルでも起こることが示されている。横断的研究では，訓練した音楽家は素人に比し聴皮質の容量，密度，厚さが増加していた（Schneider et al., 2002; Gaser & Schlaug, 2003; Bermudez et al., 2009）。形態を検討する際には，形態と関係する機能を明らかにすることが重要である。Schneiderら（2002）は，聴覚情報の処理を司るヘッシェル回の容量と一次聴覚野から起因するMEGの振幅は，プロの音楽家で大きく，非音楽家では小さいと報告した。Fosterら（2010）は，右の聴覚野と頭頂間溝の皮質の密度と厚さから，音楽テストの成績を予測できるとした。これら2つの研究は，形態的な特徴が行動的な遂行能力と関係することを示している。

2. 短期的変化

　音楽に誘発される聴覚野の可塑性に関する研究のほとんどは非音楽家と，長期にわたる音楽訓練をともなった音楽家との比較である。しかし，音楽家と非音楽家の相違は，生涯にわたる音楽訓練だけが要因ではない。先天的な音楽的才能，社会・経済的要因，学習能力の相違が関与しているのかもしれない。したがって，音楽訓練を受けていない参加者を実験室で短期間訓練し，前後での脳の変化をみるといった，音楽訓練の効果の直接的な評価が望ましい（Menning et al., 2000; Jancke et al., 2001; Schulte et al., 2002; Zarate et al., 2010）。Schulte ら（2002）は，短期的な学習による脳の可塑性を示した。ヒトの聴覚の生理的現象の1つにミッシングファンダメンタルがある。ミッシングファンダメンタルとは，基本周波数を欠いた倍音列を聞いても，存在しないはずの基本周波数の音高が知覚される現象のことである。Schulte らはミッシングファンダメンタルを応用した旋律の弁別を学習させ，それにより生じた脳内の変化を検討した。実験参加者は，旋律を知覚できる能力を得るまで，数日間，集中的に訓練を行った。その前後に MEG を用いて，受動的に旋律を聴取している際の脳活動を測定した。その結果，10人の実験参加者すべてにおいて，認知機能の統合に関わるとされるガンマ波の増加がみられた。さらに，独立成分分析では，旋律を知覚する能力の獲得後にガンマ波の生成に関与する皮質ネットワークの同期が増加していた。以上より，短期的な学習によって，脳の可塑的変化の生じることが示された。脳活動の増加は，神経活動の同期か，皮質ネットワークの拡大，もしくは両者によるものと解釈された。ガンマ波の潜時が，刺激のオンセットから 30～70m 後であるため，この聴覚神経ネットワークの可塑的な変化は，一次聴覚野で起こっていると考えられた。

3. 楽器演奏による脳内の変化

　Pantev ら（2001）は，訓練をしていない楽器よりも，訓練をした楽器の音色に対して聴覚野の脳活動が大きくなることを示した。Pantev らは，ヴァイオリン奏者とトランペット奏者が，純音とそれぞれの楽器の音色を聞いているときの脳活動を測定した。対象となった17人の音楽家は，平均して15年間それぞれの楽器の訓練をしており，実験の5年前からは長時間の練習をしていた。重要な点は，お互い他方の楽器を練習した経験がないことである。MEG を用いて，同じ音高のヴァイオリンとトランペット音を受動的に聴取している際の脳活動を記録した。その結果，ヴァイオリン奏者とトランペット奏者の脳活動は，それぞれ自分の楽器の音色に対する脳活動が有意に大きかった。このような，音色に対する脳活動の特異的な増加は，フルート奏者とピアノ奏者の研究（Margulis et al., 2009），ヴァイオリン奏者とピアノ奏者の研究（Shahin et al., 2008）においても報告されている。

楽器訓練が脳に与える変化は，スズキメソッドのレッスンを受けている子どもを長期間追跡した研究により，直接的に示された。スズキメソッドは，耳と模倣による演奏に焦点を絞った訓練で，規格化されたものであること，生まれつきの才能に基づいた生徒の事前選抜がないことから，系統的な研究に適している。1年間にわたりスズキメソッドで音楽訓練を受けた12名の4～6歳の子どもの脳活動をMEGを用いて測定したところ，ヴァイオリン音に対する脳活動が増加していた（Fujioka et al., 2006）。音楽訓練群では，非訓練群に比し，行動的な音楽テストや非音楽的ワーキングメモリ課題の成績も良好であった。

 楽器訓練は聴覚野だけでなく，運動野にも影響を与える（Lotze et al., 2003）。特に楽器演奏にとって重要な手の運動領域が影響される。BangertとSchlaug（2006）は，運動野の手の領域を肉眼レベルで観察することにより，ピアノ奏者とヴァイオリン奏者を区別できるとした。すなわち，ピアノ奏者は左半球，ヴァイオリン奏者は右半球の運動野が大きかった。これは，ピアノでは右手，ヴァイオリンでは左手により細かな動きを求められることと対応している。この結果は，訓練した楽器の種類に特異的な脳の可塑性が，運動野においてみられることを示している。

第3節　臨床的応用

 健常者の音楽訓練の神経科学的研究から得られた脳の可塑性についての知見は、音楽の臨床応用における理論的バックボーンとなっている。例えば，メロディック・イントネーション・セラピー（Melodic Intonation Therapy: MIT）は，失語患者の非流暢性発話の改善を目的とする。発話における抑揚や調子の変化をプロソディという。MITは歌唱と同時にタッピングをしながら，通常のプロソディの輪郭をもとに，単純な旋律的輪郭を患者に歌唱させる。左半球の損傷領域と対照に位置する右半球のネットワークを使って歌う一方で，左手のタッピングにより右半球の運動野を同時に活動させることで，聴覚−運動の結合と一次運動野の強化がなされるという（Schlaug et al., 2008, 2010）。MITにより，側頭と前頭領域を結合する弓状束の線維密度が増加したという報告もある（Schlaug et al., 2009）。

 音楽訓練は，梗塞後の四肢の運動能力のリハビリテーション（以下，リハ）にも用いられる。Schneiderら（2007）は運動協調の障害の訓練のために，電子キーボードと電子ドラムセットを用いた。一般的な療法のみを受けているコントロール群と比して，音楽訓練群の患者では標準的なテストバッテリーにおいてより大きな改善を示した。重要なことは，訓練で得られた運動能力が，日常の生活動作にまで搬化していたことである。言い換えると，単に楽器がうまくなったのではなく，広く一般的な動作の改善に有効であった。また，脳波を用いた研究では，コントロール群に比して音楽

療法群の患者の運動の速さ,正確さ,滑らかさの改善とともに,運動野の活動の増加が示された(Altenmüller et al., 2009)。機能的磁気共鳴画像(functional magnetic resonance imaging: fMRI)を用いた研究では,音楽療法によって脳梗塞患者の運動能力が改善し,機能的な聴覚−運動の結合が増加した(Rodriguez-Fornells et al., 2012)。これらの機序として,音楽特有の聴覚と運動の相互作用によるマルチモーダルな訓練が,脳の可塑性を高めたのかもしれない。また楽器演奏では,運動の結果が音として聞こえるため,運動の遂行と on-going に結果がフィードバックされることがリハ効果の増大をもたらしたと考えられる。加えて,音楽を用いた療法では,楽しみのような感情的側面が訓練の意欲を高めた可能性もある。

音楽を用いた療法は,耳鳴りに対しても活用されている。長年治療不能な耳鳴り患者が知覚する典型的なノイズは,聴覚ニューロンの求心路が遮断されたことによる皮質の可塑性がもとになっているという。Pantev ら(1999)は,耳鳴りを除去するために,6か月にわたり段階的なフィルターをした音楽を聴かせることで,コントロール群と比して,耳鳴りの大きさの知覚や,耳鳴りに対する脳活動が有意に減少することを示した。これは受動的な聴取によって脳の可塑性が生じたことを示唆している。

第4節　まとめ

これまでの研究によって,音楽訓練が脳に機能的・形態的変化をもたらすことが示されてきた。そのような変化は,音楽家の楽音に対する脳活動や聴皮質の容量,密度,厚さが非音楽家に比し大きいことに現れていた。また音楽を用いたリハビリテーションでは,on-going のフィードバックを患者が得られるためより大きな効果が得られると考えられる。さらに音楽を用いて楽しみながら治療的訓練を行えるため,患者のリハビリテーションへの意欲が向上すると期待される。

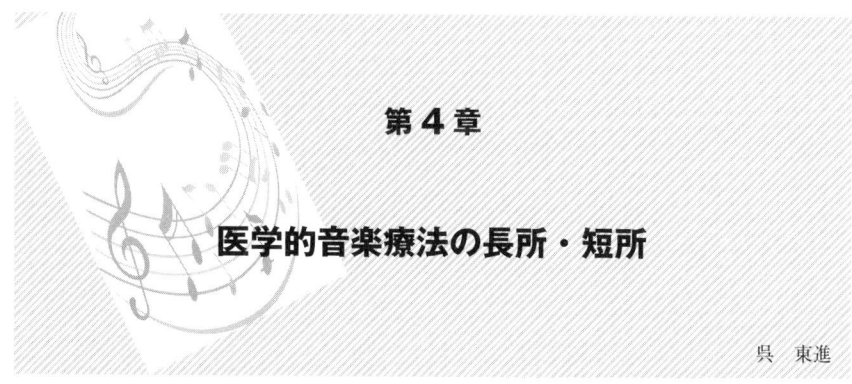

第4章 医学的音楽療法の長所・短所

呉　東進

第1節　長所

第2章（p.7〜13参照）で述べた事項が、すべて医学的音楽療法の長所でもある。ここでは、それ以外の利点について述べる（呉, 2010）。

1. 苦痛をともなわない

他の治療法やリハビリテーションでは、苦しみや痛みをともなう場合もあるのに比べると、音楽療法では、不快な音や嫌いな音楽を聞く場合を除き、苦痛をともなうことは非常に少ない。むしろ、セラピストと障害者、障害者同士、まわりの人々が障害による機能の壁を越えて楽しく活動できる場合が多く、対象者が自信を持てるようになったり（第19章 p.173参照）、保護者や介護者の気分や不安も改善したりする可能性もある（第19章 p.172参照）。

2. 安全性

短所で述べる音楽てんかんや聴覚過敏などを除き、薬剤のような重大な副作用が起こることはない。

3. 予備学習が不要

音楽や楽器は、あらかじめ特別な学習をしていなくても、初めて聞いたり触れたりした場合でも、それなりに楽しんだり演奏したりすることができるという特質がある（第20章 p.182〜183参照）。一方で、練習を重ねることで、同じ曲や楽器を使って非常に高いレベルの演奏に到達することも可能である。そういう幅の広さ、懐の深さがある。

4. 障壁を越える

音楽には，身体機能，認知機能，社会性，感情，言語，年齢といった様々な壁を越えて人と人のつながりの橋渡しをするという大きな長所がある。したがって，非常に広い範囲に医学的音楽療法を適用することができる。

また，レベルの異なる人達が一緒に合奏することができる。代替機器を利用すれば，ごくわずかな残存機能でも参加可能であり（第21章 p.196参照），演奏できない（したくない）場合には，聞くことで参加することもできる。

5. 利便性と経済性

音楽療法士によるセッションを除き，音楽の聴取や簡単な音楽活動であれば，特別な場所や高価な設備がなくても，どこでも容易に行うことができる。また，薬物療法や他のリハビリテーションと併用して相乗的な効果を狙うことも可能である。

第2節 短所

1. いつでも聞こえている

音は胎児期から死に至るまで，睡眠中でも昏睡状態でも常に聞こえているので，不快な音や嫌いな音楽でも，逃げ出さない限り避けることができない。明確な意思を表すことができない対象者や移動能力の乏しい対象者には，不快な音や嫌いな音楽による刺激を与え続けることがないように注意しなければならない。

2. 難聴

以下の2つの場合に難聴を伴うことがあるので，音楽療法を行う際に注意が必要である。

(1) 老人性難聴

人の聴力は40歳を過ぎる頃から低下し始め，60歳を越えると10年ごとに約10デシベルの聴力低下が起こる。難聴の頻度は年齢とともに増加し（表4-1），75歳以上では約半数に難聴がみられると推定されている（Nash et al., 2011）。原因は様々であるが，内耳にある蝸牛の有毛細胞（音の振動が神経の信号に変換される部位）の減少がおもな原因と考えられている（NIDCD, 2013）。

通常は両耳が同じように罹患し，高音域になるほど聴力低下が顕著になって，おもに2000Hz以上の音が聞こえにくくなる。人声の子音は主にこの音域にあり，軟らかく小さな音なので，子音の聞き取りが困難になって会話は聞こえても意味がわからなくなる（図

● 表4-1　年齢別の難聴の頻度
(Nash et al., 2011)

年齢	難聴の頻度（%）
44～54	11
55～64	25
65～84	43

4-1)。男性より女性の声，1対1の会話より雑踏や雑音のあるところでの会話に支障をきたす。進行すると，次第に2000Hz以下の音も聞こえにくくなってくる。また，男性ほど難聴の程度が大きい傾向にある。徐々に進行するため，難聴を自覚していないことや，言われたことを明確に聞き取って理解していなくてもうなずく場合があるので，注意が必要である（Blevins, 2013）。

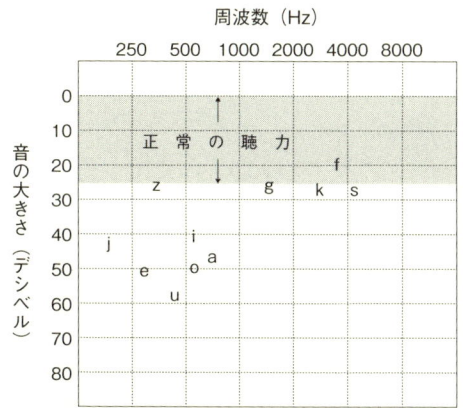

母音に比べて子音の周波数が高く，音の大きさも小さいことがわかる。
灰色の部分が正常聴力なので，難聴になると子音が聞き取りにくくなることがわかる。

◯ 図4-1　母音と子音の周波数と難聴（Blevins, 2013より一部改変）

一方で，耳鳴りをともなったり，通常なら耐えられる大きさの音に対して過敏になったりすることもよくある。

したがって，高齢者に音楽療法を行う際には，話し方，使用する音の高さなどに注意が必要である。コミュニケーション上の留意点を以下に示すので参考にするとよい（NIDCD, 2013）。

①相手に顔を向ける……話し手の顔が見えるようにする。
②照明……話し手が適切に照明され，話し手の表情・しぐさ・体や口の動きなどの手がかりが手に見えるようにする。
③背景の音をなくす……話をするときはテレビやラジオを消し，音楽の演奏もやめる。楽器の伴奏をやめて声だけで歌うことも考慮する。
④話すときは口を手で覆わない
⑤少しだけ大きな声で話し，叫ばない……叫ぶと声が歪むのでかえってわかりづらくなる。
⑥普通の速さで話し，音を強調しない……理由は⑤と同じ。

⑦内容が理解しやすくなるようなヒントを与えながら話す
⑧短く簡単な文章で話す
⑨人の行きかう場所や騒音の聞こえる場所を避ける

(2) 各種疾患にともなう難聴

先に述べたコミュニケーション上の留意点の多くは，老人性難聴以外の難聴にも当てはまる。詳しくは，第21章 p.190を参照のこと。

3. 聴覚過敏

詳しくは，第19章 p.168を参照のこと。

4. 音楽てんかん

詳しくは，第21章 p.196を参照のこと。

5. 保険適応がない

現時点で，音楽療法には健康保険の適用がないので，医療機関で専門の音楽療法士によるセッションを受ける機会が少ない。自費での診療は，保険診療に比べて負担が大きくなる。

6. セラピストによる方法の差異が大きい

音楽療法の適応や方法が個々の音楽療法士によって大きく異なることが多く，転居などにともなう引き継ぎが難しい場合がある。他のリハビリテーションの分野でもセラピストによる個人差や方法論の違いは存在するが，音楽療法の場合は，その違いが現状では大きすぎる。自分の好みや流儀を対象者に適用するのではなく，対象者の疾患・状態に対して有効というエビデンスのある方法の中から最適なものを選択して適用することを優先することが今後は必要である。

第3節　音楽療法の研究の欠点

今までの音楽療法の研究で不足しているとコクラン・ライブラリー（The Cochrane Library, 第1章 p.3参照）で指摘されている点を表4-2に示した（呉，2010）。他のリハビリテーションにも共通してみられる欠点も多いが，今後はこれらを克服するような研究が求められる。

● 表4-2　音楽療法の研究の欠点
（呉，2010）

1. 効果が小さい
2. 有効という根拠が弱い
3. 被験者数が少ない
4. 対照群の設定がないか不適切
5. 研究の質が低い
6. 長期的な効果についての研究が不十分

第5章

医学的音楽療法実施上の留意点

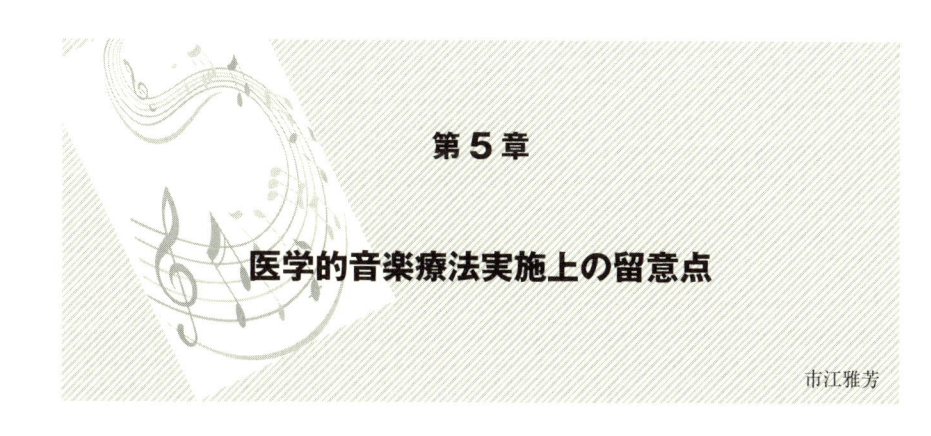

市江雅芳

第1節 「治療」を目的とした音楽療法は法的制限を受ける

　音楽療法を医療の場で活用する場合，その担い手が医療の資格を持たない者なのか持つ者なのかで運用方法は大きく異なる。これは日本の医師法による制約を受けるためであり，欧米で行われている運用方法をそのまま持ち込むことはできない。

　音楽療法は，補完代替医療の1つとして位置づけられる。欧米では，様々な補完代替医療が医療の場で活用されており，国によっては病院の中に非医療職のセラピストが入って患者に施術することができる。さらに，補完代替医療の一部が健康保険の適用となっている国もある。2012年の *Complementary Therapies in Clinical Practice* に掲載された，癌治療を行っているイギリス全土142の医療施設で提供されている補完代替医療の national survey をまとめた論文では，カウンセリング（82％），リフレクソロジー（62％），アロマセラピー（59％），レイキ（43％）など，62種類もの補完代替医療が用いられていたと報告されている（Egan et al., 2012）。

　日本では，「医師法」により，医業は医師以外が行ってはならないとされている。さらに，「あん摩マッサージ指圧師，はり師，きゅう師等に関する法律」および「柔道整復師法」により，これらの資格を持たない者が医業類似行為を行うことは禁じられている。

　これらの法律が補完代替医療を実践する上でどのような影響を与えているか，音楽療法よりも医療への展開が進んでいるアロマセラピーを例に解説する。

　日本のアロマセラピー関連の資格については，公益社団法人日本アロマ環境協会が民間の資格制度を立ち上げており，医療系の学術団体である日本アロマセラピー学会が認定医，認定看護師などの資格制度を運用している。その他，海外のアロマセラピーの資格を持つ者など，音楽療法と同様に様々なバックグランドを持つ者がアロマセラピーの施術を行っている。単に香りを楽しむだけであれば大きな問題は生じない

が，精油の吸入や皮膚への塗布など，治療を目的として精油の薬理作用を活用する場合は，法的な規制を受ける。特に，たとえボランティアであろうと，非医療者であるアロマセラピストが医療機関において患者の身体に触れてアロマトリートメントを行うことは，法的に問題がある。アロマセラピーを医療に活用している東京警察病院では，リソースナース制度を立ち上げ，アロマセラピーを行える看護師が医師の指示のもとに施術を行っている。このように，看護師等の医療職が医師の指示のもとにアロマトリートメントを行うことは，法的に問題はない。

　このことを，音楽療法に当てはめて考えてみる。
「医学的音楽療法」と，あえて「医学的」という言葉を付けるからには，その音楽療法は医療における1つの治療法と位置づけられる。日本には音楽療法士という医療職の国家資格は存在しない。したがって，医療職でない音楽療法士が治療行為を行うことは法的に禁じられている。

　では，どのように医学的音楽療法を医療機関で行ったらよいだろうか。
　日本音楽療法学会の調査では，医療に携わっている音楽療法士は全体の約10%であり，その半数は精神科領域であった（大前，2004）。これは日本の音楽療法が精神科から始まったという歴史的側面もあるが，他の診療科に比べ精神科では現行の医療制度の枠内でも音楽療法を行う余地があるからである。

　精神科領域では，精神科作業療法もしくは集団精神療法として音楽療法が行われ，診療報酬が請求されている。まず，精神科作業療法として行う場合をみてみる。精神科作業療法の主たる担い手は作業療法士であるが，音楽療法士は作業療法士の助手として関与できる。当然のことではあるが，音楽療法士が単独でセッションを行うことは許されず，必ず作業療法士の立ち会いのもとで行われなければならない。次に，集団精神療法として行う場合をみてみる。ここでの主たる担い手は，臨床心理士もしくは精神保健福祉士である。先ほどの精神科作業療法とは異なり，音楽療法士が臨床心理士もしくは精神保健福祉士の資格を併せ持つ場合に限り，医師の助手という位置づけで関与できる。

　リハビリテーション科領域では，神経学的音楽療法（Neurologic Music Therapy: NMT）が行われている。この場合も，精神科作業療法に準じて考えることができる。例えば，歩行訓練に用いる場合は理学療法士の助手として，半側空間失認のリハビリテーションに用いる場合は作業療法士の助手として位置づけられなければならない。

　医療職のセラピストが関与しない他の診療領域では，上記のように運用することが難しいため診療報酬を請求することはできない。したがって，自由診療として行うことになる。留意しなければならないことは，たとえ自由診療であっても医師法による規制は避けられないという点である。すなわち，音楽療法士は法的には一般人と何ら変わらないため，医療機関の中で治療を目的とした音楽療法を行うことは原則的に禁

じられている。

　このような規制の中で，一般人である音楽療法士が治療を目的としたセッションを行う方法は非常に限られる。医師の診療の中で，医師が行う音楽療法の補助者として，医師の立ち会いのもとで行うのである。

　2004年から自由診療として音楽療法を提供している東北大学病院を参考に（市江，2008），実際の手順を示す。

---

①同一の医療機関において，同一日に，保険診療と自由診療の双方を受けてはならないという混合診療禁止の原則があるため，自由診療としての音楽療法を受ける日は，他の診療科の予約が入れられないような診療システムを構築する。
②患者に音楽療法が必要であると主たる診療科の主治医が判断した場合，医師である音楽療法室長に依頼状が送られる。
③音楽療法室長は，雇用関係にある音楽療法士とともに，その患者に対する音楽療法のプランを作成する。
④医師である音楽療法室長への外来受診という形で医学的音楽療法は進行するが，セッションの間，音楽療法室長は常に同席していなければならない。
⑤音楽療法の様子は，通常の医師の診療と同じように音楽療法室長がカルテに記入する。医療職でない音楽療法士は直接カルテに記入することができないため，別にセッションの内容を記録し，そのコピーを音楽療法室長がカルテに添付するという形をとる。
⑥定期的に音楽療法室長と主治医が協議し，治療目的を達成した場合は音楽療法を終了する。

　緩和ケア病棟などの入院患者に対して医学的音楽療法を行う場合は，混合診療禁止の原則があるため自由診療として行うことができない。そのため，患者サービスとして無料で提供することになる。

　ここに示した手順は，大学病院の事務方だけではなく県の保健課にも相談して決めたものであり，法的には問題ないと考えられる。諸事情により，これよりも緩い条件で医学的音楽療法を行おうとするならば，必ず関係官庁に事前に相談することをお勧めする。

　ここまでの話は，音楽療法士が医療職の資格を持たない場合であるが，もし，医師が音楽療法士を兼務するのであれば，運用ははるかに簡単である。また，医療職のセラピストである理学療法士や作業療法士が音楽療法士を兼務する場合も，医師の指示があればそれぞれの業務に音楽療法を取り入れることができるため，やはり医学的音楽療法の導入は容易である。

第2節　音楽療法士に対する医学教育

　医療職の資格を持たない音楽療法士が医療の場で音楽療法を行う場合，第1節で述べた法的問題以外にも，音楽療法士自身が十分な医学教育を受けていないという問題がある。

　日本音楽療法学会が推奨する音楽大学音楽療法専攻コースのカリキュラムによると，医学教育は90時間割り当てられている。一方で，医療職のセラピストである理学療法士および作業療法士は，「理学療法士作業療法士学校養成施設指定規則」により，それぞれの専門分野の教育以外に基礎専門分野（医学教育）を26単位（約300時間）行うことが義務づけられている。さらに，医療職でもセラピストでもない介護福祉士でさえ，「社会福祉士介護福祉士学校指定規則」により，120時間の医学教育が義務づけられている。どう考えても，音楽療法士が医学的音楽療法のセラピストとして活動するには，医学教育が不足しているのである。

　音楽療法士が医療の場で活躍するためには，チーム医療の一員として担当する患者に関わる医療職と情報を共有し，ディスカッションにも加わらなければならない。対等にディスカッションできるだけの医学的知識が要求されるのである。治療における第一義的な責任は医師にあるのであるから，担当する音楽療法士の医学教育は，医師が中心になって行わなければならない。この際，基礎から臨床までの医学教育にとどまらず，医療者としての心得や，遵守すべき法律についても教える必要がある。

第3節　ボランティアによる医学的音楽療法はありえない

　現在，多くの医療機関でボランティアの音楽療法士による音楽療法が行われている。大半は音楽活動を主体としたレクレーションという位置づけであるため，大きな問題にはなっていない。本来，医療におけるボランティアとは，治療行為に関与しない自発的な活動をさす。したがって，「治療」を目的とした医学的音楽療法を行う場合は，ボランティア音楽療法の延長上で行ってはならない。

　音楽療法を治療として行うからには，患者の体に治療効果が現れることを想定しているわけであり，その治療の結果には責任が生じる。また，前節で述べたように，音楽療法士はチーム医療の一員として関わるため患者の病状や家族関係などを知り得る立場にあり，患者の個人情報に関する守秘義務も生じる。このように，音楽療法士がボランティアとして関わることは，医学的音楽療法ではありえないことなのである。

　医療の仕組みでは，すべての医療行為に対する責任は医師に帰することになっている。医療機関と音楽療法士がきちんとした雇用契約を結んでいれば，この点に問題が及ぶことはないと考えられる。しかし，音楽療法士がボランティアの立場であった場

合，万一医療事故が起きた際には，音楽療法士側にも病院側にも，大変困った事態が生じるのである。

第6章 他の療法との連携

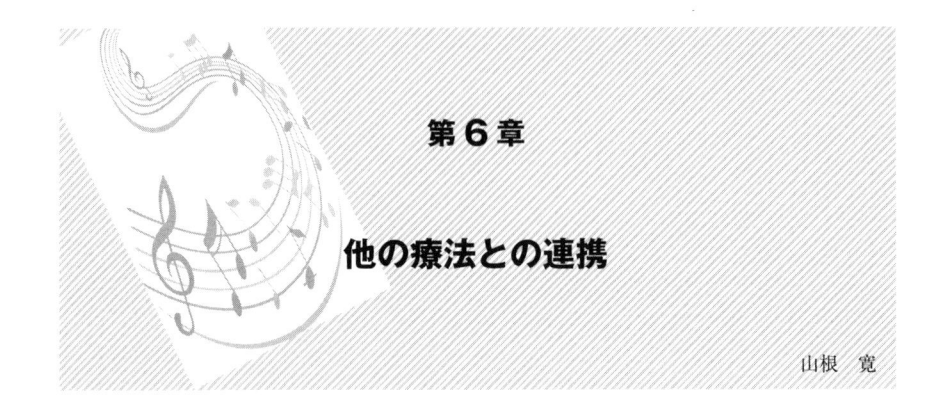

山根　寛

　音楽療法を医学的視点で用いる場合，単独で用いられる場合と他の療法と連携して用いられる場合がある。この章では，そうした音楽療法の医療の中での位置づけと連携のありよう，連携時の留意点について紹介する。

第1節　医療と音楽療法

1．音楽療法の位置づけ

　音楽活動にともなう生理・心理・社会的な効果を用いて，心身の健康の回復，向上を図ることを一般的に音楽療法というが，医学的視点から療法（therapy）として行う場合，補完・代替医療（complementary and alternative medicine）あるいは補完・代替療法に含まれる。

　治癒を目標にめざましい発展を遂げた近代医学の限界に対して，1970年代に米国で補完代替医療の模索が始まり，1980年代には欧州各国にも広がり，研究だけでなく医学教育にも取り入れられるようになった。わが国でも1997年に，実践者や研究者により日本代替医療学会（2000年に日本補完・代替医療学会に名称を変更）が設立された。

　補完・代替医療は，近代医学（西洋医学）以外の療法を総称したもので，その定義や分類は国によっても異なる。近代医学が主として原因を除去し治癒を目的とするのに対して，補完・代替医療は心身のバランスを整え，免疫力を上げ自然治癒力の向上を図ることを基本としたものである。

　表6-1は，アメリカの国立補完代替医療センター（National Center for Complementary and Alternative Medicine: NCCAM）が研究している補完代替医療の領域を分類したものである。インドのアーユルベーダ，中国医学，ホメオパシーなどの理論体系，実践体系をもつ伝統医学ともいわれる代替医学システムをはじめ，瞑想療

法，イメージ療法，ヨガなど心理面から身体機能や症状に働きかける心身医療的システム，薬草，健康食品，食事療法などの生物学的療法，指圧，マッサージ，カイロプラクティック，整体などの手技療法，気功などエネルギー療法と呼ばれるものに分類される。その効果も，プラシーボ[★1]的な効果を含み，経験的なものから科学的に検証がなされているものまで様々である。

音楽療法は心身医療的システムに相当する。

● 表6-1　補完代替療法の分類例

代替医学システム (alternative medical systems)	アーユルヴェーダ，中国伝統医学，ホメオパシー（同種療法），ナチュロパシー（自然療法），他
心身医療的システム (mind-body interventions)	瞑想法，催眠療法，ヨーガ，ダンスセラピー，絵画療法，音楽療法，その他芸術療法，他
生物学的療法 (biologically based therapies)	食事療法，サプリメントによる栄養療法，ハーブなど薬草療法，ビタミン療法，漢方療法，他
手技・身体を介する療法 (manipulative and body-based methods)	カイロプラクティック，按摩，指圧，マッサージ，温熱療法，鍼灸，他
エネルギー療法 (energy therapies)	気功，セラピューティック・タッチ，生体エネルギー療法，他

2. 各種療法と音楽療法

一般的な医療の治療技法は物理化学的手段で，薬物療法と外科的療法などの身体療法を中心に，心理社会的手段が統合的に用いられている。医療や福祉の領域で用いられている，薬物療法や外科的治療以外の療法には，おもに言語を治療媒介とする精神療法，創作・表現活動を媒介とする表現療法，自分の身体の活動を用いる活動療法，植物や動物など他の生物を媒介とする生物療法である。治療・援助の媒介とするものの特性をどのように用いるかによって，分類も変わる。例えば，通常表現療法に分類される音楽活動であっても，イメージを引き出す補助手段として用いたり，音楽の時代的要素を用いた回想法として行う場合は広義の精神療法にあたり，身体の動きを引き出すために用いれば活動療法に入る。それぞれの技法の主たる特性から便宜的に分類すると図6-1のようになる。

[★1] プラシーボ効果：薬効成分を含まない偽薬でも，その与え方によって病状が改善するような治療効果をいう。人が何かを信じることによって効果が現れる効果も含んで用いられる。

```
                    ┌─ 精神療法（狭義）
       ┌─ 精神療法 ─┤
       │           │              ┌─ 家族療法
       │           │              ├─ 認知行動療法
       │           │              ├─ 生活技能訓練
       │           └─ 精神療法（広義）┼─ イメージ療法*
       │                          ├─ 回想法*
       │                          └─ サイコドラマ
       │
       │                          ┌─ 作業療法（精神認知領域）*
       │                          ├─ 音楽療法
       ├─ 表現療法 ─────────────────┼─ 絵画療法
       │                          ├─ その他芸術療法（詩歌，写真，他）
       │                          ├─ プレイセラピー*
       │                          └─ ダンスセラピー*
       │
       │                          ┌─ 作業療法（感覚運動領域）*
       ├─ 活動療法 ─────────────────┼─ レクリエーション療法*
       │                          └─ 理学療法（運動療法）*
       │
       │                          ┌─ アロマセラピー
       │           ┌─ 植物療法 ────┼─ 園芸療法
       └─ 生物療法 ─┤              └─ 薬草療法
                   │              ┌─ 乗馬療法
                   └─ 動物療法 ────┼─ ペット療法
                                  └─ 動物介在療法
```

*印は音楽療法との連携がなされやすい療法

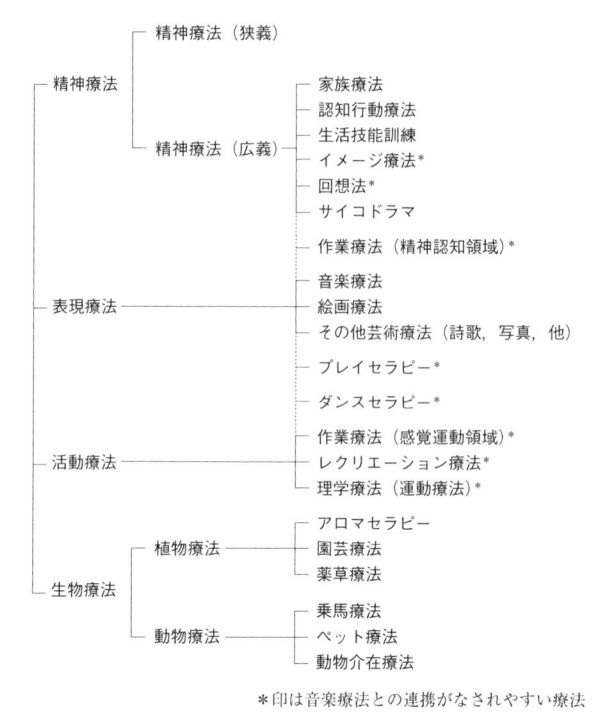

◉ 図6-1　医療・福祉領域で用いられる各種療法の分類例

第2節　各種療法との連携

　図6-1の＊印の療法が音楽療法と比較的関連のある療法にあたる。音楽療法と他の療法との連携のあり方として，以下のような形が考えられる。
　①他の療法の補助として用いる
　②他の療法と同等に用いる
　③他の療法と協働して用いる

1. 他の療法の補助としての用い方

　他の療法の補助としての連携とは，主たる療法の一部として音楽療法を用いることで，その主たる療法の機能を補う用い方をいう。例えば，精神療法の補助として用いる場合について紹介すると，精神療法には一定した定義はないが「訓練を受けた専門家が，対象者との間に一定の契約を結び，その精神障害や不適応現象などの情緒的問題に対して，それらの背景にある心理機制に働きかけ，症状や障害を除去したり緩和

したりし，人格の発展や成長を促す」（Wolberg, 1954）もので狭義には言語を主媒体として行われる。作用機序からみると支持，表現，洞察，訓練があり（井村，1952），支持的精神療法と訓練的精神療法は病理にふれずに被う方法，表現的精神療法と洞察的精神療法は病理にふれ被いを除く方法といえる。

　精神療法における音楽の利用は，表現的精神療法における患者の言語機能を絵画や音楽などの非言語機能で補う持ち方である。その他には，イメージ療法においてはイメージの誘発，回想法では回想をうながす刺激の1つ，作業療法（精神認知領域）やレクリエーション療法では活動種目の1つとして，また 作業療法（感覚運動領域）や理学療法（運動療法）においては，運動や動作を誘発する刺激としてといったように，音楽療法としてというより音楽という活動やその特性が用いられる。

　こうした療法の補助として用いる場合は，多くはその主たる療法を行う者が音楽を用いるが，主たる療法を行う者が音楽の素養がない場合に音楽療法士が必要な音や音楽を提供することもある。

2. 他の療法と同等な用い方

　他の療法と同等な用い方をする連携とは，すでにエビデンス等が確認されている他の療法の介入手段として音楽を用いるものである。この場合は，音楽を用いても可能な場合と音楽を用いるほうが他の手段より効果が高い場合がある。例えばパーキンソン病の歩行障害に対する訓練で，歩行の誘発や歩行リズムの維持に声かけや手拍子が用いられるが，この場合は声かけや手拍子より音楽を用いるほうがより効果的である（Michael，2005）。

　音楽療法として他の療法と同等に用いることができるものとしては，例に挙げたような神経疾患に伴う障害で，作業療法（感覚運動領域）や理学療法（運動療法）における歩行や発話の誘発を図る場合やプレイセラピー，ダンスセラピー，レクリエーション療法などがある。また，部分的には回想法においても他の手段より音楽の特性を用いるほうがより効果が高い場合がある。

　こうした他の療法と同等なもしくはより効果的な用い方をする場合は，音楽療法として単独に行われるが，それを行う音楽療法士は，対象となる疾患や障害，通常行われている療法に対する知識や技術の素養が必要であるのはいうまでもない。その素養が不十分な場合は，後述する他の療法と協働する用い方のように，元の療法を行う専門職と連携して必要な音や音楽を提供する形で行うことになる。

3. 他の療法と協働する用い方

　他の療法と協働する方法とは，例えば理学療法士が行う運動療法に適切な音やメロディー，リズムなどを提供するといったように，他の療法においてその手段の一部と

して音楽療法士が音や音楽を提供する形で行うものである。

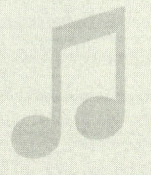

第2部
各 論
（実践編）

第7章

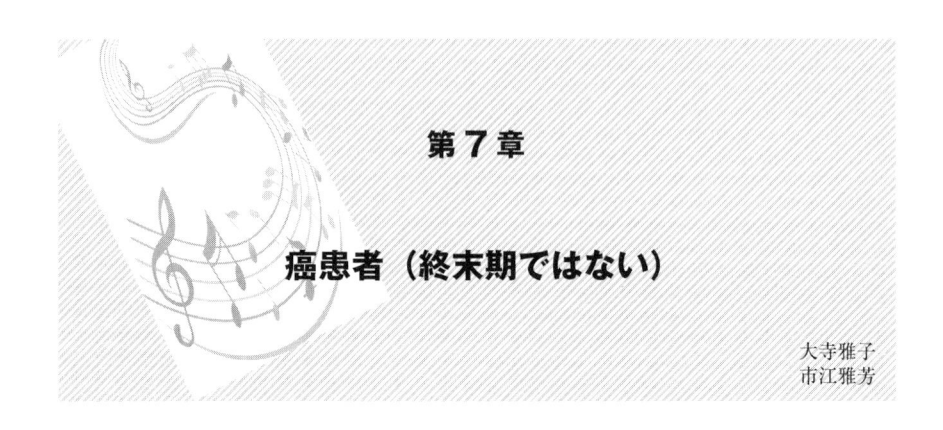

癌患者（終末期ではない）

大寺雅子
市江雅芳

第1節　定義と特徴

　1981年以降，日本人の死因の第1位は悪性新生物，すなわち癌である。癌は，人体のすべての臓器や組織に発生するため，癌患者が呈する症状は千差万別である。例えば，脳腫瘍では，発症から治療の過程に至るまで様々な神経症状を呈する。脳出血や脳梗塞などの脳血管疾患にともなう片麻痺と同様の症状を呈する場合もあり，これらの神経症状に対しては片麻痺と同様なリハビリテーションが行われる。片麻痺の歩行障害や半側空間失認に対しては神経学的音楽療法（Neurologic Music Therapy: NMT）が用いられるが，脳腫瘍の場合でもこのような音楽療法の導入は可能である。このように，個別症状に対する音楽療法は特に癌患者に限ったものではなく，それぞれの疾患に対する音楽療法のアプローチと同様であるため，関連する章を参照していただきたい。

　また，終末期の癌患者に対するアプローチは，痛みの緩和を中心にしながら，死と向かい合う中での特別な音楽療法であるため，本章とは別に第8章で論じられている。

　本章では，終末期でない，すなわち治癒のための治療を行っている癌患者を取り上げ，癌患者に共通する精神的・身体的症状の改善について，医学的音楽療法をどのように活用するか解説する。

第2節　医学的音楽療法の適応

　癌を告知されていない患者については，疾患そのものによる症状に加え，化学療法，放射線療法，手術療法などの治療にともなう症状がみられる。特に抗癌剤を用いた化学療法では，吐き気，脱毛，白血球減少といった副作用が頻繁に生じる。これら

の副作用に対する直接的なアプローチは難しいが，副作用によって引き起こされる，不安感，焦燥感，全身倦怠感などの心因反応に対しては，音楽療法は有効であると考えられる。

癌を告知された患者については，ほとんどの患者に癌を受容するに至るまでの様々な葛藤があり，うつ状態を基本とするストレス反応がみられる。このような状況では，葛藤を乗り越えて治療に前向きに取り組めるように患者をサポートすることが重要である。音楽療法は，リラクゼーション，発散，共感などを目的として行うことができるため，それぞれの患者にそのときに必要なサポートをタイミングよく提供することができれば，非常に有効な手段となる。

第3節　目的と方法

1. 目的
(1) 身体症状の緩和
癌患者の身体症状に対しては，外科的処置や薬物療法が行われるのが一般的だが，それらに加えて音楽療法が有効となる場合がある。例えば，音楽聴取や楽器演奏をすることで疼痛や倦怠感を消し去ることはできないが，そうした不快症状から注意をそらす効果を期待することができる（Kruse, 2003；新倉ら, 2005）。抗癌剤治療における悪心や嘔吐は，患者の不安およびストレス反応に起因していることがあり（天野・森田, 2011），そのような不安を軽減しリラクゼーションを促進するための音楽聴取が効果的な場合もある（Standley, 1992）。また，呼吸困難においても強い不安がともなうので，そうした不安軽減を目的とした音楽聴取や呼吸法とリラクゼーション法の指導を行うこともできる。

(2) 精神症状の緩和および心理社会面に対するケア
米国の癌領域で活動する音楽療法士を対象に行った調査研究 Kruse (2003) の結果は，当該領域の音楽療法において精神症状や心理社会面に対するケアが痛みのコントロールと同等に重視されていることを示している。癌患者に見られる精神症状として，うつ，不安，不眠などがあげられるが（奥山, 2011；清水, 2011a；清水, 2011b），これらの症状軽減を目的として，音楽聴取やリラクゼーション法を施行することができる。また，心理社会的な問題として，自己像やボディ・イメージの変化，自らの人生や社会生活における問題，家族との関係性，悲嘆などがあげられる（Kruse, 2003）。これらの問題に対して，感情表現やカウンセリングのツールとして楽器演奏や歌唱活動を行ったり，音楽的な創作活動を行ったりすることができる。

現在の癌治療においては，病気の治癒だけではなく，治療過程における患者の生活の質（Quality of Life: QOL）が重視されるようになった（宮下, 2011）。音楽療法は，

身体症状や精神症状へのケアと平行して，他者との社会的交流を促進したり，楽しみの時間を提供したりすることができる。したがって，患者のQOLに対する包括的なアプローチが可能であることは，音楽療法の強みであるといえる。

(3) 小児癌患者のケア

成人患者と同様に小児患者にとって，癌の治療や入院生活は大きなストレスをともなう。特に小児患者の場合，自らが置かれている状況に対する理解力や苦痛および感情を言語化する能力が未発達であることが少なくない。音楽療法は，苦痛，不安，孤独感の緩和，自己表現の促進など心身両面へのケアを提供することができる（Hilliard, 2006）。過酷な治療や長期にわたる入院生活は，患者の正常な発達の妨げとなる（Gfeller, 2008; Hilliard, 2006）。そうした治療環境や入院生活といった特殊な状況下になじみの歌や遊びを持ち込むことは，「患者」が「子ども」に戻り，音楽活動を通じて様々なことを学習したり，他の子どもと交流したりする機会となりうる。また，両親と一緒に音楽療法に参加することで，つらい療養生活の中において病気と関わりのない思い出を作ることもできるのである（Magill, 2006; O'Callaghan, 2006）。

2. 方法

(1) セッションの構造

個別または集団で行うかは，活動の目的によって決定する。ベッドサイドでは個別セッションとなることが多いが，相部屋の場合は他患への配慮が必要である。また，家族が参加することもありうる。患者の状態によっては，固定したスケジュールの設定や継続的な関わりが困難な場合もあるので，状況に合わせた柔軟な対応が必要である。

(2) 使用する音楽

録音ではなく生演奏で患者が好む音楽を提供することがもっとも患者の反応を得やすいという報告があるので（Standley, 2000），患者の好みや背景，セッションの目的，そして環境的および状況的な制約を勘案しながら生の音楽の提供を心がける。使用曲は様々なジャンルに渡り，既成曲だけではなく，必要に応じて新しい曲を作ったり，即興演奏の中で新しい曲が生まれたりする場合もある。

(3) 音楽療法の技法

①音楽聴取　セラピストが患者の好みやセッションの目的に合わせて生演奏を行うことがあれば，録音された音源を患者に提供することもある（Magill, 2006）。痛みや不安の軽減，待ち時間での気晴らしなどのために，入院患者だけでなく，抗癌剤や放射線治療を受ける外来患者に音楽聴取の機会が提供されることもある。外来で抗癌剤治療を受ける癌患者を対象に行われた調査研究（Burns et al., 2005）は，治療と並行して音楽を聴くことに興味を持つ患者が少なくないことを示している。

②リラクゼーション　　様々なリラクゼーション技法（漸進的筋弛緩法，自律訓練法，呼吸法など）を音楽と組み合わせて実施することができる（Grocke & Wigram, 2006）。セラピストが患者のリラクゼーション反応を引き出すための教示を行い，適切なタイミングで音楽を提示する。使用する音楽は，患者が好む音楽で，セッションの目的を考慮した適切な長さのものを選ぶ。多くの場合は，録音された音源が使用されるが生演奏でも差し支えない。ただし，生演奏は録音音源と比べて感覚的な刺激が強いのでリラクゼーション目的に適さない場合があることには注意する。なお，リラクゼーション技法はセルフケアとして患者に指導することもできる。

③イメージ法　　イメージを想起することで，痛みや不安などの不快症状から注意をそらす効果を得ることができる。また，痛みや癌という病気と戦うイメージを喚起することで不快症状のコントロールを試みるという方法もある（Dileo, 1999; Grocke & Wigram, 2006）。そうしたイメージワークを助け，より効果的なものにするために音楽を用いることができる。ボニー式音楽によるイメージ誘導法（The Bonny Method of Guided Imagery and Music: GIM）では，患者は音楽によって誘導されたイメージを通じて自らが抱える葛藤や感情に向き合い，最終的には自分自身に対する理解を深めることで人間としての成長をめざす。セッションは，特殊な意識状態のもとでイメージを扱うため，患者の状態によっては侵襲的に作用する可能性があるので，正式なトレーニングを経たセラピストによって行われる必要がある（Burns & Woolrich, 2004）。

④歌唱活動　　歌を選び，それを歌うことは，自分で物事を選択する感覚を取り戻したり，気分の発散や感情表現を促進したりすることにつながる（Magill, 2006）。患者の歌にセラピストが伴奏をつけたり，患者とセラピストが一緒に歌ったり，他患や家族とともに合唱したり，など様々な形態で行うことができる。また，患者にとって意味のある歌について，歌詞の意味やその歌にまつわる思い出などについて話し合うことは療法的に意義深い活動となる（Dileo, 1999）。

⑤楽器演奏　　音楽経験がない，または歌を歌うことに抵抗がある患者であっても打楽器などの扱いやすい楽器を用いることで，言語化が困難な感情や思いを表現することができる（Magill, 2006）。即興演奏を行うことで，セラピスト，他患，家族との音楽的な交流を促進することが可能である。また，患者の希望に応じて，療養生活の余暇活動として楽器のレッスンが行われることもある（O'Callaghan, 2006）。

⑥創作活動　　患者自身による作詞作曲や既成曲の替え歌づくりなどの創作活動は，患者の自己表現を促進し，自己肯定感を支えることにもつながる（Dileo, 1999）。また，音楽や歌詞のイメージを絵に描いたり，コラージュ，物語，CD，ビデオなどを作成したりすることで，患者の表現活動の可能性を広げることができる（Grocke & Wigram, 2006: Barry et al., 2010; Robb & Ebberts, 2003）。

第4節　評価方法

　音楽療法の実施計画を立てるにあたり，患者に関する情報（医学的所見，検査結果，既往歴，治療計画）やその他の背景情報（家族関係，生育歴，社会的生活歴など）に加えて，患者の音楽にまつわる情報の収集を行う（Gallagher, 2011; Magill, 2006）。これらの情報には，患者の過去の音楽歴，現在も行っている音楽活動，好きな音楽やアーティスト，趣味や好きなこと，音楽療法でやってみたいことなどが含まれる。情報収集の仕方は，直接患者に尋ねる場合もあれば，他職種や家族から情報を得る場合もある。痛み，倦怠感，気分，不安などの身体面および心理面の状態については，標準化されたスケールを使用して測定することができる。こうした評価を行っているときに得られる非言語的な情報（患者の表情，身なり，話し方，身振り手振り，積極性，緊張感，家族との関わり方）にも注意を払う。音楽療法開始後も，セッション中のアセスメント（Ongoing assessment）を行い，活動の内容を調整しながら経過を観察し，必要に応じてセッションの目的を修正していく（Magill, 2006）。音楽療法活動が長期間にわたる場合は，一定期間ごとにプログラム全体の評価を行うことが望ましい。

第5節　実施上の留意点，工夫

1．活動実施日の患者の様子に留意する
　患者の状態は日によって異なるので，音楽療法実施前は必ず担当医師または看護師に患者の状態を確認し，活動時間や内容が患者にとって過負荷とならないようにする。

2．衛生面の管理
　免疫機能の低下により，感染症罹患のリスクが高い患者は少なくない。セラピスト自身や使用機材および楽器がそうした感染症の媒介とならないよう，衛生面の管理を徹底する。病院または施設の感染予防担当者より指導を受けることが望ましい。

3．セッション時間，内容，場所について
　病棟のスケジュール，検査，処置，面会などにより，セッションの時間を安定的に確保することが可能とは限らない。こうした諸事情や患者の状態に合わせて，セッションの長さや内容については柔軟に対応する。また，音もれの問題があるので，病棟や外来の管理担当者と実施場所に関する打ち合わせをしておく必要がある。

4. あると便利なもの

院内の複数の場所で活動を行うにあたり，延長コード，予備の電池，時計，台車があると便利である。セッションを行う場所にコンセントや時計がなかったり，またはそれらの場所が離れていたりすることが意外とある。延長コードや予備の電池は，いざというときの電源確保に役立つ。時計については，腕時計でもよいのだが，小さな置き時計を目立たない場所に置いておくことで，さりげなく時間をチェックしながらセッションを進めることができる。楽器や機材を運搬しながら院内を移動するために台車があると便利であることはいうまでもない。

第6節　エビデンスと先行研究

癌患者を対象とした音楽療法に関するシステマティック・レビューおよびメタアナリシスはいくつか存在する。Bradt ら（2011）のレビューによれば，音楽療法または音楽を用いた介入法は，癌患者の不安，気分，疼痛，QOL，血圧，呼吸数によい影響を及ぼすことがわかった。Zhang ら（2012）のレビューも，Bradt らと類似した結果を示している。Zhang らの結果では，Bradt らでは検出されなかった抑うつに対する音楽療法または音楽を用いた介入法の改善効果を示す一方で，倦怠感については，音楽療法または音楽を用いた介入法による悪化が示唆された。Zhang ら以降に発表された Nightingale ら（2013）のレビューでは，成人癌患者の不安に対する音楽療法または音楽を用いた介入法の効果を検出することができなかった。また，Bradt らが指摘しているように，レビューの対象となった個々の研究結果のばらつきが非常に大きいことは問題である。以上のことから，現段階ではこうした先行研究の結果は慎重に解釈が行われる必要がある。また，音楽療法の介入研究においては，グループ割り付けの遮蔽化や介入手続きの標準化が困難な場合が多く，今後もさらなる研究手法の検討と開発が必要である。

こうした効果研究の一方で，患者が癌という病いや音楽療法をどのように経験しているのかということを明らかにするための質的研究や，癌医療における音楽療法の実用性や費用面での効果などに焦点をあてた研究も必要である。すでに述べたとおり，癌は患者の身体面のみならず心理社会面にも大きな影響を及ぼす病いである。したがって，今後の研究では，全人的ケアとしての音楽療法が癌患者にどのように貢献することができるのかという視点が大変重要である。

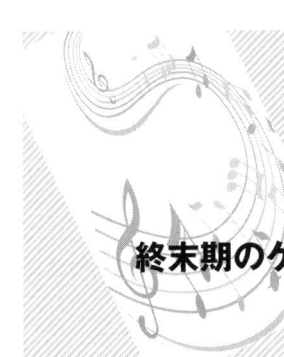

第8章

終末期のケア（がんや他の疾患も含めて）

儀賀理暁
鏑木陽子

第1節　定義と特徴

1. 定義

　終末期という概念や言葉について，日本の法律，国際連合で採択された条約，厚生労働省，世界保健機関などのいずれにおいても，公的な定義は提示されていない。
　本邦の医学系諸学会，関連団体は，以下のように述べている。

　　日本救急医学会（2007年11月）：突然発症した重篤な疾病や不慮の事故などに対して適切な医療の継続にもかかわらず死が間近に迫っている状態
　　日本医師会（2008年2月）　　：定義なし
　　日本学術会議（2008年2月）　：悪性腫瘍などに代表される消耗性疾患により生命予後に関する予測が概ね6か月以内
　　日本小児科学会（2012年4月）：定義なし

　終末期を定義しきれない理由はその多様性にあり，厚生労働省は，「終末期であるか否かは個々の状況を踏まえて医療・ケアチームの適切かつ妥当な判断によるべきである」という指針を示している。

2. 特徴

　先述の通り，終末期には身体的にも精神的にもあらゆる症状を呈する可能性があるが，その原因として，①疾病自体，②疾病に対する，またはその他の治療，③薬剤（症状緩和に使用される薬剤を含む），④併存する疾患，⑤疾病の進行による全身衰弱などがあげられ，さらに高齢者では，⑥加齢にともなう身体機能や認知機能の低下などが加わるが，これらは複合して存在することが多い。いずれにせよ病態は様々であ

第8章 終末期のケア（がんや他の疾患も含めて）

り，画一的にその特徴を述べることは不可能である。
　ただし，あらゆる臓器機能の低下とともに，脳の高次機能や精神活動も低下しているのが特徴の1つである。

第2節　医学的音楽療法の適応

　本人と家族の希望があれば，あるいは拒否がなければ，音楽療法の適応に制限はない。また，ケアが展開される場にも制限はない。ただし，終末期ケアにおける音楽の存在意義を考える際に避けて通れない問いが2つある。
　その1つは，死とは何か？　である。
　20世紀半ばのDNAの発見をもとに，生命とは自己複製システムであると定義された。しかし，生命のあたたかさ，美しさ，ゆらぎ，色，音，におい…などを感じるとき，私たちがそこに見出しているものは，自己複製能力ではなく，「身体構成成分の動的な状態（The dynamic state of body constituents）－ルドルフ・シェーンハイマー（米：Rudolph Schoenheimer, 1898-1941）」，つまり"流れ"ではないだろうか。この考え方をさらに発展させ，生命の本質は，外界からエネルギーと情報を選択して取り込み，内側から老廃物とイオンを汲み出す絶え間のない動きの中にあるとして，これを「動的平衡（dynamic equilibrium）」と名付けたのが，生物学者の福岡伸一（1959-）である。
　では，"死"は，どのように考えられるのか。動的平衡の視点からは"流れ"が止まった状態と説明できる。しかし，私たちが"死"を恐れる理由は，単にそれが生物学的な流れを止めるものであるというだけではない。"生と死"には多彩な意味があり，その意味の喪失によって，私たちの生活や人生といった，社会的，文化的に意義のある世界が破壊されてしまうことが理由ではないだろうか。
　ここでもう1つの問いをはさみたい。それは，医療とは何か？　である。
　近代ヨーロッパに成立した"生物医学（biomedicine）"を基盤として営まれている現代医療は，広辞苑では「医術で病気をなおすこと」，大辞泉では「医術，医薬で病気やけがを治すこと」と定義されている。そもそもこの定義はあまりにも狭義であるが，さらに，その中に"人"が含まれていないという大きな欠陥がある。
　この近代医療の流れに対して批判的に広がりをみせているのが，ホスピスケアや緩和ケアである。これらは，治療のみを追い求め死を対象外としてきた従来の医療のアンチテーゼとして，全人的ケアを掲げ，追求し，その存在意義を高めてきた。
　しかし，ここで最初の問いに立ち帰ってみたい。私たちが"死"を意識（これは人間にしかできない）したとき，そこに思い浮かぶものは，「動的平衡」の終焉だけではなく，「1回のみの，他人とは交換できない人生を送る個人－堀川直史（1949-）」

としての物語の終焉でもあった。この物語を，その痛みを本当に理解できる"医療"が，果たして今の社会に存在するのであろうか。いかにホスピスケアや緩和ケアが全人的であろうとしても，それらが"医療"の言葉を使う限り，「死や死にゆく人をめぐるケアの医療化－安藤泰至（1961-）」が行われているにすぎない。端的に言えば，死んだ経験のある医療者は一人として存在しないにもかかわらず，その医療者が，人の生死を医療的な枠組みの下にコントロールした「つもりになっている」のである。

"医療"は終末期ケアの重要な担い手ではあるが，その人にとって大切な意味のある物語を聴き，そして新しい物語をともに紡ぐことは得意ではない。

"死"を医療の限界として否認するのでも，逆に無理やり医療の枠に押し込めてしまうのでもなく，医療の限界を見極め，医療が理解しているのは"死"のほんの一部であることを自覚した上で，悩み，苦しみ，悲しむ「死に向かいつつある存在（Seinzum Tode）－ハイデガー（独：Martin Heidegger, 1898-1941）」から目をそらさずにその生を支えること。そこから，また，新たな物語を再構築すること。

終末期ケアにおける音楽には，"医療"の中に入ることではなく，"医療"には手の届かないところを優しく包み込むように存在することにこそ意義があるのではないだろうか。

第3節　医学的音楽療法の目的と方法

1. 目的

終末期のケアのあり方を考えるとき，手がかりとなるのは，WHOによる緩和ケアの定義（2002年）であろう。

> 緩和ケアとは，生命を脅かす疾患による問題に直面している患者とその家族に対して，疾患の早期より痛み，身体的問題，心理・社会的問題，スピリチュアルな問題に関してきちんとした評価をおこない，それが障害とならないように予防したり対処したりすることで，QOLを改善するためのアプローチである。

WHOが採択した2014年1月の決議では，各国に対し，生命にかかわる疾患を抱える患者に鎮痛剤と緩和ケアの利用を保障するように求めている。緩和ケアは，がん，AIDS，心疾患，アルツハイマー病，多発性硬化症，結核など，様々な健康状態の人々が必要としているものなのである。また定義にもあるように，ケアの対象には患者のみならず家族も含まれている。

終末期のがん患者の場合，表8-1のような苦痛を抱えていると考えられている。

これらの苦痛は，相互に影響しあっている。これを全人的苦痛（トータルペイン）と呼び，この全人的苦痛に対する包括的なケアが全人的ケアである。

● 表8-1　終末期のがん患者が抱えている苦痛

身体的苦痛	痛み，痛み以外の身体症状（呼吸器症状，だるさ等），日常生活の支障
精神的・心理的苦痛	不安，いらだち，孤独感，恐れ，うつ状態，怒り
社会的苦痛	仕事上・経済上・家庭内の問題，人間関係，遺産相続
スピリチュアルペイン	人生の意味や苦しみの意味への問い，大いなる存在の希求，価値体系の変化，死生観に関する悩み，罪の意識，贖罪や和解への強い思い，死への恐怖

　終末期ケアにおける音楽療法は，全人的苦痛の緩和を目的に行われる。以下，終末期のがん患者に対するケアを例に述べる。

(1) 身体的苦痛の緩和

　終末期のがん患者は，たとえ鎮痛剤によりがん性疼痛がコントロールされていたとしても，全身倦怠感，食欲不振，便秘，不眠，呼吸困難，悪心・嘔吐，腹水貯留，腸閉塞，混乱など，多くの身体症状を抱えている。

　全身倦怠感を「身の置き所のないだるさ」として訴える患者は少なくない。また呼吸器系のがん疾患のみならず，多くのがん患者には息苦しさが出現する。息苦しさは，死への恐怖とも直結するものである。また周囲との会話や身体を動かす頻度も減少し，それによる孤独感・いらだち等も増大する。「いつまでこの苦しみは続くのか」「自分はこの先，どうなってしまうのか」等の不安は，新たな身体症状を引き起こす。音楽療法には，この「苦痛（身体症状）→ 不安 →苦痛」という，苦痛の連鎖を断ち切るという役割があると考えられる。音楽の介入により，一時的にでも辛い症状から気をそらすことができるからである。

　また全身倦怠感にはマッサージが有効とされるが，患者の好みの曲を音楽療法士が演奏，歌唱し，それに合わせて，家族の手によりマッサージがなされることは，患者に安心感を与え，孤独感を和らげることにもつながる。また，音楽聴取（患者の好きな曲が望ましい）により得られるリラクセーション効果も期待できる。なおアロマテラピーでは，小さくBGMを流しながら施術されることがある。今後，音楽療法士とアロマテラピストとの共同研究や実践への取り組みがあってもよいだろう。

(2) 精神的・心理的苦痛の緩和

　前項で述べたように，精神的・心理的な苦痛は，身体症状によっても引き起こされる。また患者は，様々な感情（悲しみ，恐れ，怒り，不安，いらだち）を抱えており，抑うつ状態が続くことも少なくない。「泣くと周囲が悲しみ，心配するから，それもままならない」「家族に，思ったことが言えない」という患者の声も聞かれる。

　このような患者のニーズに対しては，感情の表出や表現，抑制された感情を発散すること，これまでの人生を振り返り（ライフレビュー），自らの気持ちと向き合うこと，家族と思いを分かち合うこと等の作業を通して，辛い思いを軽減していく。

終末期の臨床においては，しばしば患者や家族は自らの思いを代弁するような曲をリクエストする。音楽に思いを託すことにより，家族間，あるいは周囲にメッセージを伝えているのである。直接的には言葉で伝えにくい内容も，曲のタイトル，歌詞の内容，曲の持つ雰囲気を通じて，その場と時間をともにする人と人との間で伝え合うことができる。そのメッセージは「私のことを忘れないで」「先に向こうの世界で待っているよ」「また会えるよ」「いつでも見守っているからね」「この時間を大切にしようね」等である。また，このような音楽によるメッセージの伝達を経て，言葉による意思伝達がスムーズに運ぶ場合もあるだろう。

　患者は，これまでの人生において思い出深い曲や，大切にしてきた曲を自らのテーマソングとして歌うこともある。思い出の曲を歌うことを通して，自分らしさを取り戻し，自分を勇気づける機会にもなるからである。また，これらの音楽を手がかりに「ライフレビュー」の作業を行うことは，終末期の臨床現場では非常に大切なことであると考えられている。

　大切な人を看取らなければならない予期悲嘆の中にある家族，その日の身体状態により揺れ動く感情を抱く患者にとって，音楽を通じて思いや大切な思い出を共有するということの意味は大きい。音楽療法では，このようにして患者や家族が抱える精神的・心理的痛みへの支援を行っている。

(3) 社会的苦痛の緩和

　患者は入院生活により，行動が制限され，社会とのつながりを断たれてしまう。社会における自分の役割の喪失を味わい，世の中から取り残されてしまったような孤独感を味わう患者は少なくない。また家族関係，相続問題，経済上の悩みも患者が抱えている社会的苦痛である。

　音楽療法のグループセッションにおいては，複数の患者・家族，また医療スタッフやボランティアとともに音楽を通した交流が可能である。周囲の人々との会話から，出身地や，生きてきた時代の様々な出来事（個人的体験のみならず社会的，文化的な体験等）を思い起こし，自らのアイデンティティについて考え，それを強化することもできる。同じ年代の患者同士が同席し，共通の思い出の曲を歌うことをきっかけに，会話が弾むこともある。毎週の定期的なセッションで会えることを楽しみに1週間を過ごすこともできる。またグループセッションをきっかけに，音楽の時間のみならず，日常のお茶や食事の時間をともに過ごす患者同士の「仲良しグループ」が形成されることもある。これは，命に限りがあることを認識しつつも，患者たちの間に一種の「共同体意識」が芽生えたと考えられる。患者は日々，病と向き合っている。その苦しみは時として家族も理解ができない。患者同士だからこそ共感し合えることもあるだろう。

　同様のことは家族にも見られる。グループセッションをきっかけに親しくなった家

族同士が，患者に言えない悩み，大切な人を看取る悲しみを打ち明け合うこともある。患者に付き添う家族の精神的疲労は大きい。それを互いに支え合うのである。

しかし，やがて病状の進行，身体状態の悪化とともに，グループから病室での個人セッションに移行していく。グループセッションで仲が良くなった患者同士も，顔を合わせる機会が減り，ついにある日，仲間の退院（死）を知るところとなる。後に残った患者たちは，仲間が好きだった歌をリクエストし，偲ぶ。ある患者は「お互いに宗教は違うけれど，向こうの世界で会えるような気がするのです」と語った。音楽を通して自らの「これから」について考える機会にもなったと考えられる。

グループセッションには，複数の患者・家族，面会の友人，医療者やボランティアが参加する。音楽を通した多種多様な人々との交わりは，患者にとって社会とのつながり，自分も社会の一員であることを再認識できる機会であろう。

(4) スピリチュアルペインの緩和

これまでスピリチュアルペイン（spiritual pain）は，「霊的な痛み」「宗教的な痛み」と訳されることが多かった。しかし近年では，あえて日本語に訳さず，そのまま用いられるようになった。患者が抱えるスピリチュアルペインは，いわゆる「魂の救い」や宗教的なニーズだけをさすわけではない。スピリチュアルペインを直訳すれば「スピリチュアリティが傷ついている状態」ということになるが，ではスピリチュアリティとは何であろうか。

山崎（2013）はスピリチュアリティを次のように定義している。

> 「スピリチュアリティとは，生きる意味を見失うほどの危機的状況の中でも，自分の外の大きなものとの出会いや自らの内省を深めることによって，新しい生きる意味や，希望，目的を見つけ出して，その危機的状況における自己を肯定しようとする機能（力）のことである」。

また山崎は人間存在の4要素について図8-1のように説明している。スピリチュアリティは，身体，精神・心理，社会が重なりあった部分に覆われており，平常時には表に出てくることはない。しかし，ひとたび危機的状況に陥ったときに動き出す。これは人間が誰しも本来持っている力である。そうであるならば，スピリチュアルペインは「スピリチュアリティがうまく機能せず，自己を肯定できない状態」であると考えられよう。

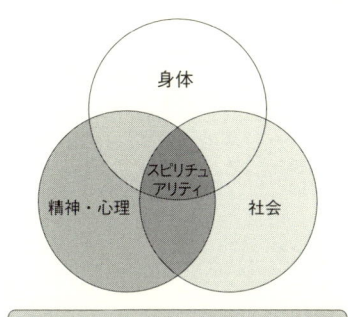

人間存在の4要素とスピリチュアリティの位置

◐ 図8-1

日本において長年，スピリチュアルケアの研究に取り組んできた村田（2012）は，スピリチュアルペインを「自己の存在と意味の消滅から生じる苦痛」と定義している。また村田は，人間の存在を「時間存在」「関係存在」「自律存在」としてとらえ，スピリチュアルペインを，次のような患者の言葉で説明している。

時間存在として：「先がないのに，こんなことになんの意味がある？」「ただ死を待つだけなのか」「私の人生は何だったのか」
関係存在として：「孤独だ」「寂しい」「死んだら何も残らない」
自律存在として：「自分は何もできないし，周りに負担をかけている」「迷惑をかけているのが辛い」「様々なことができなくなっていく」

これら患者の言葉への理解なくしては，スピリチュアルペインの緩和，すなわちスピリチュアルケアは不可能である。

なお村田は「スピリチュアルケアはあいまいである，あるいは主観的で科学的でないといわれる。すなわち，客観性と再現性にかけ，その妥当性を検証できないと批判される。しかし，スピリチュアルケアはあいまいではなく，明解である。それは事実と論理と人間的真実に基づき，普遍的に妥当な人間の科学として成立するからである」と述べている（2012）。上にあげた存在の痛みから出た言葉は，確かに患者の主観である。しかし患者の苦しみから発せられる言葉は事実として，医療者の前にはっきり示されている。

一方，終末期患者が持っている希望を支えることも，患者・家族のQOLのために大切である。患者は，苦しみと死だけを見つめているわけではない。

白土・森田ら（2010）は「『希望を持ちながらも，同時にこころ残りのないように準備しておく』ことは終末期がん患者と家族の望む『望ましい最期』の一部として重要である」と述べている。その希望とは「穏やかに最期を迎えられる」「大切にみてもらえる」「家族や友人とよい時間を過ごす」「毎日毎日を安心して暮らせる」等である。音楽療法は，このような希望を持つ患者と家族に対しての支援が可能である。

患者は音楽を聴き，歌い，思い出や現在の気持ちについて語ることを通して，ライフレビューを行い，自らの存在や人生の意味について考える。山崎が言うところの「内省を深める」ことができる。また親しい人々に囲まれて過ごすことにより，孤独ではないこと，大切にされていることを感じる。この中で関係存在を強めることができるだろう。ともに過ごした記憶は，患者とそれを囲む人々の中から消えることはない。それを確認できれば，一度は断たれた患者の時間存在の希望は修復される。また「私はこの曲を歌いたい（聴きたい）」と自らの意思による「リクエスト方式」は，自分の意志で行動することが難しくなった患者の自律存在を支える。

このように，音楽療法は終末期患者のスピリチュアルケアを担うことが可能なので

ある。

2. 方法
(1) 形態
　音楽療法士の演奏を聴く（受動的音楽療法），音楽療法士の伴奏で歌う（能動的音楽療法），患者自身が楽器を演奏する，CDを聴く，歌を作る等，様々な形態がある。時には音楽よりも会話がセッション時間の大半を占めることもある。患者と家族が十分に自分の思い出や気持ちを語れる時間を含めてのセッションであり，音楽が流れている時間だけが音楽療法なのではない。

　個人セッション，グループセッション，どちらの形態で実施するかについても，患者・家族の希望や，医療スタッフとの相談の上で決定される。

　なお，現在のところ，音楽療法士は非常勤であることが多い。音楽療法終了後（当日だけではなく翌日以降も）に，患者の思いやセッションの感想が医師や看護師に伝えられることも少なくない。セッション内容（曲目，患者の言葉，様子など）のカルテ記載のほか，口頭での情報交換にも努め，情報を共有して，チーム全体で患者・家族を支えていこうという意識が必要である。音楽療法は，多職種間の連携によるチームケアの一環として行われるべきものである。

(2) 楽曲
　セッションで取り上げられる楽曲は，基本的に患者・家族からのリクエストによるものである。リクエストに意味があることは前述の通りである。しかし，病状によっては「音楽は聴いてみたいけれど，曲が思い浮かばない」「曲名が思い出せない」という場合もある。「考えること」を患者が負担に感じてしまうこともあるので，その点は注意を要する。患者に代わって音楽療法士が選曲する場面もしばしばみられる。

　音楽療法士が選曲を任される場合には，好みのジャンルを尋ねて，その中から選曲したり，季節の歌，患者の年齢から推定される「若い頃になじんだ曲」をいくつか提示して，患者に選んでもらって演奏してみるのもよいであろう。その1曲がきっかけとなり，「あの曲を聴いてみたい（歌ってみたい）」と，自分の希望を口にする患者もいる。また病棟・施設等で使用している歌集がある場合は，それを提示してリクエストをうながすこともできる。

　また思い違いにより，リクエストされた曲のタイトルが不正確な場合も少なくない。そのようなときにも，むやみに否定したり，訂正するのではなく，「こういうタイトルではありませんでしたか」と確認しながら，曲を確定する。もしくはあえて訂正せずに「このような旋律でしょうか」と1フレーズを歌い，尋ねてみるのもよいであろう。患者は思考力や記憶力の衰えを自覚しており，そのことが精神的・心理的苦

痛，スピリチュアルペインとなり得るからである。

　リクエスト曲のジャンルは非常に幅広い。映画音楽などのポピュラー音楽，童謡・唱歌，各国の民謡，クラシック，歌謡曲，演歌，シャンソン，タンゴ，讃美歌や聖歌，時には宝塚歌劇のナンバーまでリクエストされる。一人ひとり歩んできた人生の道のりが異なれば，好みの曲もまた然（しか）りである。

　音楽療法士は幅広いジャンルのリクエストに応えなければならないが，リクエストされた曲には意味がある以上，患者の心の声として，それを大切に受け止め，音楽を提供する。このようなことが，患者の思い，そしてその存在を尊重することになる。そして患者は自分が大切にされていると感じることができれば，患者のスピリチュアリティも支えられるのである。

(3) 楽器

　終末期患者の個人セッションの場合は，患者のベッドサイドで行われることが多い。キーボード，小型のハープ，ギター等，歌の伴奏ができる楽器のほか，もしも音楽療法士が得意とする旋律楽器（例えばフルートやヴァイオリンなど）があれば，それらを用いることも可能である。音楽療法士が専門または得意とする楽器（あるいは声）は，演奏上のコントロールも利きやすく，また微妙なニュアンスの表現も可能なので，大いに活用すべきである。時には「あなたの一番得意とするものを聴かせてください」というリクエストが出ることもある。音楽療法士は，常に自らの表現手段の腕を磨いておく必要もあるだろう。

第4節　医学的音楽療法の評価方法

　終末期ケアにおける音楽療法の評価は，患者と家族が語る言葉をもとに行われることが多い。

　「もう終わりにしたい」と訴えていた患者が，セッション後に「次回も楽しみにしています」「来週はあの曲を聴きたいです」と，「次」を意識し，「未来」（限られた時間しか残されていなくとも）に希望を持った言葉を述べることがある。これは患者の時間存在が支えられたと評価され得る。

　また意識レベルが低下し，残された時間は24時間以内という厳しい状況にある患者のセッションを行っている際に「あぁ，聞こえていますね。表情が穏やかになりました」と家族が言うことがある。どのように患者の耳に届いているのかの調査は難しい。家族が「音楽を聴かせてあげられて良かった」と思えたことで，悲嘆の極みにある家族を支えたと評価できよう。

　終末期ケアにおいては，患者・家族のQOLを支えることができたかどうかを考察し，評価していくべきであろう。

第8章　終末期のケア（がんや他の疾患も含めて）

第5節　医学的音楽療法の実施上の留意点，工夫

　終末期と呼ばれる状態にあっても，患者の状況は時期により大きく異なる。新倉（2000）は，患者の病状を安定期，変化期，末期の3つの時期に分類し，それぞれの状況に相応しいセッション内容を提案している。患者の状態に留意し，また家族と相談しながら実施することが大切である。

1. 音量

　音の受け止め方は個人差が大きい。同じ患者でも，病状の変化，気分により，感じ方が違うので，毎回の開始時に患者に確認する必要がある。意識レベルが低下している患者の場合は，家族に尋ねる。

　状況が厳しく，残された時間が日の単位，24時間以内と考えられる場合には，音量を控えて演奏する。ベッドを囲む家族と歌唱する際には，家族の歌声と気持ちを背後から支えるように歌い，伴奏することが音楽療法士には求められる。

2. テンポ

　患者が安定期にあるときは，いわゆる普通のテンポで演奏しても差し支えない。変化期から末期に移行するにつれて，テンポは緩やかに設定される。特に末期の場合，患者の呼吸状態を注意深く観察しながら，呼吸の速さ，息の流れに沿うようなテンポで音楽を提供することが望ましい。しかし曲によっては，その曲が本来持っているテンポ感を損なわないように提供することも必要である。また家族が歌いながら患者の手足をマッサージする光景を目にすることがある。家族の手の動きと演奏のテンポを近づけることで，患者・家族・音楽療法士の間に一体感が生まれるであろう。音楽療法士は，患者・家族のニーズを確認し，その場の雰囲気を感じ取りながら，自らの立ち振る舞い方も含めて，場にふさわしい音楽を演奏しなければならない。

3. 声質・音質

　オペラ歌手に求められるような声量も，声を張り上げるような歌い方も必要ではない。甲高い声は患者の負担になるので，低めの音域で歌う，落ち着いた声で話すことが求められる。電子キーボードを使用する場合は，ピアノのほか，ストリングス系の音を選択すると，柔らかく穏やかな雰囲気を出すことができるので推奨する。

4. セッション時間の設定

　時間設定も患者のそのときの状況によって，臨機応変に対応する。患者の心身に負

担をかけない配慮が必要である。筆者の臨床では，個人セッションを1回30分以内と設定し，時間内であればリクエストに何曲でも対応する。病状によっては10分程度という場合もある。また1〜2曲聴いて「ありがとう。今日はこれでもう十分です」という患者も少なくない。臨終間近な場合は，1〜2曲，あるいは短時間で行うことが多い。しかし音楽が好きな患者の場合，意識がなくても，家族に「音楽を聴かせてあげたい」「音楽で見送りたい」という希望があるなら，30分近いセッションを行うこともある。いずれにしても家族の意向を尊重しながら行うことが大切である。

5. 臨終に際して

人間の感覚の中で，聴覚は最後まで残ると考えられている。臨終間近になると，医療者は「耳は聴こえていますから，声をかけてさしあげてください」と家族に声かけをうながす。すると家族は「ありがとう」「よくがんばったね」「向こうで待っていてね」と声をかける。音楽が好きな患者であるなら，家族，医療者がベッドを囲んで歌を歌う。家族が歌に合わせてマッサージをすれば，互いの温もりは伝わり，患者は家族に見守られていること，一人ではないということを感じるであろう。大切なのは，この世での生涯を終えようとしている患者と，悲しみの極限にある家族が，穏やかに厳粛な瞬間を迎えられるかということである。残された家族が「音楽とともに見送ることができて良かった」という思いで看取りができたなら，この厳粛な場に音楽がともに在ることにも意味があろう。

第6節　先行研究など

The Cochrane Library 2010, Issue 11 では，175名の対象者を含む5件の研究結果をまとめ，「少人数が対象の限られた研究では，音楽療法は終末期ケアにおける対象者のQuality of Life に何らかの利益をもたらし得るが，データが不十分でありさらなる検討を要す」と述べられている。

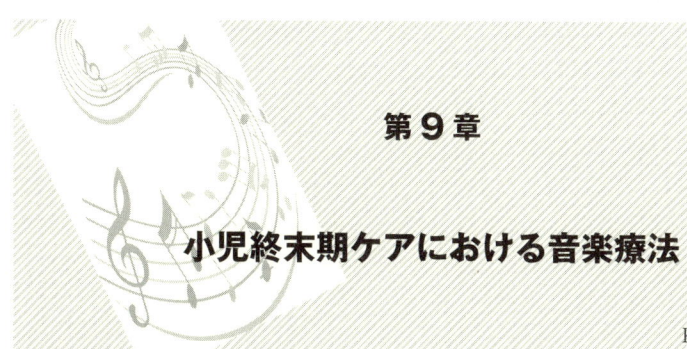

第9章

小児終末期ケアにおける音楽療法

Kristen O'Grady
岡崎香奈（訳）

第1節　はじめに

　子どもの死というものは，余命や闘病期間，痛みや苦しみのレベル，または悲劇的な出来事の質から予測されたとしても，常に大きな悲しみをともなうことである。子どもが亡くなることは，親よりも前に先立つことであり，自然な生命の順序が乱されるのである。MonahanとWordenは，子どもを亡くすことについて「最も破滅的な体験であり，それはその子どもの未来に存在したであろうすべての希望や夢そして期待を，すべて裏切る出来事である（Lindenfelser, 2005）」と述べている。余命が限られていたり，命に危険が及ぶ状況にある子どもたちの数が増加している現状に応じて，世界保健機構（WHO）は，この特別なニーズを持つ子どもたちに関連して，緩和ケアの定義を拡充した。小児緩和ケアは世界保健機構によって，「小児の身体，心，精神の総合ケアであり，家族支援を含む」と定義されている（World Health Organization, 1998）。小児緩和ケアは，診断時に始まり，根治的治療の有無にかかわらず継続される。特にこの定義には，「死」や「死を迎える」という言葉は含まれていない。

　近年の緩和ケアの概念化において，その作業は診断時から治療的措置をともなって開始され，さらには死や死別まで拡大しているといわれている（Huang et al., 2010; Michaelson & Steinhorn, 2007）。子どもたちは，自分の余命や病気の進行を理解することが難しく，そのケアは成人に対するものと異なってくる。特に病院など，治すことに焦点を絞る環境において，死を迎える子どもたちはより辛い思いをするリスクが高いといわれている（Hendricks-Ferguson, 2008）。余命が限られた子どもたちに対する治療の一環として，緩和ケアチームの存在は，死を迎える子どもたちの生活（生命）の質を最大限にすることができる。そして，音楽療法はどのような小児緩和ケアチームにおいても，重要な役割を果たすのである。

終末期における治療目標に共通点はあるものの（例：症状の緩和），子どもと大人の主要な相違点は，彼らが自らの死をいかに体験しているか，ということにある。よって，小児終末期ケアにおける音楽療法は，これらの違いを寄り添い，取り扱わなければならないのである。小児患者は，多くの成人患者と違い，自らの医学的ニーズに関して主体的に決断を下すことはない（Lindenfelser, 2005）。また，個々の，死に対する理解も異なっている。音楽療法は，子どもたちが病名や予後に関する事柄を理解し，プロセシング（情報処理）することを助けるために，効果的なモダリティとなるのである（Michaelson & Steinhorn, 2007）。

　幼児（そして認知機能が限られている子どもたち）は，自らの感覚に対して反応し，まわりの環境と身体的な関係性を持っている。就学前の子どもたちは，死が永遠であるということを理解できない。よって，親が継続的に傍にいて，子どもの身体に何が起きているのか，わかりやすくしっかりとした説明をすることが必要である。学齢児は，自分が死にゆく運命にあることを理解し，気づき始める。彼らは，すでに自分のまわりに死を迎えた人を知っているからである。これらの子どもたちには，まわりをコントロールする機会を与えることが効果的であり，感情の確認とそれに対するサポートを提供し，自らの医学的判断に参加させることが必要であろう。青年期においては，難しい説明を把握することができ，死という概念に対してより成熟した理解ができるようになる。臨床家としては，彼らの自尊感情を強化し，プライバシーを尊重し，自らの医学的決断に最大限参加できるよう促すべきである（Michaelson & Steinhorn, 2007）。すべての子どもたちとその家族は，各家庭の宗教や文化，スピリチュアリティをもって，死を受け入れる心の準備をする。そして，最終的に，患児の家族や兄弟姉妹はその子どもの人生に携わったことを思い続ける。それゆえに，セラピーは家族全員のニーズに寄り添うことが必要なのである（Lindenfelser, 2005）。

第2節　中心となる概念

　小児緩和ケアにおける音楽療法は，いくつかの核となる概念に基づいている。これらの概念は，治療技法を示唆するだけでなく，理論を位置づけるパラダイムを創り出している。本節では，健康，創造対喪失，生活（生命）の質（quality of life: QOL）という3つの核となる概念について論ずることとする。それぞれの概念は，この仕事に従事する際の基盤となる要素として理解される必要がある。

1. 健康

　Aasgaard（2001）は，音楽を，科学的医学モデルの中で人間らしさの本質を表すもの，と位置づけている。音楽は，子どもの特性や，子どもらしさ，そして残された

健康な面に光を当てることができ，たとえ子どもの健康状態が悪化しても，これらの要素を継続して維持することができる。健康とは「人間が自らの最大限の可能性となり，生態学的な完全体になる力動的概念である」（Aasgaard, 2001, p.177）と述べられているように，健康を表現することは時々刻々な作業である。したがって，音楽療法は，子どもが自らコントロールできる事柄に対して，達成感を提供することができるのである。

2. 創造対喪失

音楽療法は，子どもの健康面と病的様相の間をつなぐ役割を果たすことができる。音楽を通じて，子どもは自らの生命価値や人間性の本質を表現し，「死にゆく子ども」や「生命を脅かす病気を持つ子ども」というレッテルを脱ぎ捨てることができる。音楽は，子どもの健康な側面を描写する媒体となり得るのである。音楽療法士と患児の家族は，子どもが表現できない段階に入っても，その子どもの音楽を引き続き代わりに表現できる（Aasgaard, 2001）。音楽療法は，死にゆくプロセスを認めながらも，生を肯定し確認する作業を提供することができるのである（Lindenfelser, 2005; Lindenfelser, 2008; Sweeney-Brown, 2005）。

3. 生活（生命）の質

Hendricks-Ferguson（2008）によると，共通した親の願いとして，生命の量（quantity of life）が限られた子どもに対して，せめて，生命の質（quality of life）を最大限に生き抜く力を持ってほしい，そして痛みから解放され安らかであってほしいという普遍的な思いがある，といわれている。小児緩和ケアの主目的は，症状を緩和し，心理社会的なニーズを取り扱い，サポートと安心感を提供し，コミュニケーションを維持しながら，死／死別に関する援助をし，患者の生活（生命）の質を促進すること，とされている（Bradt & Dileo, 2011）。Bright（2002）は，患者の生活（生命）の質は以下のような事柄を含む，ともいっている。すなわち，個に対する尊敬と尊厳，予後に関して自ら希望する情報を得ること，できるだけ多くの判断を自ら行うこと，感情を表現すること，対人関係／社会的関わりを維持すること，好みの刺激を受け取ること，そして喜びの体験をすること，である。ここでの音楽療法士の役割とは，Kennyが述べるところの「子どもと親が現状をよりよく生きるための強さと安心を引き出す音楽空間を確立すること」である（Jacquet, 2011）。

第3節　治療技法

患児とその家族と関わる際には，幅広い治療技法が活用されている。子どもの病状

が進行しニーズが変化するごとに，音楽療法士は異なるアプローチを採用していかなければならない。治療技法には，Dileo & Dneaster（2005）が解説しているように，受容的，創造的およびまたは再生的なテクニックがある。アプローチの例として，セラピストが作曲・即興する生の音楽を聴く，録音音楽を聴取する，楽器を演奏する，声や楽器を使って自発的に即興する，作曲する，他の媒体（例：音楽とマッサージ，音楽とイメージ誘導など）と音楽を併用する，などがある（Bradt & Dileo, 2011）。ここでは，これらの一般的に活用されるアプローチを解説する。

1. 音楽聴取

受容的な音楽療法の使用は，身体的な限界や能力，そして変わりゆく意識レベルや反応性から，小児終末期ケアにおいては一般的な手法とされている（Bradt & Dileo, 2011）。音楽療法セッションでの音楽聴取は，様々な形態で行われる。音楽聴取は，呼吸困難や痛み，興奮や不眠などを緩和するために使われることが多い（Bradt & Dileo, 2011）。子どもたちは，自分達が聞きたい曲を選択したり，セラピストに歌ってもらったりすることができる。好きな音楽を聴くことで，自分の言葉で直接的に話をするより，その歌を唄っているアーティストを通じて自分の感情を表現することができる（Bradt & Dileo, 2011）。この作業は，セラピストや家族は，子どもが自分の予後をどのように感じ理解しているか，ということを洞察する機会にもなる。選曲された音楽は，現状に対する感情に働きかけ，言語化されていない思いや感情を鼓舞することができる（Zabin, 2005）。歌詞そのものが，言語的コミュニケーションの役割を果たしているのである（Dun, 1999）。

2. 既成の歌

音楽療法における既成の歌は，子どもたちの現実生活において欠けている，枠組みや親しみを提供することができる。Pavlicevic（1999）は，音楽の枠組みは，彼らにとって，存在する唯一の枠組みである，と指摘している。加えて，人間の声の活用（録音音楽の聴取に反して）は，不安や孤立を軽減させることにつながっていく，ともいわれている。子どもたちが，セラピーで歌いたい曲を選ぶ際，彼らは医学モデルでは得られないコントロール感を体験することができる（Jacquet, 2011）。また，歌は，感情を呼び起こし，家庭生活における特別な記憶を象徴することもある（Daveson & Kennelly, 2000）。さらに，歌は家族の日常を表す重要な役割となっていることもある（Jacquet, 2011）。Aasgaardの言うように，歌われる曲に込められたメッセージには，愛することや受容すること，援助することを表現したものが多く，これらは過酷な時期にある親子関係を強めるための役割を担うことができる（Jacquet, 2011）。また，選曲された歌は，家族内でも，お互いに苦しい気持ちを表現する手段にもなり

得る（Jacquet, 2011）。

3. ソングライティング

　ソングライティングは，好きな歌の活動や様々な音楽要素の即興・探索作業の後に現れることが多い。音楽療法士は，音楽や歌詞のアイディアについて子どもに質問し，必要に応じて出てきたアイディアを音楽構造の中に組み込んでいく。このとき，セラピストは，組み込んだアイディアが子どもの思い通りのものだったかどうか，常に確かめながら進めていくことが必要である。希望があれば，次のセッションで歌詞が加えられることもある。この歌の活動は，1つのセッションで終結してもよいし，セラピー期間を通じてプロセシングされてもよい（O'Callaghan, 2005）。
　子どもが作曲する歌の内容は，子どものニーズや感情，発達年齢によっても変化する。ソングライティングは，子どもの入院や病気に対する思いや感情を表現する手段になることが多い。また，自分達のパーソナリティを探索し，自らが誇りに思っている事柄（例：好きな趣味など）について表現することもあるだろう。子どもは，また，親や兄弟姉妹，ペット，親友など，自分にとって大切な人のために歌を作ろうとするかもしれない。そして，家族やセラピストは，子どもが能動的にこの作業に参加することができなくなっても，歌を完成させることを援助することもあるだろう。歌は，子どもが亡くなった後々までも，その子どもの形見としての役割を果たす。子どもたちは，自分の歌を人前で発表したり録画・録音したいということもよくある。これらの記録は，遺された家族にとって貴重なものとなるのである（Daveson & Kennelly, 2000; O'Callaghan, 2005; Dileo & Dneaster, 2005; Jacquet, 2011）。
　ソングライティングのプロセスにおける音楽療法士の役割は非常に重要であり，子どもの体験に効果をもたらし，プロセスを最大限に活かすファシリテーション技法に熟達していることが必須である。O'Callaghan（2005）は下記のように述べている。

> 　ソングライティングにおける臨床的介入を行う音楽療法士の存在は，セラピストが音楽で伴奏する移行空間を創り出す役割を秘めている。セラピストと音楽が1つになって，「人間音楽鏡（human music mirror）」を提供し，そして気付いていなかった意識の一部を，音楽を通して表現することができる。

　緩和ケアと終末期ケアの広範囲な訓練において，音楽療法士はソングライティングにおける効果的なファシリテーション手段を身につけ，子どもや家族に対して出現する自らの強い感情の取り扱い方に熟達することが肝要である。

4. 即興

　即興は，楽器のみ，声のみ，または両方で行う。即興体験は，自己表現の手段と

なり，自己アイデンティティと関係性を促進する媒体となる（Magil, 2005）。音楽即興を行うことで，他者が聴いてくれている，反応を返してくれるという感覚を促し，関係性を創り出し，子どもの孤立からくる不安を取り扱うことができる（Sweeney-Brown, 2005）。即興は自発的なものでもよいし，何か中心となるテーマがあってもよい。患児の家族もともに音楽を即興し，自発的なコミュニケーションを促進することもできる。子どもは，それぞれの家族メンバーがどの楽器を弾くかなど，自分で判断する能動的な役割を持つことができる。家族が積極的に関わる体験は，その子どもが亡き後も，終末期を回想する際に，肯定的な記憶として永遠に残るのである（Jacquet, 2011）。

5．子守唄

　子どもを慈しむ歌を唄う行為は，ほとんどの文化において，親が営む共通の絆づくりといわれている。子守唄は，子どもをリラックスさせ寝かしつけるために歌われるものであるが，親のほうも同じくリラックス効果を得ることができる。これが特に，親が自分の子どもの病状悪化を目撃せざるを得ない，ストレスとトラウマでいっぱいの時期に，重要な役割を果たすのである。子守唄は，シンプルで反復する音楽構造を特徴とし，狭い音程と限定された音域でスムーズに下降する音形が使われている。子守唄は，優しさや愛情を伝えることができる。そして，大幅に音楽的雰囲気が変わることもなく，一般的に大人がリラックスした状態の心拍数に近い1分間60〜80拍のテンポで成っている。西洋の子守唄のリズム構造は，4分の3拍子が一般的である。多くの人々は，4分の3拍子には，ゆりかごのように揺れる動きが含まれていると述べ，それは母親が子どもを寝かしつけるときの動きと似ている。子守唄の歌詞の内容も，通常の子どもの歌と違い，子どもの理解力のために書かれてはいない。ここでの歌詞は，親の子どもに向けた希望や夢，望み，不安，心配などを唄っているのである。共通したメッセージは，「あなたは安全よ」「私はあなたとここに一緒にいるわよ」「愛しているよ」などといったものである（Loewy & Stewart, 2005）。生と死を合体させるという中心的テーマは，移行である。したがって，眠りに移行させる要素として使われる子守唄は，子どもの人生の最後のステージに移行していくことを援助することができるのである。

6．環境的音楽療法

　子どもが置かれている環境を修正することも，包括的な小児緩和ケアにおいて重要な役割である。Aasgaard（1999）は，「社会的に刺激があり，かつ安心が保証された環境をつくることは，患者やその家族が非常に不安定で予測不可能な人生の時期を過ごしている病院，特にホスピスや小児腫瘍科の病棟においては，とても難しいことで

ある」と観察している。音楽は，すでにそこに存在することであらゆる環境を修正することができ，環境における諸要素を変化させ形づくることができる（Dun, 1999; Schneider, 2005）。環境的音楽療法（Environmental Music Therapy: EMT）は，療法的プロセスに沿った環境で，慎重に選択され，または即興される生の音楽を創り出す作業なのである（Schneider, 2005）。これは，音環境があまり健康的ではない病院（例えば ICU など）や他施設で一般的に行われてきたやり方である。これは，セラピストが非常に明確に意図された音楽を創り出すということからみても，ただの BGM ではない。セラピストは，環境における要素に対して直接的に対応し，何を奏で，いかにリズムや音の自然な動きを音楽にしていくか，瞬時に判断していくのである。環境的音楽療法（EMT）は，医学的および科学的な環境下で，人間らしさを常に思い出させてくれる役割を果たすのである（Schneider, 2005）。

第4節　家族との連携

　子どもが死に向かうプロセスで，患児の介護者または家族に対しても，音楽療法は大切な役割を担う。すべての人間のニーズは非常に重要で，セラピーのコンテクストにおいて慎重に取り扱われなければならない（Dileo & Dneaster, 2005）。親子関係は子どもの QOL にとって欠くことのできないものであり，音楽療法士はセッションにおいて，各家族の形態を守り尊重しなければならない（Jacquet, 2011; Lindenfelser, 2005）。

　親は，しばしば「死にゆく子ども」に対して「十分に対応できていない」と感じることがある。音楽療法士は，子どもの病気によって失われかけていた親子関係の要素を再導入することができる（Hilliard, 2003; Jacquet, 2011）。音楽療法士は，セッション以外でも音楽的関わりを持てるようモデリングを提示し，子どものケアに積極的になれるよう，親に技法を示したり励ましたりする（Hilliard, 2003）。

　患児の兄弟姉妹にも独特なニーズがあり，慎重に取り扱わなければならない。彼らも治療プロセスに積極的に関わり，死を迎える兄弟にとって自分が何か意味のあることをした，という実感を持つことが必要なのである。音楽療法セッションは，兄弟姉妹を対象に個別に行われる場合もある。ここでの目的は，彼らが大人からの注目の中心になる機会を与え，自分たちもケアされていると感じさせ，彼らが自らの感情を表現するニーズを満たすことである（Rees, 2005）。兄弟姉妹たちは，旅立ちゆく子どもに歌をつくり，それを聞かせたり，またその子どもの代わりに演奏したり唄ったりすることもある。このことによって，親は，すべての子どもたちがケアされている安心感を覚えるであろう。

　Lindenfelser（2008）は，終末期ケアの音楽療法を受けた子どもの親にインタビュー

し，その体験を検証した。ここでは，親が子どもの死を克服するときに，また，子どもが最後まで積極的に生き終えた体験を思い出すときに，音楽療法の体験が中心的役割を担っていた，ということがわかった。音楽療法は，この困難な旅立ちにおける子どもとその家族の見方を変化させ，記憶に残る多面的な体験として残っているのである。Rees（2005）の研究では，子どもの死後数か月経った状態の親にもインタビューを行った。ある親は，「息子が息を引き取る前の怖ろしい状態の中で，一瞬とても良い時間が訪れたのです。あの大切な良い瞬間に出会えなければ，すべてが怖ろしい記憶として残ってしまい，どう克服してよいかわからなかったと思います」と述べている。

第5節　先行研究

小児緩和ケアにおける音楽療法研究は，成人を対象とした数多い研究に比べて，まだ少ない（Daveson & Kennelly, 2000; Hilliard, 2003; Lindenfelser, 2008; Whitehead, 2011）。2011年のコクラン・レビュー（Cochrane review）の終末期に関する音楽療法研究を見ても，小児緩和ケアに特定した無作為（ランダム）化対照試験（RCT）における音楽療法の検証はない（Bradt & Dileo, 2011）。ほとんどの小児科に関する文献は，症例とインタビューによるものである（Hilliard, 2003）。また，親対象のインタビューは，小児緩和ケアにおける音楽療法の効果を評価する際，もっとも信頼できるツールの1つになっている（Lindenfelser, 2008）。小児緩和ケアという対象群における無作為（ランダム）化対照試験には，いくつかの困難がある。問題として，時間が限られていること，死が差し迫ったときの治療内容の優先順位に関する倫理的判断，そして標準化された介入をするかまたは患児の特別な個別ニーズに合わせるか，などがあげられる（Bradt & Dileo, 2011）。小児緩和ケアの音楽療法現場をサポートするためには，さらなる研究が必要とされているのである（Lindenfelser, 2008）。

第6節　実施上の留意点

死に向かうプロセスにおける音楽の活用は，患児やその家族のおびただしい感情を引き出してしまうため，慎重に，倫理にそってアプローチしていく必要がある。セラピーでは多くの肯定的体験を得ることができるが，音楽的要素が取り入れられることによって感情が大きく揺さぶられたり，子どもや家族が蓋をしていた気持ちが表れることもあるため，それをプロセシングする援助が必要となる。音楽療法士は，特に小児緩和ケアにおける仕事に対しての精神的な落ち着き，そして豊かな経験と知識を持つことが不可欠である。残された親を対象としたインタビューの中で，Lindenfelser

(2008) は,「音楽療法士が死に向かう子どもとの関わりの中で苦心している姿を親が目撃し, それが苦痛になっていた」と指摘している。Hendricks-Ferguson (2008) の研究では,「ある医療提供者が子どものために選曲した音楽が, 母親が望んだものではなかったため腹立たしく感じた」という例を紹介している。音楽要素の慎重な選択は, 子どもとその家族の好みやリクエストに基づいたものでなければならない。最後に, 親は,「いつも同じ音楽療法士が関わってくれることで, 強いラポールや安心を感じることができた」と報告されている。セラピストが交替したり, 不在がちであった場合も, 効果がないという結果が出ている (Lindenfelser, 2008)。これらすべての事柄からも, 小児緩和ケアチームの重要な一員となるために, 音楽療法士には特別な訓練が必要である, ということがわかるであろう。

第7節　小児緩和ケアにおける音楽と医療

医療提供者は, 小児ケアにおける臨床を促すために音楽を活用することができる。音楽は, 医療現場に人間らしさの要素をもたらし, 死に向かう子どもたちの治療をスタッフたちが諦めていないことを伝えるサインとなる。音楽があふれている部屋に入り, 子どもとの音楽づくりが始まると, 子ども/家族/医療提供者たちの関係は瞬時に変化する。子どもが選んだ歌を唄い, 子どもが選んだ楽器を奏で, 子どもが作曲した音楽を聴くことは, 子どものQOLを向上させ, 親の信頼を増幅させる。信頼が増せば, コミュニケーションも円滑になり, 緩和ケアスタッフと家族との関係もよくなる。これらの小さくみえる音楽的出来事は, じつはとても重要な作業であり, 困難な体験におけるものの見方を形成し, 永遠に残る記憶を創り出す際に, 意味のある役割を果たすのである。

第8節　まとめ

音楽療法は, 子どもの生命を延長させることはできないが, 子どものQOLを向上させる非常に重要な可能性を持っている。音楽療法は, すべての家族を含むことを可能にし, 子どもの健康な面を引き出す多様な体験をもたらすことができる。音楽療法プロセスで得られた音楽創作や想い出は, 子どもが旅立ってもずっと生き続けるのである (Lindenfelser, 2005; Rees, 2005)。ここでの, 満足感や美しさ, 人間らしさの感情のニーズは論ずるまでもない (Magill, 2005)。Pavlicevic (1999) は次のように述べている。

私たちの社会は，死というものを，諦めの時間，悪化，解放とみなし，死に向かいながら創造的になり新しい体験をすることは不可能であって考えられない！と考えている。それは，死に向かう人々たちと関わる作業において，逆説なのである。

　音楽に没頭するということは，非常に創造的なプロセスであり，その中で，死に向かう子どもたちは人間性の本質を維持し，創造性を表現することができるのである（Sweeney-Brown, 2005）。

　子どもたちは，死に向かうプロセスにおいて，それぞれが根本的に異なる体験をしている。そして，家族もそうである。だからこそ，音楽療法がこれら個々のニーズにそって特別に調整されなければならないのである。音楽療法士は，倫理観を持ってこの領域のトレーニングを受けることが必須である。また，死を迎える子どもとその家族にもたらす音楽療法の効果を検証し理解するために，小児緩和ケアに特化した継続的研究が期待される。子どもの死というものは，いつでも悲劇的であり，自然の生命の摂理に反したものである。音楽療法は，子どもの実在を最大限に引き出し，子どもを愛する家族にとって貴重な体験を創り出すことができるのである。

第 10 章

冠動脈疾患患者―不安と苦痛―

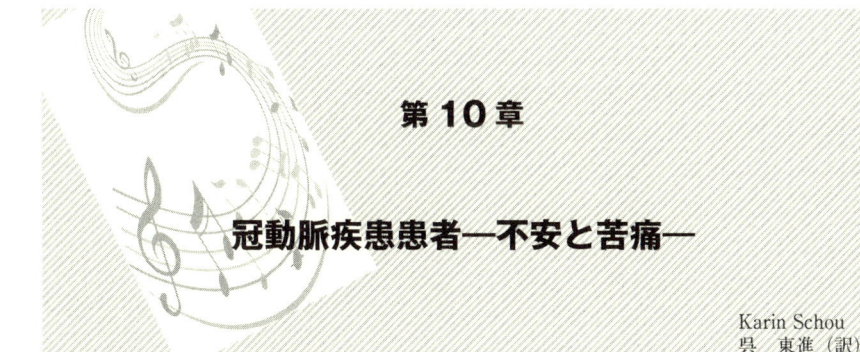

Karin Schou
呉　東進（訳）

第 1 節　はじめに

　音楽療法とは，音楽療法士が患者の健康状態の促進を援助する体系的な介入過程であり，両者の間に形成される音楽的な経験と関係性をダイナミックな変化の力として用いるものである（Bruscia, 1998, p.20）。トレーニングを受けた音楽療法士が音楽的な介入を行って治療過程が展開し，音楽的な経験は個別に調整される（Bradt et al., 2013）。

　音楽療法は，冠動脈疾患の医学的な治療を補完し支援するものとして実施され，おもに受動的，つまり録音された音楽を聞く方法が用いられる。医師や看護師といった医療職によって音楽が提供される場合は music medicine といわれる（Bradt et al., 2013）。一方で，音楽療法という場合は，トレーニングを受けた音楽療法士が不安やストレスの軽減といった特定の目的のために，音楽を選択したり編集したり治療を行ったりすることを意味する。

　Bradt ら（2013）は，「患者の不安を軽減するために，手術の前には通常，鎮静剤や抗不安剤などが投与される。しかし，これらによってしばしば良くない副作用が出たり，術後の回復が遅れたりすることがある。そのため，術前の不安軽減のための様々な非薬物的な介入方法，例えば音楽療法や music medicine などへの関心が高まっている」と述べ，「音楽的な介入は，術前の不安を軽減する鎮静剤や抗不安剤の代替手段になる可能性がある」と結論づけている。その意味で，音楽療法は不安やストレスに対処する冠動脈疾患患者にとって臨床的意義がある。

第 2 節　冠動脈疾患の特徴

　冠動脈疾患によって毎年 700 万人以上の人が死亡し，現在，世界中でおもな死因の

1つになっている（WHO, 2013）。冠動脈疾患は多くの先進国では減少傾向にあるが，発展途上国や先進国に移行中の国では寿命の延びや都市化にともなう生活習慣の変化などによって増加傾向にある。興味深いことに，冠動脈疾患の危険性は移住によって変化する。例えば，日本はアメリカほど冠動脈疾患の死亡率は高くないが，日本人がアメリカに移住すると，次第に危険性が増加して，アメリカで生まれた人と同じくらいになる（WHO, 2013）。

デンマークは人口530万人で，冠動脈疾患による死亡は1995年から2011年までの間に45％減少した。デンマーク心臓協会（DHF）は，その原因として次の2つをあげている（DHF, 2013）。

①喫煙，血圧，コレステロールを低下させる予防対策で半数強が減少。
②冠動脈血栓，狭心症，心不全の治療と冠動脈血栓後の予防的治療の進歩で半数弱が減少。

同様のことがアメリカにも当てはまり，1988～1998年の10年間で35～74歳の冠動脈疾患による死亡率が30％減少した（WHO, 2013）。入院の治療費も膨大である（デンマークだけで1年に7億5000万米ドル）。経済的な損失に加えて，本来健康に過ごせるはずであった年月や生活が失われることになる。

冠動脈疾患には動脈硬化や心臓弁膜症など，広範囲の心臓血管疾患を伴うことがある。冠動脈疾患の危険性は，高血圧の持続によって高まる（Benson, 1975/2000）。このタイプの冠動脈疾患の症状は，息切れ，悪心，失神，倦怠感，胸痛である（Andreasen et al., 2003）。その他，めまい，呼吸困難，動悸なども症状に現れることもある。生理的な症状に加えて，心臓疾患に罹患した人は次節で述べるような不安やストレスといった心理的な問題も抱えることがある。

第3節　医学的音楽療法の適応

冠動脈疾患へのリラクゼーション誘導（Grocke & Wigram, 2007），受動的な音楽の聴取や音楽療法（Schou, 2008）が禁忌であるという報告はない。一方で，冠動脈疾患にはどんな音楽や音楽療法による介入が適切かを考えるには，個々人が直面している問題や治療として何を必要としているかをよく検討することが必要になる。

心疾患に罹患することは，人の生命を震撼させるような恐怖を経験することである。突然，慣れ親しんだ方法が無効になり，自分の世界が混沌としてコントロール不能になる（DHF, 2003）。心疾患の人への音楽的な介入に関する文献には，不安，制御不能，痛みへの恐れが心臓手術を受ける人の特徴であると常に記載されている。冠

動脈疾患患者の苦悩は深く，それが合併症の危険性を高めることになる（Bradt & Dileo, 2009）。心臓はすでにストレスの多い状態にあるため，不安を感じると危険性がよりいっそう高くなる（White, 1992; Barnason et al., 1995）。

心疾患のような死の危険のある重大な病気に直面すると，肉体が影響を受けるだけでなく，自己認識，アイデンティティ，仕事，社会的な関係も影響を受ける。命の意味についての疑問がわき上がり，価値観が再検討され，存在や魂に関する疑問が差し迫った問題となる（Schou, 2008）。手術を待つ患者はしばしば大きな不安にさいなまれ，それが良くない生理的な反応を引き起こして創傷治癒の遅延，感染症の危険性の増大，麻酔導入の障害をきたし，術後の回復を妨げる（Bradt et al., 2013）。Denberが示唆するように，心臓の手術自体が大きなストレスになる。

> …元来，心臓の手術というものは基本的に恐ろしいものである。心臓の鼓動は生きている証拠であり，鼓動の停止は死を意味すると普遍的に考えられている。心臓の手術によって過去から切り離され，意識が戻るまでは，存在しない現在と意味のない未来の中に導かれることになる。心臓の手術の間は死んでいる，心臓はどこかよそに持っていかれ，手術を受けて修理され，脳は酸素が奪われる，と感じる人もいる。
>
> （Denber, 1995）

命の意味がなくなって生きる価値がないと感じる患者もいる。心臓の病気が仕事や生命を終わらせると感じるのである。冠動脈疾患患者の自己評価は共通して低下している（Schou, 2008）。

手術を受けてリハビリテーションのプログラムが始まる頃には，不安は軽減しているのが普通で，手術は成功したと安堵する。しかし，頭では手術は成功したとわかっていても，問題は解決したのか，状態は改善したのかと不安になる患者もいる。こういう問題に対処したり，それについて自分たちや医療スタッフと話をしたりするのは，患者本人や家族にとってなかなか難しいことである。感情が表現されなかったり，理解されなかったりすると，いらいらしたり，気分が変動して不安定になったり，集中力を欠いたり，記憶力が低下したり，倦怠感を感じたりする（Schou, 2008）。

感情を抑制するより表出するほうが不安の軽減に役立つことが明らかになっている（Spiegel, 1991）。そのため，冠動脈疾患の人は，こういう問題に向き合う機会を与えられなければならない。音楽の聴取や音楽療法士の指導（ガイド）による音楽リラクゼーションのような受動的な音楽療法は，必ずしも感情を表現したり対処したりすることには直接つながらないが，リラックスした状態で，たとえどんな感情がわき上がろうとも自分自身に向き合う手段を，音楽が与えることになる（Schou, 2008）。冠動脈疾患の人にとって第一に必要なのは，重大な心疾患に罹患したという不安やストレスに対処することである。このような患者一般の不安を軽減するために，音楽や音楽

療法による介入が，問題に取り組んで自分の感情を処理し，自分流のリラックス方法を見つけるための音楽的治療的な場を与えることになる。

第4節　目的と方法

1. 目的

　冠動脈疾患に対する音楽療法の目的は，疾病や外科的治療に関連した不安やストレスを軽減して心身に落ち着きとリラックスをもたらすことである（Schou, 2008）。さらには，病気にまつわる感情を患者に処理させることである。心疾患の患者は，手術後6か月でうつ病を発症する危険性が高く，不安などの感情が処理されないと危険性がさらに高まることが報告されている（Spindler & Pedersen, 2005）。不安に対処してリラックスするために，患者に音楽を聞く方法を教えることが推奨されている。その理由は，「…効果的な音楽の聴取は注意の集中をうながし，呼吸などの身体的反応を整えるが，自発的には音楽を利用しないからである。」（Robb, 2000）

　不安は心臓手術の前と後の両方に非常によくみられる症状であるので，music medicineや音楽療法のような負担の少ない方法は手術を行う施設にとって非常に有用と思われる。術後の最初の期間は疲れて弱々しく傷つきやすいので，音楽や音楽療法による介入の際には，要求や言葉による受け答えを少なくしないといけない（Schou, 2008）。一般に，深い呼吸と体系的なリラクゼーションによって成人の不安が軽減されるので（Robb, 2000），冠動脈疾患患者でも同じことが当てはまると考えられる（Schou, 2008）。

　では，どういう音楽療法の方法が，注意の集中をうながし，リラクゼーションにつながるような呼吸の調整を助けて不安を軽減し，心疾患に関連した諸々の問題を処理するための場を提供するようになるのか，が問題になる。

　病院では受動的な方法，例えば1人または誰かと一緒に音楽を聞く，という方法がもっともよく用いられる。また，GIM（guided imagery and music，ボニー式音楽によるイメージ誘導法）やガイドのいない音楽瞑想法なども適用される（Grocke & Wigram, 2007）。GIMは心疾患の病院での治療と関連して国際的に使用されている（Short, 2002, 2003; Short et al., 2012）。この方式の音楽療法では，治療的関係性がきわめて重要で，音楽療法士はGIMで使われるクラシック音楽の特別なプログラムによる内的な旅の案内者，仲間，援助者となる（Schou & Bonde, 2013）。

　録音された音楽や，環境音楽（ambient music）の聴取は，冠動脈疾患の患者に対する医学的研究でもっともよく使われている音楽による介入方法である。これはmusic medicineといわれるもので，多くの場合，看護スタッフによって使用され，音楽療法士の同席は求められない。この場合は，音楽は医学的な治療や他の治療を補

足し支えるものとして使用される。しかし，以下に述べるデンマークでの心疾患患者の音楽療法の研究のように，音楽を同席者と一緒に聞くという方法もある（Schou, 2008）。

2. 標準的な音楽療法の手順（プロトコール）

音楽療法を病院や他の医療機関で適用する場合の課題は，例えば患者が病棟や病院を変わって移動するような場合でも，治療の一貫性を確保することである。音楽療法では，通常，個々人のニーズに合わせて働きかけて治療を行うが，標準的な手順があると，患者がほぼ同様の音楽療法を受けられるようになる。その1例が，Schou (2008) による心臓の手術後に音楽療法や music medicine による介入の効果を調査した無作為（ランダム）化対照試験の中で示されている。この試験の参加者は 40～80歳の男女合計 63 名で，心臓弁膜手術の予定で入院した患者に，音楽療法士が音楽でガイドするリラクゼーション（guided relaxation with music: GRM）や同席者と一緒の音楽の聴取（music listening with an attendant: ML）による個別の音楽療法を行う手順や好きな音楽スタイルの選択方法が記載されている。参加者は，GRM か ML かいずれかのセッションを手術前に1回，手術後に3回受ける。

GRM と ML で共通するのは，35 分に編集された4つの異なるスタイル（イージーリスニング，クラシック音楽，環境音楽（ambient music），軽いジャズ）の穏やかな音楽プログラムから好きなものを選択して聞くことである（表 10-1）。プログラムは，音楽療法士（と研究者）がリラックス効果に関する文献に基づいて音楽を選択し編集したものである（Wigram, 2004）。

● 表 10-1　4つの異なるスタイルの音楽プログラム（Schou, 2008）

音楽プログラム1：イージーリスニング

演奏／作曲	曲名	時間(分:秒)	音源
1. Norge	Song for Gur	3:55	Here Comes the Sun, #4
			RecArt 5941032
2. Norge	I do it for you	3:25	Here Comes the Sun, #5
3. Rowlan	Magic Momen	6:01	Rowland, Mike: Within the Light.
			Oreade ORE 5287-2. #2
4. Norge	Why worry	4:16	Here Comes the Sun, #6
5. Rowland	Listen to your Heart	4:56	Within the Light, #3
6. Norge	Jesus to a child	4:47	Here Comes the Sun, #12
7. Rowland	Believe and See	3:34	Within the Light, #4
8. Rowland	Take my Hand	4:13	Within the Light, #5

音楽プログラム2：クラシック音楽

演奏／作曲	曲名	時間(分:秒)	音源
1. Bach	組曲第3番：エアー	5:12	バイヤール室内管弦楽団 RCA Victor: 09026654682
2. Pachelbel	カノン	7:11	同上
3. Warlock	Capriol Suite (Pieds en l'air)	2:18	MfI[★1]: Supportive CD #6
4. Mascagni	カヴァレリア・ルスティカーナ間奏曲	3:41	Naxos 8.660022, CD #11
5. Massenet	管弦楽組曲第7番 Sous Les Tilleus	4:57	MfI: Positive CD #6
6. Shostakovich	ピアノ協奏曲第2番アンダンテ	6:40	MfI: Supportive CD #12
7. Grieg	Cradle song	4:00	MfI: Creative CD #5

★1 Music for the Imagination, Barcelona Publishers 1996（CD）

音楽プログラム3：環境音楽（ambient music）

演奏／作曲	曲名	時間(分:秒)	音源
1. Niels Eje	Deep Woods & Village (excerpt)	13:06	Fairy Tales: #1 Gefion Records, GFO 20136
2. Niels Eje	Enchantment	8:44	The Journey: #4 Gefion Records, GFO 20132
3. Niels Eje	Secret Path (excerpt)	5:34	Fairy Tales: #2
4. Niels Eje	Midnight Sun	8:11	Northern Light: #3 Gefion Records, GFO 20138

音楽プログラム4：軽いジャズ

演奏／作曲	曲名	時間(分:秒)	音源
1. Danielsson	Forever You	4:03	Ulf Wakenius 2003. Forever You: #1 Stunt Records 03192
2. Morricone	Cinema Paradiso (love theme)	3:36	Charlie Haden & Pat Metheny, 1997. Beyond the Missouri Sky: #11 Verve 537 130-2
3. Haden	Our Spanish Love Song	5:40	Beyond the Missouri Sky: #2
4. Metheny	Two for the Road	5:16	Beyond the Missouri Sky: #4
5. Webb	The Moon is a Harsh Mistress	4:05	Beyond the Missouri Sky: #6
6. Trad. arr. by Metheny & Haden	He's Gone away	4:18	Beyond the Missouri Sky: #8
7. Morricone	Cinema Paradiso (love theme)	3:35	Beyond the Missouri Sky: #11
8. Danielsson	Forever You	4:03	Forever You: #1

　音楽の選択は，次のような手順で行う（Schou, 2008）。「休息の時間を始める前に，リラックスのための音楽を選んでください。4種類のプログラムの一部をかけてみますので，好きなものを選んでください（表10-1の4つのプログラムからそれぞれの一部を聞かせる。必要に応じて繰り返す。）」

　音楽をかける前に，音量が適切かどうかを参加者に確かめる。合計4回のセッションには，毎回，選択された同じ35分のプログラムを使用する。部屋に窓がある場合

はカーテンでさえぎり，照明を暗くして（機器の操作ができる程度の明るさ）音楽を開始する。また，音楽療法のセッションの環境，例えば，温度，機器類からの騒音，照明，使用できる部屋などにも注意を払うべきである（Schou, 2008, section 3.5.5）。

　MLでは音楽を聴いている間，参加者は病院のベッドに横になって自分の好きな体勢でリラックスし，同席者は治療に関しては何も言わずに椅子に座っている。つまり，音楽自体が治療的な効果をもたらすことになる。参加者と一緒にいる人の役割は，セラピストというよりは同席者であるというのが重要な点である。参加者と一緒にいるが，かかわりを持たないのである。しかし，参加者が自分の経験したことについて話をしようとすると，対応が難しくなる。同席者のための指針（ガイドライン）を次に示す（Schou, 2008, Appendix 3.13）。

ML の同席者の指針（ガイドライン）

1. 参加者を温かく迎える。
2. 同席者の役割を次のように伝える。
   「これから35分間，あなたが選んだ音楽を聞いてリラックスする休息の時間です。私は同席しますが，話はできません。音楽を聞きながら休息する時間だからです。では，音楽を始めます。」
3. もし参加者が話しかけようとしたら，単にウンとかウーンとか簡潔に言うだけにする。それでもなお話しかけようとしたら，穏やかに，この時間には話はできないということを思い起こさせる。

　GRMでは，枕に埋め込まれたアンプとスピーカーから音楽が流れている間，音楽療法士は参加者と一緒に音楽を聞きながら身体的なリラクゼーションについてその場で参加者を指導（ガイド）する。そうすることで，参加者は音楽と音楽療法士の声を同時に聞くことができる。音楽療法士の声の速さやタイミング，指導内容は可能な限り音楽や参加者の呼吸の速さに応じて変化させる。次にGRMを行う際の指針の概要を示す（Schou, 2008, section 3.9.2）。

GRM の指針（ガイドライン）

1. **音楽療法士（と研究者）の役割**
   　援助的な役割をすることが一番大切である。また，セッション中は，部屋の外からの音や何かが妨げにならないように努める。どうしても防げない場合には，それが何かを参加者に伝える。セッションの開始と終了時間を部屋のドアに掲示し，セッション中であることを表示する。
2. **態度**

共感的，観察的な態度で接する。音楽療法士自身もリラックスした状態で指導（ガイド）することで，内的にも外的にも傾聴できるようになる。

3. 声質

声質は暖かく丸くソフトな音色で，援助的に聞こえるようにする。中～低音域の声を使う。同時にリラックスした，空気のようにやや軽い声に聞こえることも大切である。言葉が明確にわかるように，はっきりとした発音でなければならない。

4. 指導（ガイド）の速さとタイミング

指導（ガイド）には指示と指示間の休息時間があるので，30分くらいかかる。落ち着いた速度で指導（ガイド）し，参加者の呼吸や音楽にできるだけ合わせるようにする。例えば，体のある部位から次の部位へ参加者の意識を移動させるには，参加者の吸気に合わせて「（今度は，）○○を意識してください」という指示を出し，参加者の呼気に合わせて，「○○をベッドに沈めて，○○がマットレスに包み込まれるようにしましょう」という指示を出す（下記のGRMの手順を参照）。意識の部位の移動は，音楽の変化に合わせて行うのが自然であれば，それでもよい。

5. 言葉

4. で「今度は（英語ではnow），」というところを別の言葉に変化させてもよい。「今度は」を使うかは音楽療法士が決めればよいが，規則的に使うことで，「今」を意識させることを推奨する。

6. セラピー過程

GRMの目的は，参加者がリラックスするのを手助けすることである。会話や自由に答えられるような質問はしないようにする。参加者が痛みや苦痛のサイン（例えば，顔をしかめる，声を出す，固く手を握る，不規則な呼吸など）を示した場合は，例えば「もし体のどこかが，あなたの注意をもっと必要としているのなら，いいですよ，できるだけそのままにさせておいて，音楽を聞きましょう」のようにコメントして，参加者をサポートする。

この方式の音楽療法では，音楽療法士と患者の関係性が重要な役割を果たす。GRMは元来，心疾患患者が治療に関する話をしなくてもリラクゼーションできるように開発されたものであり，患者が不安に対処するのを音楽とガイドの音楽療法士が援助して，リラックス効果をもたらすのである。GRMのガイドの手順（プロトコール）の概要を以下に述べる（Schou, 2008, appendix 3.4.; Grocke & Wigram, 2007）。

GRMの指導（ガイド）の手順（プロトコール）

1. 準備

参加者は靴を脱いでベッドで楽な姿勢で横になり，きつい服は緩めてもらう。自分のリズムと速さでゆったりとした楽な呼吸をするようにうながす。

2. 指導（ガイド）の内容

　音楽を聞きながら，参加者に自分の体のいろいろな部位やそこで感じる感覚に順番に意識を集中していくように指導（ガイド）する。

「体をマットレスに沈めて，マットレスに包み込まれるようにしましょう。さあ，身も心もリラックスさせて気持ちよくなりましょう。

　（今度は，）足を意識してください。…足をマットレスに沈めて，マットレスに包み込まれるようにしましょう。足の感覚を意識してください。感じて……足をマットレスに沈み込ませて…マットレスに包み込まれましょう（マットレスのサポートを感じてリラックスしましょう）。」

「（今度は，）膝を意識してください。…膝をマットレスに沈めて，マットレスに包み込まれるようにしましょう。」というように，足から膝，大腿，下肢全体，下半身，臀部，腹部，手，前腕，上腕，上肢全体，上半身，背中，肩，首，顔，口・鼻・目・頬，頭，体全体へと進めていく。

　すべての過程が終了したら，音楽療法士は参加者のリラクゼーションに関連する呼吸やその他のサインに気を配りながら，音楽のプログラムが終了するまで静かに参加者と一緒にいる。

3. 終了

「音楽が今終わりました。まわりの音を意識してください。手足をゆっくり動かしましょう…それから体も動かしてみましょう。…ちょっと体を伸ばしましょう…ゆっくり（参加者が眼を閉じていた場合には，ゆっくり眼を開けて，だんだん光に慣らしましょう。部屋のまわりを見回してみましょう）。」

　これらの手順や指針は，同席者およびガイドの音楽療法士が治療の一貫性を確保するのに有用であるが，音楽療法士が変わるとGRMの関係性は影響を受けるかもしれない。また，この手順や指針は，重篤な状態にある患者に対するときに，音楽療法士のやり方や態度が良いケアになっているかどうかを確かめ，患者が休息しているときに何が起こっているかを理解するのにも役に立つ。

3. 評価方法

　音楽療法の効果を評価するには，心疾患の患者に関連した音楽の作用をよく検討することが大切である。音楽は患者の疼痛や不安から気をそらしたり，「音の壁」として作用したり，警報や電話や計測器などの環境の音を覆い隠したりする。音楽は患者に安らぎを与え，病気になって慣れない環境にいる中で，何が普通なのかを思い起こさせてくれる。音楽や音楽療法が患者のストレスを軽減し，気分を改善するというニーズを満たしているかどうかを評価する方法には多くのものがある。

　不安の評価には，血圧，心拍数，心拍のリズムといった生理的な指標である生体信

号を測定するのが有用である。心拍数や血圧は，薬剤や設置されたペースメーカーによって調節されていることもある（Schou, 2008）。不安や気分といった心理的な要素は，心疾患患者の標準的な治療として通常は測定されないが，音楽療法では非常に大切な因子である。

VAS（visual analogue scale）は看護スタッフによって疼痛の評価に使用される簡単な指標であるが，主観的な疼痛を評価するとともに，簡単で有用な不安を評価する尺度にもなる（第26章 図26-2 p.248参照；Schou, 2008）。

さらに，UWIST（University of Wales Institute of Science and Technology）気分チェックリスト（UWIST Mood Adjective Checklist: UMACL，日本語版はJUMACL）の緊張覚醒サブスケール（UMACL-TA）は「うつ状態（快楽度が低下した状態）と不安状態（緊張覚醒が高い状態）」を区別する評価手段であり（Matthews et al., 1990），信頼できる不安の尺度として有用である。UMACL-TAでは，8つの形容詞で緊張覚醒の高い4つの状態［不安である（anxious），びくびくしている（jittery），緊張している（tense），ピリピリしている（nervous）］と緊張の低い4つの状態［落ち着いている（calm），ゆったりしている（restful），リラックスしている（relaxed），冷静である（composed）］を表現している。患者は，あてはまる～あてはまらない，の4段階の中で，現在の状態をもっともよく表しているものに○を付けるように指示される（Schou, 2008）[★1]。

気分を評価するのに有効な尺度は気分プロフィール検査（Profile of Mood States: POMS, McNair et al., 1992；日本語版POMS_{ポムス}あり）で，心疾患の音楽療法の研究に

● 表10-2　UMACL-TAの点数表（日本語訳）

	あてはまる	ややあてはまる	ややあてはまらない	あてはまらない
不安である	4	3	2	1
びくびくしている	4	3	2	1
緊張している	4	3	2	1
ピリピリしている	4	3	2	1
落ち着いている	1	2	3	4
ゆったりしている	1	2	3	4
リラックスしている	1	2	3	4
冷静である	1	2	3	4

注）現在の状態を最もよく表しているものに○を付け，点数の合計は8～32となる。

★1　訳注：表10-2のような表から選択して○を付け，合計点数で評価する。

も使われている（Schou, 2008）。POMSは，緊張－不安，抑うつ－落込み，怒り－敵意，活気，疲労，混乱，という6つの気分尺度を65の質問で評価するものである。POMSの緊張－不安（Tension-Anxiety: T-A）尺度は，気がはりつめる，落ち着かない，不安だ，緊張する，あれこれ心配だ，などの9項目から構成されている。質問を37項目に減らして改訂したPOMS-SF（short form of the POMS）も開発されており，ストレスや疼痛にさらされている入院中の患者などにも適用できる（Shacham, 1983）[★2]。

患者が不安も抑うつ状態も経験するような状況では，Hospital Anxiety and Depression Scale（HADS, 日本語版あり）が広く使われている。患者は，不安と抑うつに関する各8個の質問に，どの程度当てはまるかを4段階[★3]で答えるように指示される（例：Elliott, 1994）。

4. 実施上の留意点，工夫

GrockとWigram（2007）は，心臓手術を受ける患者について次のような点を考慮するように勧めている。

> 1. 心臓手術の後は，適正な姿勢を保ち補助器具も適切な位置にないと不快になることがある。
> 2. 心臓手術の後は，苦痛のない深さで呼吸するのが適切と思われる。
> 3. 胸痛のため，上体を挙上した姿勢のほうが，術後初期のリハビリテーションの姿勢として苦痛が少ない可能性がある。

これらの点は，冠動脈疾患患者にも一般的に配慮するべき事項であるが，横臥と上体を挙上した姿勢のどちらが快適かは個々人によって異なることも合わせて考慮すべきである。

加えて，音楽療法士は，使用した音楽が治療の目標と矛盾するような記憶や連想を刺激しないようにすべきである，とDilcoとReuer（2007）は強調している。音楽に対する反応は患者によって個々に異なり，どういう感情が音楽によって引き出されるかは様々な要素，例えば，文化的音楽的な背景によって違ってくる。音楽に対する感情やその他の反応は治療過程として重要で，トレーニングを受けた音楽療法士はこれらを治療的にどう扱うかを理解している。

先に述べたGRMやMLの手順は標準化されているが，音楽の選択や患者をリラク

★2 訳注：30項目のbrief POMSもあり，日本語版POMS短縮版はこちらのほうである。
★3 訳注：例えば，しょっちゅう，たびたび，時々，まったくない，の4つから選択する。

ゼーションに導く際の速さ，進め方，声質などは個別に調整する余地が残されている。標準化された手順というものは，治療の一貫性を保証するだけでなく，同時に個々の患者のニーズに合わせた創意工夫をも認めたものなのである。

最近，Short ら（2012）は，心臓胸郭の手術後の心臓リハビリテーション患者へのGIM による音楽療法の役割を，都市部の教育病院 2 か所の外来で研究して報告している。6 人の参加者に，手術後 6 ～ 15 週間してから週 1 回の GIM 音楽療法を 6 回実施し，患者の回復過程の話しを解析した結果，音楽療法（GIM）は心臓胸郭手術後の患者の内的な回復過程に近づいて理解するのに役立ち，外的なリハビリテーション過程を補強する追加的な臨床的手段として利用できる可能性がある，と結論している。

第 5 節　エビデンスと先行研究

音楽が生理学的，神経学的，心理学的にストレスを軽減することは，先行研究で報告されている（Dileo & Bradt, 2007）。不安やストレスの軽減は，music medicine や音楽療法の主要な研究テーマでもある。こういう効果についてメタ解析（それまでに実施された複数の臨床研究のデータを集めて統合し，統計的に解析すること）が行われ（Dileo & Bradt, 2005; Standley, 1986, Standley, 2000），以下に述べるような解析結果と同様の結論であったと報告されている。

最新のコクラン・ライブラリーの解析では，冠動脈疾患患者の不安やストレスの軽減に対する音楽の効果を，23 の無作為（ランダム）化対照試験による合計 1,461 人の参加者で検討している（Bradt & Dileo, 2009）。その解析の結果，音楽の聴取によって冠動脈疾患患者の血圧，心拍数，呼吸数が低下したことが示された。音楽の聴取は心筋梗塞に罹患した患者の不安の軽減にも有効であるが，不安軽減の効果は中程度で，報告間の食い違いもみられた。また，心理的な苦痛の軽減に対する効果には強いエビデンスはみられなかった。さらに，効果は小さいものの，音楽の聴取は疼痛にも有効である可能性が示唆された。著者らは，音楽の聴取は冠動脈疾患患者の血圧，心拍数，呼吸数だけでなく不安や疼痛にも有益な効果があるようだと結論している。ただし，エビデンスの質は高くなく，臨床的意義は不明確であることも強調している。解析はおもに録音された音楽の聴取による研究で実施されたもので，今後は，トレーニングを受けた音楽療法士による音楽療法の研究がもっと必要であると述べている。

現在までのところ，心疾患患者に対する音楽療法の無作為（ランダム）化対照試験が 1 つ実施されており，患者にリラックスするような 4 つの音楽プログラムの内の 1 つを聞かせ，音楽療法士がその場で患者をガイドして身体的なリラクゼーションを行うという方法（GRM）が用いられている（Schou, 2008）。この研究では，GRM を受けた参加者は ML（同席者と一緒の音楽の聴取）や NM（音楽なしの休息）よりも満

足度が高いと報告されているが,その差は統計学的に有意ではなかった。

患者はしばしば疼痛に関連して不安を感じるが,この章ではおもに不安について記述した。疼痛に関しては,Cepeda ら(2010)が音楽の疼痛軽減効果をコクラン・ライブラリーで解析している。51 の研究報告による合計 3663 人の参加者のメタ解析で,音楽は疼痛の強さや麻薬のような鎮痛剤の必要性を軽減したが軽減効果は非常に小さい,と報告されている。このことは,音楽の疼痛軽減効果の臨床的意義は不明確でありもっと研究が必要であることを意味している。

第6節 まとめ

音楽や音楽療法による冠動脈疾患患者への介入はおもに受動的な方法で行われており,同席者と一緒または1人での音楽の聴取,音楽療法士が音楽でガイドするリラクゼーション,GIM などがその例である。音楽療法では,治療的な関係性が健康状態の変化や改善のための重要な基盤となる。音楽の持つ鎮静的な潜在力を利用し,患者の不安やストレスを軽減するというニーズに応じて音楽を選択編集して提供するのである。音楽による介入は,患者を援助し,気持ちよくし,不快や不安から注意を転換させて,患者が自分の病気や治療に関わる不安やその他の感情を処理するような場を提供する。音楽や音楽療法による介入は,病院やリハビリテーション,外来での治療の補完療法として臨床的意義がある。

第11章 疼痛

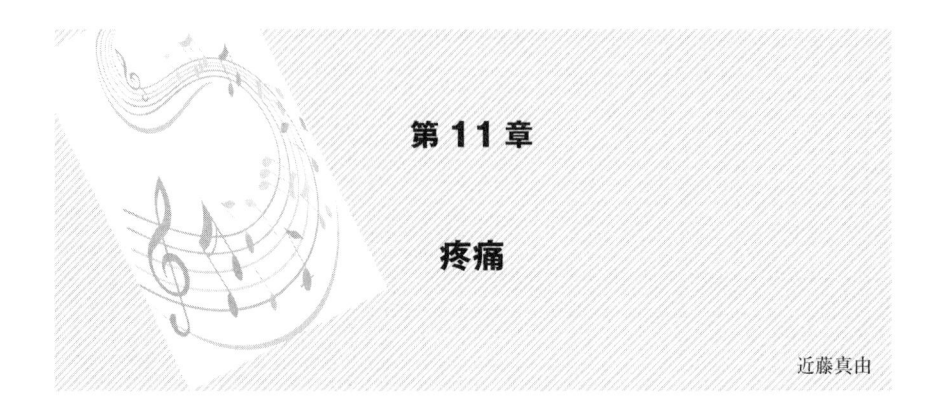

近藤真由

第1節　はじめに

　人間は,「痛い」と感じることで, 身体に異変が起きていることに気づき, 身体を守ろうとする。「痛み（疼痛）」は, 生体に危険な刺激が加えられたことを伝え, そこから回避しようとする, いわば人間の生命を防御する警告システムとして, 非常に重要な役割を持っている。

　しかし,「痛い」という感覚は, その感覚が強いほど, また長引くほどに, 苦痛で, 不快な体験であり, 太古より人間を悩ませてきた。したがって, どのようにしてその「痛み（疼痛）」を取り除くかは, 医学分野の重要なテーマの1つであった。

　その「痛み（疼痛）」に対して, 音楽は有効に作用するのだろうか。音楽と疼痛との関係を論じる前に, まずは「痛み（疼痛）のメカニズム」について概説する。

第2節　疼痛とは

1. 疼痛のメカニズム

　「痛い」と感じるのは, 細胞が損傷するような刺激, 力, 熱などを外部から加えられた場合や, 生体内で生じた発痛物質などの化学的な刺激を受容器が感知し, 末梢神経, 脊髄痛覚伝導路を通じて, 大脳に到達し, 「痛み」として知覚されるからである。このように,「疼痛」は, 末梢神経系で発生するが, 実際に「痛い」と認識されるのは, 大脳の「痛み関連脳領域（最近では, Neuromatrix）」と呼ばれる領域である。そこに, 不安などの精神状態や環境, 身体的状況による修飾が加わると, 同じ痛み刺激であったとしても, より痛みが増強して感じられるなど, 感じ方に差異が生じる。反対に, 安心感, 安らぎなどによっては, 痛みが緩和される, 治まるなどの影響がみられる。また,「痛い」と感じるかどうか, またその痛みがどの程度の大きさなのか

という痛みの強さの感じ方には個人差も大きく、非常に主観的なものといえる（図11-1）。

「疼痛」が発生する原因は、「侵害受容性疼痛」「神経因性疼痛」「心因性疼痛」の3種類に大別される。外傷によって、または内臓などに生じた刺激を受容器が感知し、末梢神経を通じて脳に伝えられる「侵害受容性疼痛」、帯状疱疹後の神経痛など末梢神経そのものの「神経因性疼痛」、神経や組織的には問題がないか、あっても通常では痛みを感じないレベルの刺激を痛みとして感じてしまう「心因性疼痛」である。

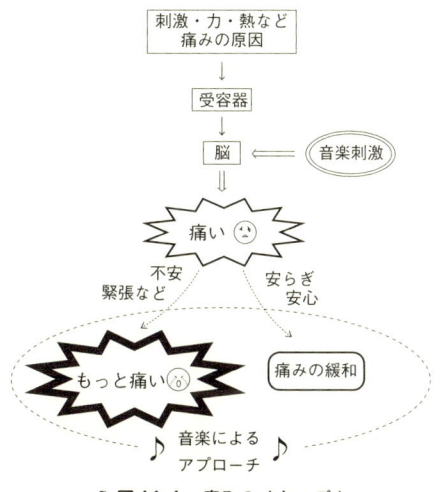

図11-1 痛みのメカニズム

このように、人間には、生命、身体を守るために疼痛を知覚する経路があるが、一方で、疼痛を抑制する機能も備わっている。生体内に存在し、オピオイド受容体に結合してモルヒネ様の作用を発現する内因性オピオイド（エンドルフィンやエンケファリンなど）による鎮痛や、脳幹内の中心灰白質から下に向かっていく神経経路で、セロトニンやノルアドレナリンの神経伝達物質によって、痛みの信号をブロックする「下向性疼痛抑制系」、gate control 説など、数種の疼痛抑制系がある。

2. 疼痛に対する既存のアプローチ

痛みを軽減させる方法には、「薬理的方法」「物理的方法」「心理的方法」がある。

「薬理的方法」とは、薬物を用いて痛みを軽減させる方法である。おもな薬剤には、非ステロイド系抗炎症薬（Non-Steroidal Anti-Inflammatory: 以下、NSAIDs）やステロイド、オピオイド、麻酔薬などがある。一般に、鎮痛剤として服用されるのは、NSAIDs やアセトアミノフェンなどであり、現在、世界中でもっとも広く使われているのは NSAIDs である。モルヒネなどの麻薬性鎮痛薬も代表的な薬物であるが、強い鎮痛作用が得られる一方で、嘔吐、便秘、眠気などの副作用も強いため、癌性疼痛などの激しい痛みに限定して使用される。また、麻酔薬が痛みの治療に用いられることもある。手術時の全身麻酔、また、「神経ブロック療法」とよばれる治療では、局所麻酔薬を神経や神経周辺に注射し、痛みの刺激伝達をブロックすることで鎮痛効果を得る方法である。また、鎮痛補助薬として、抗うつ薬や抗不安薬が用いられる場合もある。これは、精神状態を安定させることが、鎮痛にも影響することを示している。

「物理的方法」とは，マッサージや体操，電気刺激，温熱療法などである。例えば，患部をマッサージすることによって，血行を良くし，痛みを感じる閾値を上げる効果があるのであろう。これは，痛みが生じた部位を「さする」という行為によっても説明される。患部をさするという行為によって，血行が良くなり，また，さするという刺激が，痛みよりも強い刺激となり，脳で知覚されることで，軽減効果が得られると考えられる。

次に，「心理的方法」には，催眠や瞑想によるもの，リラックスすることなどがある。心因性の痛みや，薬理療法や物理療法では奏功しない疼痛に有効と考えられる。

第3節　対象

音楽療法の対象となる患者は，痛みを持つすべての患者である。

「疼痛」は，痛みの持続時間によって，「急性疼痛」と「慢性疼痛」とに分けられる。「急性疼痛」では，例えば，けがをした際には，痛む部位はその損傷部位に限局している。これは，「痛い」と感じることで，その部位を保護しなくてはならないと認識させるための警告シグナルの役割を持っている。これに対し，「慢性疼痛」では，痛みの原因となるけがが治っても，痛みだけが残ってしまったり，実際の組織の損傷程度と痛みの強さとに相関関係が認められないなどの場合がある。そして，「痛い」という感覚が長引くと，不安，不快感などの感情も引き起こし，睡眠障害，神経過敏，食欲不振，抑うつ状態になるなど，自律神経失調の症状を引き起こす。

このように，急性疼痛は損傷部位を守るため，生命を守るために必要な痛みともいえるが，慢性疼痛はQOL（Quality of Life）を低下させる症状に発展するため，除痛する必要のある痛みである。しかし，慢性疼痛は，その痛みの原因が明確でないこともあり，心理面の関与も大きいことから，治療に苦慮するケースも少なくない。

これらのことから，音楽が痛みに対してアプローチする対象は，急性疼痛の患者よりも，慢性疼痛の患者に対して，より有効ではないかと考える。

第4節　音楽療法の目的および方法

1. 先行研究

Standley（1995）は，エビデンスレベルの高い，メタアナリシス（Meta-analysis：複数の臨床試験データを統合して評価する）という統計学的手法を用いて，音楽が医学的，歯学的に利用された129の文献を再検討した。その結果，4つの従属変数を除くすべてでプラスの効果があったと報告している。このうち，「疼痛」に関するものは32文献と多く，中でも，歯痛，偏頭痛などの慢性疼痛で，もっとも効果が大きい

ことが示されている。

また,「疼痛」に対する音楽の効果について, コクラン・ライブラリーやUp To Dateで検索すると, 様々な研究によって, 音楽が疼痛緩和に有効であることが確認されている (Cepeda et al., 2010)。例えば, 疼痛強度を10段階で評価した場合, 音楽を用いることで術後の痛みが最大で0.9減少することが報告されている。痛みが0.9減少するとは, 切除不能な膵臓癌患者に用いられる腹腔神経叢ブロックの鎮痛効果と同程度である (Gilbert et al., 2004)。また, オピオイドを用いた鎮痛では, 通常の疼痛の場合には1.0減少すると患者が鎮痛効果を認識できるとされている (Cepeda et al., 2003)。

● 表11-1　診断名ごとの音楽効果量の平均
(Standley, 1995, p.10)

診断名	平均効果量	解析された変数
歯痛	1.54	8
慢性偏頭痛	1.54	7
呼吸障害	1.46	3
慢性疼痛	1.26	14
身体障害	1.17	4
心臓疾患	1.14	4
腎臓透析	1.09	2
火傷	0.89	5
流産	0.84	2
手術	0.78	30
産科	0.64	17
昏睡	0.6	4
患者の家族	0.44	4
がん	0.43	8
新生児	0.24	12

N = 124

これらの先行研究より, 音楽には, 薬理学的な鎮痛と同程度の疼痛緩和効果があるとされる。

また, 投薬とのより詳細な比較も進められている。音楽を用いた場合, 50%以上の疼痛強度の減少がみられた患者数は5人に1人の割合であることが確認されている (Cepeda et al., 2010)。この割合は, 解熱鎮痛薬の1つであるパラセタモール325mgの投薬, 1回相当量と同程度である (Toms et al., 2008)。また, 術後の患者に用いられるモルヒネの削減量という観点からは, 音楽を用いることでモルヒネの投薬量を術後2時間の患者で1mg (18.4%の削減量), 術後24時間の患者で5.7mg (15.4%の削減量) 減ることが確認されている (Cepeda et al., 2010)。

また, 最近の画像診断技術の進歩により, 人間の脳活動が詳細に明らかとなり, 痛みに関連する脳領域の研究も進んでいる。荻野と斉藤 (2009) によれば, 痛みをイメージすること, また,「痛そう」と他人の痛みを自分の身に起きたかのように共感することでも, 実際に痛みを感知する領域が活動することが報告されている。また, Eisenbergarら (2003) によれば, 社会的疎外を受け, 孤独を感じているときは, 身体的痛みを感じたときと同じ,「痛み関連脳領域」の活動がみられたと報告している。これらのことから, 痛みはやはり情動体験であり, 心理面の関与が深いことが示唆される。

2. 音楽療法の目的
(1) 疼痛軽減，緩和
　最大の目的は，言うまでもなく，音楽療法によって疼痛を軽減させる，緩和させることである。

　しかし，音楽をどのように用いれば，痛みの緩和にもっとも有効か，痛みに対し，音楽が直接，作用するのかは，明らかとなっていない部分も多い。しかし，精神状態を安定させることによって，二次的に痛みが軽減される可能性は高い。そこで，音楽療法によって，直接，痛みを"取り除く"ことはできなくても，その"感じ方"に対してアプローチし，痛みを軽減，緩和することを目的とする。

　したがって，精神状態の安定も非常に重要となる。次に続く2つの目的は，これらを達成することで，疼痛軽減，緩和につながるものと考えられる。

(2) 自律神経系へのアプローチにより，副交感神経機能を優位にし，リラクゼーション効果を高める
　人間は，痛みを感じると，交感神経が緊張し，血管が収縮する。つまり，痛みを感じることで，患部は血行不良の状態となり，痛みの物質が発生してもその部位に滞ってしまうという悪循環を起こす。

　図11-2に示すように，「痛い」→「交感神経や運動神経が緊張」→「血行不良」→「発痛物質の滞留」→「さらに痛みを感じる」という悪循環に陥り，さらには，痛みによって，不安，緊張，抑うつ，イライラなどの精神状態に陥ると，交感神経優位，筋緊張の亢進など，この悪循環のメカニズムに拍車をかけてしまう。

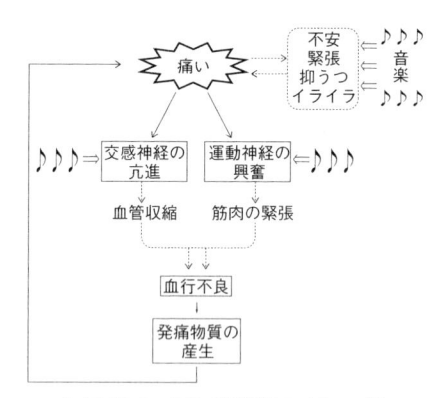

● 図11-2　痛みの悪循環のメカニズム

　したがって，音楽療法によって副交感神経が優位となり，心理面でもリラックスした状態となれば，この悪循環を断ち切ることにつながると考えられる。副交感神経が有意となれば，末梢の血流状態が改善し，疼痛軽減につながる身体的効果も得られ，また，リラックスすることによって精神状態を安定させるなど，心身両面に有効に働くと考えられる。

(3)「痛み」から気をそらす，紛らわす
　音楽に，気分転換の効果があることは，経験的に誰もが知っている。音楽に意識を集中させることで，痛みから気をそらせたり，気分転換するなどの効果が期待できる。

慢性疼痛，すなわち「痛い」と感じている状態が長く続くと，実際には痛くなくても，脳内の伝達に異常が生じ，「痛い」と感じてしまうことがある。したがって，意識を他のもの（音楽療法の場合では音楽）に向けることで，痛みから気をそらすというのも1つの重要な目的となる。

また，身体のどの部位の「痛み」であっても，実際に「痛い」と知覚されるのは脳であることを考えると，音楽による刺激のほうが強ければ，痛みをマスキングする効果も期待できるかもしれない。

また，痛みを増幅させる因子には，不眠，疲労などの身体的状況，不安や悲しみ，うつ状態などの精神的背景があり，社会的孤立，孤独を味わっている人で，より痛みが強くなるといわれている。反対に，痛みが和らぐ要因には，人とのふれあいや会話，趣味，楽しいことに集中するなど，気が紛らわされるとき，安らぎを感じるとき，気分が高揚しているとき，熟眠できているときなどが考えられる。

このことから，音楽療法において，セラピストとの交流が図られたり，集団セッションにおいて，同じ悩みを持つ患者との交流が図られたりすることによって，気分転換，気を紛らわせることが可能であれば，痛みを増幅させる因子を取り除き，音楽療法の痛みを和らげる効果を増強できると考える。

また，痛みが強いと，外界との接触を避け，ふさぎこんでしまうことがあるが，この状況は「痛み」に，より意識が集中し，痛みに対してより過敏に反応し，痛みが強く感じられたり，その状態が長引けば，抑うつ状態にも発展してしまう。したがって，意識を痛み以外のものに向けること，セラピストや他の参加者とのコミュニケーションは1つの重要な目的となる。

3. 音楽療法の方法および実施上の留意点

音楽療法は，その実施形態から，「受動的音楽療法」と「能動的音楽療法」の2つに大別される。「受動的音楽療法」とは，おもに，音楽を受動的に聴取することによって，療法効果を得ようとするものである。「能動的音楽療法」とは，歌う，楽器を演奏するなど，患者自身が音楽に積極的に参加することで，療法効果を得ようとするものである。これらの2つの方法は，双方ともに利点があるため，クライエントの目的に応じて，より有効と思われるほうを選択される。

(1) リラクゼーションを目的とした実践

音楽により，落ち着く，癒しなどの鎮静効果を目的とする場合，受動的音楽療法が選択されることが多い。これは，一般に患者の好みの音楽を聴取するなどの方法である。

受動的音楽療法は，他の医学的介入と併用して行うことができるという利点がある。Standley（1995）によれば，音楽は，鎮痛剤，抗不安剤，鎮静剤と同様の作用を持ち，痛みや不安，ストレスを軽減するのに用いられる。鎮痛剤や麻酔とともに用い

ること，併用することが可能であり，かつ，音楽には副作用がほぼないなどの利点がある。

また，笠井と小島（2013）によれば，音楽を聴くことによって，リラクゼーション効果や筋緊張の軽減効果が得られるとされる。その影響は，特に，低音域の楽器（40Hz〜250Hzの低周波音）に身体を弛緩させる効果が高く，様々な痛みの緩和に効果があるとされている。したがって，受動的音楽療法を行う場合は，患者の好みの音楽で，かつ，なるべく低音域の楽曲，楽器のものを用いると，より有効なのではないかと考えられる。

(2) 痛みから意識をそらす

Bradsyawら（2011）の研究によれば，143人の被験者に，音楽を聴きながら，指先には電気的な痛みを与えるという実験をしたところ，音楽に集中している状態では，痛みの感じ方が弱かったと報告している。痛みへの反応は，脳内の電気的活動，瞳孔の拡大，皮膚反応などで評価した。被験者は，単に音楽をBGMとして聞き流すのではなく，「何か変な音がしたら報告するように」などの課題を与えられていた。その結果，課された課題の難易度が高くなればなるほど，つまり，音楽に意図的に集中するよう仕向けられるほど，痛みの反応が減少するという結果が得られた。この結果から，痛みの経路と競合する感覚経路を活性化することにより，痛覚神経反応の働きも和らげるのではないかと報告されている。また，実験前に不安が強かった被験者に，その効果がより高いとの結果が得られたことから，不安傾向にある患者ほど何かに没頭する傾向にあり，つまり，痛いということにも神経が集中してしまうので，音楽などほかの刺激に意識を向けることで，効果があるのではないかと考えられる。

慢性疼痛患者は，痛みに対して，より過敏に意識が向き，反応している可能性があることから，音楽によって痛みから意識をそらすことができれば，痛みを軽減させる可能性があると考えられる。したがって，より音楽に集中できるような方法で行うことが大切である。このことから，プログラムは歌唱でも楽器活動でもよいが，音楽に集中させるような仕掛けをセラピストが用意しておくとよい。例えば，歌唱であれば，「歌詞の中に，何回，さ行が出てきたか」など，歌のほうに集中せざるを得ない仕掛けを作る。合奏活動も，自分の音，相手の音，タイミングなどに注意していなければならないので，効果が高いと思われる。このように，可能な範囲で，積極的，能動的な参加をうながす。

しかし，痛みが強く，つらいと自覚している状況で，能動的音楽療法のプログラムに参加するのは酷なことである。その場合，音楽を聴くことならできるかもしれない。この場合は，ただ聴いているだけでもよいが，受動的音楽療法でしか実施が難しい状況であっても可能であれば，音楽をただBGMとして聞き流すのではなく，より歌詞に集中させたり，楽器の音色，旋律に注目させるなどの方法をとったほうが効果

(3) BGMとしての実践

多くの歯科クリニックでは，音楽やラジオなど，何らかの音楽が流れている。これは，痛みを伴うような治療，検査を行う場所では，患者の緊張，不安も高く，これらを緩和させる目的で音楽がBGMとして有効とされるからである。また，音楽には，不安や不快感を引き起こすような雑音をマスキングする効果もある。他の患者が痛みに苦しむ声や，医療器具の音，モニターの電子音などは，聞いていて決して気持ちのよいものではない。これらの不快な音をマスキングするためにも，音楽は用いられる。

第5節　評価の方法

疼痛に対して有効な音楽療法を行うためには，音楽療法による疼痛軽減効果を適切に評価する必要がある。

しかし，音楽療法は，個人のそのときの状態や好み，記憶など，様々な要因が複雑に影響し合って変化を起こすという性質ゆえ，その評価は非常に難しい。また，「痛み」も同様に，主観的なものであるため，音楽療法によって得られる痛みの軽減効果を，客観的指標を用いて評価することは，大変，困難である。そこで，クライエントの自覚，すなわち主観的効果を評価する指標が用いられることが多い。

しかし，音楽に疼痛軽減効果があることを，客観的指標で評価していくことが，医療の現場では求められる。それらのデータの積み重ねによって，音楽療法の有効性が明らかとなり，医療の現場で用いられる機会を増やすことにつながると考えられるからである。したがって，主観的評価のみに頼らず，できる限り，客観的指標でも評価することが求められる。

表11-2に，痛みの評価の対象となる指標を示す。これらの評価対象を，できうる限り，客観的数値により評価することが必要である。

▶ 表11-2　痛みの評価対象

①痛みのある期間，頻度
②痛みの部位
③痛みの強さ
④痛みの質
⑤痛みによる精神状態
⑥行動への影響（睡眠，食事，歩行量，スピードなど）
⑦活動への影響（仕事・家事に対する影響，外出の回数など）
⑧治療への影響（鎮痛剤・麻酔薬の量，回数など）

1. 主観的評価

痛みの主観的評価の対象となるのは，痛みの強さ，質，また痛みにともなって変化する精神状態である。

(1) 痛みの強さを評価する指標

痛みの強さを評価する指標には，「視覚的評価スケール（Visual Analogue Scale：

VAS)」「フェイス（表情評価）スケール（Face Rating Scale: FRS）」「数値評価スケール（Numeric Rating Scale: NRS）」「口頭式評価スケール（Verbal Rating Scale: VRS, Verbal Description Scale: VDS）」などがある。

　臨床場面でもっともよく用いられているのは，視覚的評価スケールのVASである。VASとは，100mmの線上の左端を「まったく痛くない」，右端を「これまで経験した中でもっとも痛い」とした場合に，現在の痛みがどの程度であるかを，線上に×印で表すという簡便な方法である（第26章 図26-2 p.248参照）。VASは，他の順序尺度と違い，より細かく，個人の主観的な痛みの強度を数値化できるが，一方で，どのぐらいの痛みをどの程度と評価するかには個人差があるため，個人間でのばらつきが大きくなるという欠点がある。したがって，音楽療法の前後で測定し，その変化量で評価することで，個人間でのばらつきを抑えることが必要である。この場合，より信頼性のある値を測定するには，音楽療法後に両者を測定するのではなく，音楽療法の前と後それぞれで，その瞬間に感じている痛みの度合いを記入，測定することが求められる。

(2) 痛みの質を評価する指標

　痛みの質を評価する指標に，マクギル痛み質問票（McGill Pain Questionnaire: MPQ）などがある。MPQは，痛みを多面的にとらえる目的で作成された質問紙で，感覚，情動，評価の3側面，合計16項目からなり，それぞれ5段階の痛みの強度を示す言葉で評価される。痛みの質だけでなく，持続時間，部位，強度についても評価することが可能である。

(3) 精神状態を評価する指標

　痛みの感じ方，また痛みの緩和に，精神状態が影響することはすでに述べた。したがって，精神面の状態，変化を評価し，把握することも必要である。

　精神状態を測定する尺度には，様々な質問紙を用いたものがあるが，不安や抑うつ度などを判定する，HADS日本語版（Hospital Anxiety and Depression scale）や，STAI（State-Trait Anxiety Inventory），SDS（Self-rating Depression Scale）などが用いられる。

2. 客観的評価

(1) 行動面を評価する指標

　表11-2の⑥および⑦で示す通り，痛みが強ければ，1日の大半を痛みにとらわれ，日常生活に悪影響を及ぼしたり，行動が制限されることは想像するにたやすい。したがって，痛みにとらわれる時間，睡眠や食事の量，外出の回数，歩行量やスピードなどの行動面でも評価できると考える。また，疼痛生活障害評価尺度（Pain Disability Assessment Scale: PDAS）などの質問紙を用いれば，痛みが日常生活，行動にどう

影響しているかを評価できる。
（2）疼痛度を数量化する客観的指標
　表11-2の⑧で示す通り，鎮痛薬，麻酔薬の使用量や使用頻度などでも，数値化し，評価が可能である。また，痛みを感じているときは，交感神経系が優位な状態であるのに対し，リラックス状態となれば副交感神経系が優位となることから，自律神経指標でも評価できると考えられる。

第6節　おわりに

　音楽に疼痛軽減効果があることは，先行研究でも明らかとされており，また多くの人が経験的にも知っている。他の，例えば薬理学的方法による鎮痛では，その効果は高いが副作用がともなうこと，また，針を刺すなどの侵襲的な手技が行われることなどを考えると，音楽療法には副作用がなく（または少なく），何ら侵襲のない（低い）方法で，痛みを軽減させることが可能であることから，積極的に音楽が利用されることが望まれる。

　しかし，現段階では，音楽が痛みに対してどう影響した結果，痛みが軽減するのか，その作用機序が明らかでない部分も多い。音楽によってリラックスしたり，不安が軽減することによる心理効果の二次的な作用として痛みが軽減するのか，それとも，音楽が，直接，痛み（もしくは痛みを知覚する脳）に作用し，疼痛を軽減させる効果があるのか，今後の研究が待たれる。

　現代医学では，EBM（Evidence Based Medicine）が求められる。様々な領域において，RCT（無作為（ランダム）化対照試験）が積極的に行われ，その中で統計学的に有効とされた診断法や治療法が推奨される。この流れを受け，音楽療法においてもEBMが求められ，効果を客観的指標で評価することが求められるようになった。音楽療法の有効性を，客観的指標で示していくことができれば，音楽療法士の国家資格化，医療保険点数化も近づくものと思われる。また，患者にとっても，科学的根拠に基づいた音楽療法が受けられることになり，疼痛緩和領域で，積極的に音楽療法が用いられることにつながると考えられる。

　しかし，痛みとは主観的なものであるため，いくら客観的指標が有効な数値を示したとしても，患者自身が音楽療法による疼痛軽減効果を感じられなくては意味がない。患者が痛いというのであれば，それがその患者の痛みであり，苦しみで，評価なのである。したがって，音楽療法の領域においても，EBMのみに頼らない，NBM（Narrative Based Medicine）を統合した音楽療法が行われるべきと考える。

　全人的医療が求められる昨今，「EBM」と「NBM」は対峙するものではなく，補完しあうことによって，よりよい医療が実現すると考えられる。音楽療法も，セラピ

ストの知識や経験でのみ行われるのではなく，客観的証拠に基づく音楽療法の実践をすること，また，その効果を客観的に示していくこと，さらに，EBM と NBM，どちらの概念も補完しあうような音楽療法を行っていくことをめざしたい。そして，医療現場において，音楽療法があることが当たり前な時代が来ることを切に願い，この章を終わりにしたい。

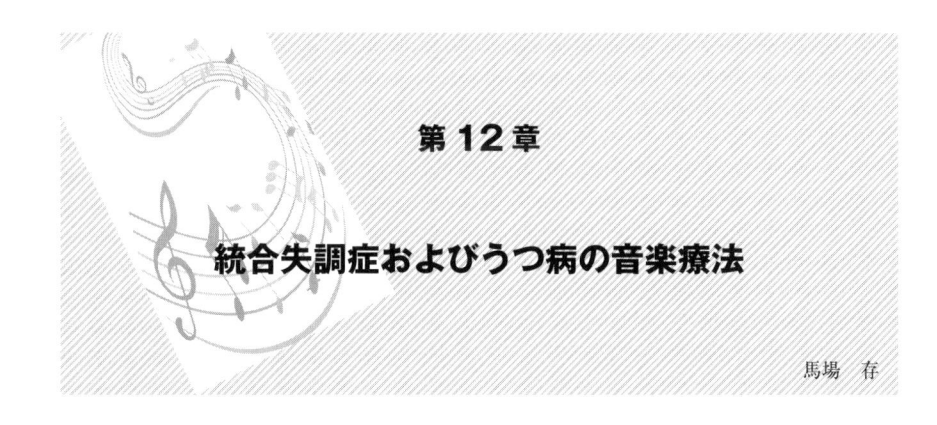

第12章 統合失調症およびうつ病の音楽療法

馬場 存

第1節 疾患の特徴

1. 精神疾患全般の概観

　精神疾患は，症状が目にみえにくく，原因や症状の成り立ちを数値などの客観的指標で簡潔に示すことが難しい。そのため診断には，病因論的仮説をいわば一度棚上げにして作られた操作的診断基準（アメリカ精神医学会による DSM-5（Diagnostic and Statistical Manual of Mental Disorders 5th Edition）や，WHO による ICD-10（International Classification of Diseases 10th edition）など）と，目にみえなくとも長年の精神医学知見の積み重ねを仮説として採用した上で診断を考える，いわゆる従来診断（伝統的診断）という2つの枠組みがある。

　本項のタイトルは「統合失調症およびうつ病の音楽療法」であるが，音楽療法を施行する観点からは，操作的診断による疾患単位とはやや異なる俯瞰の仕方で精神障害全体をとらえた上で音楽療法の適応を考えるほうが，理解しやすい面がある。そのため，本項では，近年優勢な操作的診断基準による分類ではなく，従来診断に主軸を置きたい。そこでまず Jaspers-Schneider の分類における精神障害の階層（表12-1）に目を通す（古茶・針間，2010）。

　これによると，精神障害は並列的に付置できるのではなく階層を成しており，診断においてはより深い「層」に属する症状が優先されるという。表中の用語の深い理解は不要だが，例えば第4層の「身体的原因が明らかな精神病」は，アルツハイマー病などの脳の病変が明確な疾患のことであり，第2・3層は，現時点では明らかではないものの何らかの脳の原因が想定されているもの（したがって今後の医学の進歩によっては，第4層と同等になる可能性もある），第1層は原則として身体的原因は想定されず，健常者にも生じ得る，精神現象の平均からの著しい偏りを示すものである。簡略に表現すれば，第3層は統合失調症，第2層が躁うつ病，第1層は神経症圏

● 表12-1 精神障害の4つの階層（Jaspers-Schneiderの分類）（古茶・針間，2010）

	層の名称		種と類型の区別	身体的原因	カテゴリーの性質	診断の性質
第1層	心的存在としての偏り		純粋な類型	想定されない	類型学的分類	類型であって診断ではない
第2層	内因性精神病	循環病	種であることが想定されている類型	要請される	状態・経過に基づく類型学的分類	第1層および第4層との境界は鑑別「診断」
第3層		(中間例) 統合失調症（循環病以外の内因性精神病）				内因性精神病の中では鑑別類型学「診断」
第4層	身体的原因が明らかな精神病		種	明らかに存在	疾患単位	鑑別診断

にほぼ相当する。また，第2層と3層はその中間の表現型もある，境界の曖昧なものとされている。そして前述の通り，診断はより深い層が優先される。すなわち統合失調症でもうつ病の症状は現れるし，抑うつ状態で統合失調症の症状が加わったならば，それはより深い層である第3層の統合失調症の診断が優先されることになる（全体の病像を踏まえて検討するので，必ずしもこのように機械的に決定されるわけではない）。すなわち，躁うつ病も統合失調症も，その病像には相当なバリエーションがあり，それぞれの典型例もあれば亜型や中間型（非定型精神病も含む）もある。以降，折に触れこの階層構造に言及しながら，音楽療法について議論することになる。

2. 統合失調症

これらを踏まえた上で，まず統合失調症について簡略に解説すると，今なお原因は不明で，少なくともドパミンで作動する神経が関与する生物学的基盤の上に，多様な病因に由来するさまざまな障害群からなるとされ，幻覚や妄想，緊張病症状などを一括した「陽性症状」と，感情の鈍麻・平板化，思考や会話の貧困，自発性減退，社会的引きこもりなどをさす「陰性症状」が主要な症状である。滅裂思考などの思考過程の障害は陽性症状に含められることもあるが，独立して扱われることもある。急性期には陽性症状が強く，慢性期には陰性症状が目立つ。一般的に薬物療法と心理社会的療法との組み合わせによって，高い治療効果が得られるとされる（鈴木，2009）。

病状の進展については，典型例では非特異的な症状が目立ち確定診断の困難な前駆期，陽性症状が中核となる急性期，陽性症状消退後に陰性症状や様々な機能低下が前景となる慢性期の順に進行するとされるものの，個人差が大きい。また，再燃を繰り返すにつれて機能低下が大きくなるとされ，そのためかつては長期入院を余儀なくされる例が多かった。しかし，近年の治療の進歩により新規発症例では入院期間が短縮してきており，入院日数については短期入院群と長期入院群の二極化が進んでいると

いう（水野, 2009）。

リハビリテーションのモデルとしては，脆弱性－ストレスモデルがよく援用される（水野, 2000）。

このモデルでは，情報処理の障害や病前性格，性格特性などからなる脆弱性に，心理社会的ストレスが加わって，本人の対処能力を超えたときに精神病症状が出現すると考える。常に存在する生活上のストレスに加え，何らかのライフイベントが生じ，その総量としてのストレスが閾値を超えたときに統合失調症が再燃する。その脆弱性を補完する最適な薬物療法と，ストレスに対処できる技能獲得の両者の適切な組み合わせにより，この閾値を超えないようにすることをめざす。実際に，薬物療法のみの場合に比べ，家族介入や認知行動療法が付加されると再発率を有意に低下させられることが，2年以上の追跡調査により確認されている（Hogarty et al., 1991）。後に触れるが，音楽療法が標準的ケアに付加されることで，有意な効果がみられることが明らかになりつつあり，音楽療法がこういった心理社会療法と同等の力を持つ可能性が出てきている。

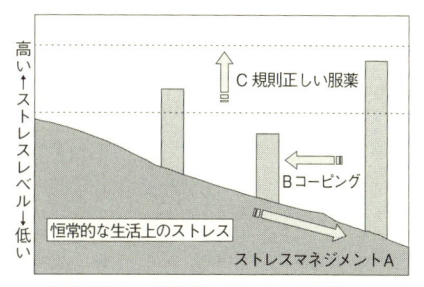

● 図12-1　脆弱性－ストレスモデル
（水野, 2000）

3. うつ病

統合失調症は，上述のように歴史的には様々な修正を経てその範囲も変動しているものの，現在もKraepelin, E.が1893年に提唱した「早発痴呆」の概念をおおむね踏襲しているのに対して，うつ病の概念はより変遷があるように思われる。現代の操作的診断では前出Jaspers-Schneiderの分類のような病因論的仮説を排除したため，かつては病因論的に分けられていた神経症圏内（＝生物学的基盤が乏しい，もしくは「心因」性と呼ばれる）である抑うつ神経症などの病態と，生物学的基盤（＝「内因」と呼ばれる）を強く持つうつ病との区分が曖昧となっている。その影響もあり「現代型うつ病」「新型うつ病」（医学用語ではない）などの言葉が生まれる，やや混乱した事態ともなっている（市橋, 2010）。すなわち，操作的診断が主流となったことにより，かつてのうつ状態の二分論がその区分の曖昧になった単一論に移行したための混乱が生じているという見方がある。しかしこの単一論と二分論は歴史的にみると変動を繰り返しており，かつて1930～50年代は単一論が優性であったが，その後は二分論が中心となり，操作的診断が広く用いられるようになった1980年代後半から再び単一論が優勢となって今に至っている（兼本ら, 2011）。

さらには近年，躁うつ病を含めた気分障害を単一論の立場からとらえる「双極性ス

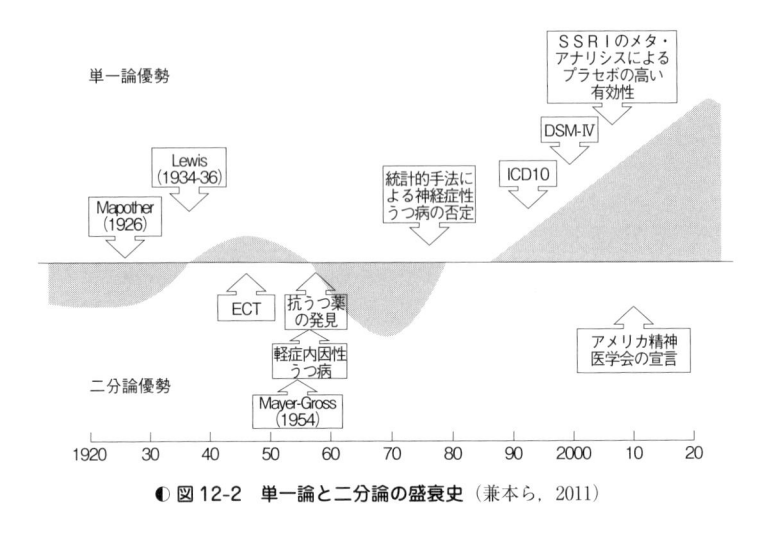

● 図12-2　単一論と二分論の盛衰史（兼本ら，2011）

ペクトラム」の概念が提唱されており，躁状態が目立たなくとも，双極性障害を念頭に治療することの意義が強調されるようになっている（尾崎，2009）。しかし，操作的診断が優勢となった今でも，従来診断が臨床現場でまったく棄却されることはないようで，これはおそらく，臨床的にはやはり病因論を想定しながら治療するほうが奏効しやすいこと，そしてそもそも，うつ病そのものの原因や病態も未だ不明な中で作られた操作的診断そのものも発展途上にあるからなのだろう。うつ病の二分論の必要性は，神経症圏と想定される症例においては精神療法の比重が高まる（相対的に薬物療法の比重が低くなる）ことからもくるので，精神療法である音楽療法を施行する上では，二分論を念頭に置くほうが望ましいということになるだろう。

　本書では「うつ病」の章立てになっているので，上記のような背景をもとに，混乱を避けるため従来診断でいう内因うつ病を想定し解説する（しかし文脈上，統合失調症にともなううつ状態など二次的なうつ状態にも言及の機会が生じる）。濱田（2005，2009）によると，内因うつ病とは「体の病気によるのでもなく，心理要因もはっきりしない，ひとりでに生じたようにみえるうつのこと」とされる。仮にストレス負荷の大きいライフイベントが発症の契機となったとしても，それは原因ではなく誘因というとらえ方をする。そういった負荷が明らかでなくとも，同様の病態で発症する例が少なからず存在するからである。精神症状はおもに抑うつ気分と意欲減退で，具体的には「気が滅入る」「淋しい」「不安で落ち着かない」「取り返しのつかないことをした」「興味がわかない」「おっくうでやる気がしない」「根が続かない」などと表出される。身体症状には，疲れやすさ，不眠，食欲不振，体重減少，様々な自律神経症状（微熱，血圧変動，動悸，発汗，のぼせ，頭重，めまい，痛み）がある。眠りが浅く

朝早く目がさめてしまい、午前中の気分がすぐれない。治療について教科書的な要点を簡略に記すと、脳の休息と抗うつ薬を中心とした薬物療法が重要であり、急性期には「励まし」や「気晴らしの誘い」が逆効果になるとされている。回復期・維持期では、認知行動療法や対人関係療法の有効性が立証されている（尾崎，2009）。

第2節　医学的音楽療法の効果

1. コクラン・データベースより

　両疾患の音楽療法に関して、コクラン・データベース（Cochrane database）で報告されたレビューを参照する。統合失調症についてのレビュー（Mössler et al., 2011）では、8つの無作為（ランダム）化対照試験（Randomized Controlled Trial: RCT）を採択し検討したところ、音楽療法が標準的ケアに加えられると、統合失調症の全般的状態、精神状態（おもに陰性症状）、抑うつ、不安、そして社会機能が改善されることが見出されている。統合失調症の音楽療法の効果については、以前より症例報告などでも指摘されてきたが、近年はこのように統計学的にも有意な効果が認められてきている。このレビューで採択された8研究では、厳密には定義されていないようだがおおむね慢性期や残遺型（急性期の後に陰性症状が持続し、陽性症状の再燃のない状態）を対象としているようで、急性期を除外したと明記されている研究もある。これらのことやその有効性の認められる症状や病像からも、慢性期に陰性症状の改善、抑うつや不安の軽減、それに社会機能の向上を目指すという方向性が音楽療法の主流のように思われる。

　8研究における音楽療法の内容は、能動もしくは受動的技法、構造のレベル、ディスカッションの焦点や言語的内省などにおいて多様であった。そのうち、Ceccato (2009)、He (2005)、Li (2007)、そしてWen (2005) の4研究は受動を基盤とした様式（音楽聴取）に重点があり、Talwar (2006) とUlrich (2007) の2研究は能動的な音楽作り（即興、歌唱）のみを施行、残りの2つは能動・受動の両方法を用いていた。Ceccatoの研究を除いて、すべてにおいて療法内容のディスカッションまたは言語的内省をおこなっていた。即興はTalwarの報告ではもっとも中心的で、UlrichとYang (1998) ではいくぶんその比重は少ないようであった。

　うつ病では、Maratosら (2008) のレビューによると、RCTまたは比較臨床試験（Controlled Clinical Trial）を用いた5研究のうち4つで音楽療法による短期の有意な肯定的効果が見出されたが、研究の方法論に問題がありこれらの結果は不確定であるとされた。これらの「うつ病」が内因性か否か、また施行されたのが急性期か慢性期かは明確ではなく、上記うつ病の治療の解説を参照してもわかるように、少なくともうつ病の急性期には「気晴らしの誘い」が治療の妨げになるということからも、

（音楽療法はむろん気晴らしにとどまらない効果を発揮する力があるにしても）休息を第一とするうつ病の急性期には，音楽療法がなじまなそうな印象は避けられず，「患者が音を騒々しく感じる時期であり，音楽療法は行わない」という板東ら（2010）の解説の通りだろう。広く抑うつ状態で考えるならば，うつ病よりも統合失調症にともなううつ状態や，心因や環境因などが関与する神経症圏の抑うつ状態などのほうが効果が期待できそうであり，うつ病であっても回復期での効果のほうが生じやすいという推測も成り立つ。それらを含め，Maratosらが指摘するように今後の研究の展開の待たれるところである。

2. 実践例

筆者はおもに統合失調症の音楽療法を手がけてきた。ここで実践例を紹介するが，先述のコクランのレビューにもあるように，音楽療法が奏効するとしてもなおその技法は多様であり，ここで行われる音楽療法技法も1つのバリエーションにすぎない。そして症例を呈示する意図は活動の紹介ではなく，後にこれらの活動とコクランの報告などを総合的に検討し，音楽療法の施行にあたっての，技法と病態との関連についての仮説呈示を行うことにある。

(1) 集団音楽療法

以前の報告（馬場ら，2002）からの引用だが，集団音楽療法の実施例と調査結果を呈示する。

X年5月からX＋1年8月にかけ，おおむね月2回，午前の時間帯にA精神科病院男性閉鎖病棟のデイホールにおいて40分間程度の集団音楽療法セッションを計31回実施し，症状の変化を調査した。棟内への初の音楽療法導入で，作業療法の一環として行ったため毎回セッション開始時にその旨を説明し，出席は自由で途中からの参加や退出も可能なこと，自分の好きな場所に座ってかまわないこと等を説明した。デイホールのテーブルを，一部を除いて外し，歌詞が見える向きに椅子を並べた。自然に着席できるよう，椅子の配置には前後左右に少し空間を持たせ整然としすぎないようにした。作業療法士1名が進行を担当し，筆者が電子ピアノで伴奏しながら進行を補助し，患者に自由に歌ってもらう集団歌唱形式とした。1回のセッションにつきリクエスト曲を交えた5～6曲を用意した。流行歌，演歌などが中心で，童謡や唱歌を1～2曲含めた。大きな文字で歌詞を記入した用紙をホールの前面に掲げ，よく見えるよう配慮した。曲の合間に楽曲に関連した話題や季節の話題などを提供し，時には問いかけて発言を自然な形で引き出すよう努めた。また，ウォーミングアップのために簡単な体操を取り入れたり，リズミカルな曲の際には簡単なパーカッションを配布し曲に合わせて演奏してもらったり，歌曲の歌詞に関連させてコーヒーの粉や桜の花，市販の入浴剤を溶かし入れたお湯などを供覧し香りを体感してもらうなど，音楽

以外の要素も適宜取り入れた。1回のセッションの参加者数は21〜58名（平均39.0名）であった。このうち，同意の得られた統合失調症患者9名に対し，約1年の間隔をあけて2回面接を行い，筆者，対象患者の主治医および看護師らで検討しPositive and Negative Syndrome Scale（PANSS）の評点を採択した。第1回はX年6月〜8月，第2回はX＋1年8・9月に施行した。PANSSの陽性症状尺度得点（P），陰性症状尺度得点（N），構成尺度得点（C）（=P-N），総合精神病理尺度得点（G）の第1回と第2回の変動をWilcoxon符号付順位検定により有意水準5％未満で検定した。また，セッション参加回数，抗精神病薬1日投与量のCP換算値（種々の抗精神病薬を，抗精神病薬クロルプロマジンの力価に換算して標準化し，相互に比較可能にした値）変化量，年齢，入院期間の各々と，各尺度得点の変動（△P，△N，△C，△G）との間の計16の組み合わせにおける相関関係の有無を，有意水準5％未満でスピアマンの順位相関係数を用いて検定した。P，C，Gの変動には有意差はなかったが，Nについては第2回の値が低下していた。なおこの調査はRCTではなく半構造的な枠組みの下で簡易的に行われ，ブラインドも厳密ではなく有意水準も5％であり，エビデンスレベルは高くはないことを付言しておく必要がある。

　この集団歌唱形式の音楽療法は，従来から行われている形式に準じたもので，実践の時点での先達の方法（村井ら，1988; 村井，1998; 徳田ら，1998）を参考にした。この形式は患者の匿名性が保たれ拒絶を引き起こしにくく，治療上重要な「安全保障感」を付与しながら施行できる特性があり，患者の社会機能や音楽的水準など，様々な適応水準に合わせられる柔軟さが備わっている。

　調査対象9名のうちの数例を簡略に概観すると，ある例は，普段は硬い表情で廊下に直立していて対人交流もなく，自閉的で内的緊張が強く接触が難しいものの，音楽療法参加時には，ホールの一番後ろに座り鋭い視線で歌詞を見つめ小声で口ずさんでいた。口の動きは明らかに歌曲・歌詞に合っており，ほぼ全曲を知っていた。別の例もやはり内的緊張が強く，無為・自閉的で入浴も拒否する接触の難しい例だったが，参加時にはホールの端に座りそれとなく歌詞のほうを見ており，時に曲間に問いかけると，返答はないものの普段観察されたことのない柔和な笑顔を表出していた。またある例は，当初はホールの一番後ろに腰掛けてじっとしているのみだったが，徐々に歌詞に合わせ口を動かすようになり，席が前方に移動し，さらには曲間の問いかけに対して積極的に返答するようになった。これらの様子からは，患者ごとに個性的なあり方・態度をとりながらも，それぞれにコミュニケーションが成立してゆき陰性症状に変化が生じたようで，コクランのレビューで見出された陰性症状への効果とも合致するように思われる。

　しかし時代の変遷とともに，かつては家族で歌謡番組を観て音楽を楽しんでいた団らんが減り，音楽の嗜好の多様化によって集団で同一の曲を共有する体験が少なく

なってきているようで，集団歌唱形式が今後は徐々に成立しにくくなるかもしれないことに留意は必要だろう。

(2) 個人音楽療法

次に個人療法を施行した例を呈示する。個人症例の変化をたどると，奏効機序に関する緻密な議論が可能になる。なおこれらも一部は以前に報告したものである（馬場，2011）。

症例は女性61歳（Y＋6年時）で，Y年入院時診断はF20.0妄想型統合失調症である（ICD-10-DCR）。学術目的での発表については本人の承諾を得ているが，個人情報保護に配慮し論旨に影響のない範囲で病歴や経過を改変してある。

離婚し子供と二人暮らしで，会社員などの職を転々とした。44歳頃，遺産相続をめぐって不安が強まり「光る粉が飛んで見える」「誰かがつけてくる」などの訴えが出現した。生活保護となったが54歳頃に福祉職員に対し被害妄想を抱き，B病院精神科を受診し統合失調症の診断で薬物療法が開始された。数か月後に嚥下困難が出現し増悪，薬物調整によっても改善せずY－1年12月C大学病院に入院し精査するも異常なく，精査終了後，摂食機能訓練目的でY年3月D病院に転入院となり，筆者が担当医となった。

抗精神病薬の調整により被害妄想は軽減したが，嚥下障害と緊迫感，猜疑心等は変化がなかった。嚥下機能評価においてもパーキンソン症候群は否定的で，子供への依存，退院への拒絶などから保護されたい願望がみてとれ心理要因の関与を疑われたため，臨床心理士の面接をY年7月より週1回2年間行ったが変化はなかった。表面的，自閉的に「食べられるまで退院しない」「訓練をがんばる」とのみ繰り返す一方で，実際の摂食機能訓練には消極的であった。薬物調整や，看護の関わりや心理治療でも変化がないため，抑圧されていると思われた感情の表出，洞察の獲得と症状の軽減を目的に，本人の同意のもとY＋2年6月より即興を用いた個人音楽療法を開始した。

「（若い頃に触ったことのある）ギターを弾きたいが押弦はしたくない」という本人の希望に沿い，開放弦による即興とし（和声感が生じるよう，低音からE，B，D，G，A，Dとする変則チューニングを施した），筆者はピアノの即興演奏で合わせた。週1回（本人の病状により間隔が空くこともあった），50分間程度で開始し，毎回「食べられないこと」「悲しさ」「子供」等のテーマを決め即興演奏をうながし，録音しともに聴き返し議論した。Y＋3年1月にかけ，計18回の即興音楽療法を行ったが，その間に「夏休みに預けられた，海の近くの家にいた頃を思い出した」「短大時代のことを思い出した。テニスのクラブを作って1か月くらいホテルで合宿した」といった記憶の想起，「（飲み込めないことについては）仕事でした怖い思いが関係して

いると思う」「それは仕事で談合を破り，脅されたこと」「これは人に話したことがなかった」「自分でいろいろな思いが浮かぶのを抑えているのだと思う」「仕事をしたい気持ちが出てきた」「談合破りをしたのは，今ではよかったと思える」等の心的な対処の変化，「頼る人が欲しいと思っていることに気づいた」「自分が普段思っている以上に寂しいことがわかった」「いつの頃からか泣いたり笑ったりができなくなった」「泣きたい」「再婚したいと思うようになった」「子供に頼りたい」「それらを乗り越えなければいけないと思っている」等の洞察や感情の表出がみられた。即興演奏は当初の常同的なストロークからミュート様の音を出したり，自発的に押弦したりなどの変化がみられた。

　しかし緊迫感はあまり軽減せず生活態度もおおむね変化なく，最低限のやりとりに終始し摂食機能訓練を常同的に行う生活であった。そこでY＋3年1月，緊迫感を減じて自然な表出ができることをめざし，既成曲を用いた音楽療法に移行した。当初は演歌や数十年前の流行歌などをともに試行的に聴取し，『君といつまでも』『お嫁においで』等の数曲の聴取に収斂した。「良い歌だが，聴くと寂しくなる」「学生時代はグループ交際をした」などの表出があり，「信頼できる知り合いが欲しい」「そういう人と出会いたい」「でもこの歳だからなかなかそうはいかない」など，対人希求，特に恋愛や結婚に関する過去の思いや出来事，今の思いなどを自発的に語った。この時期の後，看護師に対して怒ったというエピソードを自ら語り，自分でも感情が出てきて驚いたと述べた。5月第29回，ピアノ伴奏で初めて歌唱。「何も考えないでいられるのはよい」と語った。聴取に移るとCDに合わせて自発的に歌う。6月にも「（音楽があると）何も考えないでいられる」ことを自発的に強調する。食事摂取の状態はほとんど変わらず，昼食のみ常食（朝夕は経口ネラトンにより摂取）で，5点全量で主食／副菜で表すとほとんど1/1であった。8月，前出2曲に加え『銀座の恋の物語』『夜霧よ今夜もありがとう』等のCD聴取・歌唱が進行。その都度「何も考えなくてよい」という。笑顔はないが緊迫感はなく，終始会話もスムーズになった。10月，自発的に「この1か月，よく泣いている」「前は泣けなかった」「でも何が悲しくて泣いているのかわからない」と語った。11月，（自分でCDプレイヤーを買って聴こうとは？）と問うと，「思わない。1人では聴かない」（一緒に聴くことに意味がある？）「そうかもしれない」と語った。12月も緊迫感や不安感なく歌に没頭し，「今何も考えたくないみたい」「話せるようなことは何もない」と，発話ももどかしそうにむさぼるように音楽を求めていた。（以前は確かに何か考えなければいられないような緊張したような様子にみえたが，それが最近は減ったようにみえるが？）と問うと「そうです」。

　Y＋4年1月，（以前のような切迫した感じは？）「ない」。「常に何かを考えている」ものの「以前ほどではない」。2月には，『知床旅情』で「人情を感じる」「温か

い」など総じて曲の認知が以前の「寂しい」から肯定的なものに変化。会話が自然に続き，無関心，投げやり，著しい受動性が軽減した。4月には，「何も考えないでいる」「楽」。5月自発的に「パソコン教室に予約に行った」「今週も土曜日に子どもと行く」。また，「普段もあまり考えなくなった」というので，改めて何を考えていたのかを確認しながら問うと，「不安」「緊張」「先がどうなるかわからない」「大げさにいえば，何かが起こりそうな予感」はすべて肯定。「それらがなくなって楽になった」。9月『知床旅情』『ケ・セラ・セラ』などの後「楽しめる感じがある」（今まで「楽しい」感覚はなかった？）「そうですね」と語った。緊迫感はなく，特別な配慮なしに会話が進む。この頃には昼食の経口摂取量は主2／副1〜3程度まで増加した。「今，毎週パソコンやっています」と，会話の最中に口元のゆるんだ笑顔を初めて表出し，「泣いたり笑ったりが少しできるようになった」と述べた。

　Y＋5年4月にも，自発的に「何も考えなくてよい」状態が続いていると語る。（入院した頃とはずいぶん変わったか？）と問うと肯定。（周囲をみる見方に余裕が出てきた？）「そうです」と語った。以前より，時に「私は神経の病気なので食べられない」と思い出したように繰り返しており，この年の5〜6月にかけてささいなきっかけで耳鼻咽喉科と内科で喉頭および胃内視鏡検査を受けた。その結果，器質面，嚥下機能とも異常なしとされると「今，私はどうしたらよいかわからない」と繰り返し語ったが，（異常がないので，食べられるはず）（不安のせいで食べられないかもしれない）と伝えても「そうですね」と語り抵抗はなかった。この時期の昼食摂取量は主2.5〜5／副0〜3程度であった。7月には「なるべく自然でいようと思っている」，8月には，「今のアパートは高いので引っ越したい」「来年3月に子供が大学を出るので，その後一緒に暮らす」，9月には（前はこんなふうに自然に会話ができませんでしたね）と伝えると「そうですね」と肯定。この後作業療法士を交え，外出の練習をすること，料理の練習をすること，および娘の大学院修了の後に自宅に退院することで同意し，嚥下機能評価では自力嚥下が可能となったと判断され，摂食機能訓練も終了した。10月には昼食の摂取量は主5／副4.5程度に増加した。音楽療法は一定の役割を果たしたと考えられこの時点で終結した。Y＋6年4月からは夕食も常食になり，ほとんど全量摂取している。

　この症例では幻覚や妄想などの陽性症状は軽減していたが，自閉的で内面の表出がほとんどないまま経過していた。臨床心理士のカウンセリングによっても変化はみられなかったが，即興音楽療法の導入とともに変化が生じ，意識に上らなかった感情や思考などが即興演奏とともに表出され多少の洞察も生じた。そして好みの既成曲を用いた聴取と歌唱を中心とした音楽療法に移行すると，その継続と併行して歌唱の声が大きくなり音楽に集中する度合いが増し，音楽に没入する時期を経て緊迫感が軽減し

て，興味・関心の増加，感情や思考内容の豊かさの再獲得，社会的行動や対人希求の増加などに至り，無為や自閉が軽減し，抑うつ気分も改善した。また，繰り返し訴えていた「いつも何かを考えてしまう」という状況が，音楽療法の継続とともに徐々に軽減し，ほぼ消失している。これらのことから，即興を中心とした技法と歌唱・聴取を中心とした技法でやや効果が異なることが見て取れる。すなわち，先の精神障害の階層構造を念頭に置くならば，前半の即興はおもに第1層の症状に，後半の既成曲を中心とした技法はおもに第3層に付置される陰性症状等に効果を及ぼした（必然的にその上の第2・1層にも効果は及ぶ）とみることができるのかもしれない。これらの点について，後の議論で再度触れる。

第3節　理論

1. 精神療法的側面
(1) 簡易精神療法の観点から

コクランのレビュー，および呈示した症例でも示されたように，統合失調症やうつ病など，精神科領域の音楽療法の技法には強い多様性が認められる。逆に考えると，必ずしも技法を厳密に絞り込む必要が強くないことの反映でもあろう。すると第一にはこの多様性をどう理解するか，そして第二には，この多様性がありながらも，技法の選択に際しての何らかの方向性を見出せるかの2点が，この領域の音楽療法がより医学的であるための鍵のように思われる。

この多様性を精神療法になぞらえてみると，それは通常の精神科臨床一般で行われている簡易精神療法（馬場，1990）を参照すると理解しやすくなるように思われる。簡略に解説すると，簡易精神療法では治療者は患者が自己の内面を率直に表出できるように自由な雰囲気をつくるように努め，中立的受身的な態度よりは，むしろ情緒的な受容と支持の構えに裏づけられた，より能動的な態度を前面に出し，時には現実問題の調整や問題解決法の指示など，教育的な働きをも引き受けていくとされる。それはもちろん程度問題で，その時点における治療状況や患者の心理状態に即応させる。

目標は①症状の軽減や除去，②家庭や職場における状況的・対人的困難の解決と適応性の改善，③弱化した防衛の再建，④人生の課題に直面する姿勢と社会的役割の確立，等であり，現実の生活状況や対人関係の中に直接映し出された問題を焦点に据えて話題にしていく。自我の統合機能の回復を図り，現実の諸問題を解決する方法を話し合いつつ，人格の（退行を介さずに）より直線的な成熟をめざすとされる。

具体的な治療技法としては，①受容と支持，②除反応（カタルシス：無意識内に抑圧されてうっ積した欲動や感情を外に放出し心の緊張がほぐれることで生じる効果），③明確化（なぜ病気になったのかではなく，現在何に悩み，何に圧倒されているかを

明らかにする。症状の輪郭が明らかになれば，それだけ耐えやすくなると考える），④保証や説明，⑤解釈（ただし防衛機制の解釈については，一般には，現在の問題と密接に関係する表層的な解釈にとどめる）などになる。

　コクランのレビューであげられている報告の技法の多様さは，一部にはこのような簡易精神療法的な枠組みが基盤にあると推測することは，それほど無理のあることでもないだろう。むろん音楽療法において簡易精神療法全体を網羅するというより，症例や条件，ニーズなどにより適宜その要素が取捨選択されているのではないかと思われる。また，呈示した集団音楽療法および個人音楽療法も，やはりおおむねこういった簡易精神療法の枠組みを部分的にせよ参照しながら施行されている。すなわち，1つの枠組みとしてこのような簡易精神療法を参照し，それぞれの症状や病像に合わせて音楽を用いた体験を援用することが，音楽療法の効果を上げる上で有益なのではないかと思われる。

(2) 音楽の心理作用の観点から

　次に，村井（1995）の述べる音楽の心理作用を援用し，その後に精神療法の枠組みと対応させて検討する。村井は音楽の心理作用として5点をあげており，以下に順に解説する。ここで取り上げるのはその解説が目的ではなく，後に精神療法の枠組みと照合するためである。

①気分の転導　　音楽構造の力動が感情の力動に合致するがために，音楽は人の感情を動かすという考えである。音の流れの変化が1つの力動として表現され，それが感情の力動に類似しているために，音の動きに類似するその時のその人の様々な感情を引き出していくとする。村井によると「気分の転導」は「同質の原理」から始まるとする。セッションの始まりでは，同質の原理にそって対象者の感情と音楽の感情との一致が求められ，その一致によって対象者は音楽に引き込まれていく。しかし同時に，音楽は必ずしも同じ気分だけを持つとは限らず他の種類の気分も存在し，音楽体験の中で自然にその気分に同化するとされる（なお音楽の気分は，音楽療法士による伴奏の仕方やテンポのとり方などの表現で人為的に変えることができ，音楽療法ではその工夫が求められる）。こういった同質音楽から入って次第に異質の音楽へと移行する治療的操作が，精神科の音楽療法の基本的なプログラムの作成原理になっているという。

②感情の誘発　　現在持っていない感情が，音楽によって誘発されることで，音楽そのものの持つ気分・感情と，対象者の特性（むろん音楽歴も反映される）が関連して生じる現象。感情の誘発から，それまで自閉的で言語的表出の少なかった対象者が突然に自発的に語り始めることがある。

③発散　　歌唱，楽器演奏などの能動的音楽活動が発散になることはいうまでもなく，鑑賞中にも，よく知った音楽を自分の中で「なぞり演奏」していることがしばしば経

験され，また知らない音楽でも非常に関心を持って聴き入っている場合は，演奏と同じような積極的な参加がみられるという。

④感情の高揚，鎮静，正常化，浄化　①の気分の転導に関連して，音楽体験の用い方により，その転導の方向を様々に設定できるという側面である。いわゆる気分の高まる方向，静まる方向や，中立化の方向などがあり，音楽療法場面においては，これらの作用を意識してプログラムや伴奏，進行そしてディスカッションなどを方向づけていくことになる。

⑤励まし，慰め　音楽はこの作用を本来的に持つことに，詳説は不要だろう。

(3) 精神療法との対比

上記の音楽の心理作用を，精神療法の枠組みと対比させて概観すると，音楽体験そのものが精神療法的な側面を持つことが確認できる。なお，以下の精神療法の枠組みは，西園（1990）の解説に基づく。前述の簡易精神療法は，これらの要素を必要に応じて柔軟に用いるものともいえる。

①表現的精神療法　不安や解決困難な出来事を聴き入ることで，その出来事にともなう不満，憎しみ，悔しさの感情も表現されることをさし，客観的事実よりも，論理的でなくとも感情の発散が十分なされることで心理的事実を明らかにすることが意図される。すべての精神療法の出発点である。音楽の心理作用としてあげられた発散や感情の誘発などと共通点を持つので，表現的精神療法的側面は音楽療法士の音楽体験の提供の仕方や工夫によって，より明確に実現させることができるだろう。

②支持的精神療法　心理的原因に直接働きかけるのでなく，不適応を起こしている患者の自我に働きかけ安定を図ろうとするもので，慰め，安心づけ，再保証，説得，励まし，助言などを行う。やはり音楽療法士による音楽体験の提供の仕方や工夫によって，音楽の心理的作用に含まれる気分の転導，感情の高揚，鎮静，正常化，浄化や，励まし，慰めなどを，支持的精神療法として強調し用いることができるだろう。

③洞察的精神療法　心理的な因果関係や，無意識に抑圧されていた心的内容，それらの意味や関連を再発見し理解し直す心理過程を探ることである。後述する分析的音楽療法に代表されるような即興を用いた音楽療法は，この洞察的精神療法の側面を発揮することができる。

④訓練療法　新しい学習，再学習，あるいは訓練などの体験を通じて適応性の改善を図る。社会性の獲得などのために音楽療法がこの訓練療法を意識して行われることがあるが，どちらかというと発達障害の音楽療法などでこの枠組みが用いられることが多いだろう。

2. 音楽心理学的観点

次に，音楽心理学と精神医学を擦り合わせて考えてみる。なお，これらの理論の

一部も以前に報告した（馬場，2011）。音楽心理学者 Meyer, L. B. の述べる情動理論（Meyer, 1956）には，「自然な自明性の喪失」（Blankenburg, 1971）や「アンテ・フェストゥム的意識」（木村，1982）とよばれる，統合失調症の基盤にある強い不安や緊張を生じさせる病態（ここでは紙幅の都合上詳述できないが各文献を参照されたい）に著しく類似した記載があり，Meyer は音楽が不安や緊張を変容させることが可能であることを述べている。ここに，音楽には統合失調症の強い不安や緊張をもたらす病態を改善させる力が内包されていることが示されるように思う。今少し詳しく解説すると，Meyer はまず情動の一般理論として「情動あるいは感情は，反応しようとする傾向が抑止されたり抑制されたときに生じる」とし「将来のコースがわからない状態が始まると，それを明らかにしたいという強い心理的傾向が生じ，それはただちに感情になる。それにもかかわらずわからない状態が続けば，人は疑いを持ち，確信のない状態へと投げ込まれることになる。その人は自分が状況をコントロールできないと感じ始め，自分が持っていると思い込んでいた知識に基づいた行動ができなくなる。要するに不安，あるいは恐怖をすら感じ始める（もっとも，恐怖の対象は何もないのだが）」と述べる。この記載は，統合失調症体験とは本来関連なく記されたにもかかわらず，統合失調症の基盤にある不安や緊張を来しやすい病態と共通点を持つものであることは，臨床経験のある精神科医，精神医療従事者，そして音楽療法士ならば実感できるだろう。

　そして Meyer は，音楽がその不安や緊張を解決する機序を次のように説明する。まず「音楽で経験する不安による緊張は，実生活で経験する不安による緊張と非常によく似ている。実生活でも音楽でも情動は本質的に同じ刺激状況から生じる。すなわち，わからない状態であること，事象が将来どうなるかがわからないために行動できないことである。これらの音楽経験は演劇や実生活それ自体の経験と非常に類似しているので，特に力強く，効果的に感じられることが多い」ことを述べた後，音楽体験に比べると「日常の経験では，傾向の抑制によって生じた緊張は解決されないことが多い。そのような緊張は，無関係な出来事の洪水の中に紛れてしまうのみである。この意味で日常経験は無意味で偶発的である」が，その一方で「芸術では傾向の抑制は意味を持つ。それは傾向とその必然的な解決の関係が明らかにされているからである。傾向は単に存在しなくなるのではない。傾向は解決され，結論を出すのである」として，音楽は，音楽そのものが日常生活でも経験するものと類似した不安や緊張を生じさせ（もしくは取り込み），それを同じ音楽という刺激がその不安や緊張を解決させるという構造を持つことを指摘している。非常に平易な例として，18 世紀のクラシック音楽などによくみられる（現代でも調性音楽ではほとんど同じである）I → IV → V → … といった和声進行を示し，その次に来る音として我々はその調の主和音（I の和音）を期待し，その和音（もしくは代理和音）が鳴らされることで不安

や緊張の解決がもたらされることを述べている。そして音楽は情報理論的には，そのような刺激と解決の繰り返しによって構成されているとする。

3. 既成曲と即興音楽

　上述のような，調性音楽においておおむね期待にそう平易な解決が用意されている構造は，将来がわからず緊張を強いられ自閉的にならざるを得ない心的態勢に変化をもたらし，その繰り返しによって，やがて自閉とは異なるあり方へと導くと考えることができる。この点は，集団音楽療法でも個人療法でも共通することになる。このような機序を想定すると，統合失調症の陰性症状の改善をめざす場合には，相対的に，既成曲もしくは解決の明確な枠組みのある音楽を用いることが有益である可能性が高い。

　個人症例を再度振り返ると，前述のように即興を施行した期間と既成曲を用いた聴取・歌唱の期間では，症例の反応が異なることが読み取れるだろう。後半で行われた，既成曲を用いた音楽療法の陰性症状に対する奏効機序は，おおむね上述の通りと思われるので，次に即興を用いた音楽療法の効果について確認する。

　即興音楽療法には，周知のように例えば分析的音楽療法のような枠組みが存在する（Bruscia, 1987, Ruud, 1980）。参考のためその理論を一瞥してみると，「音楽は聴き手の無意識を探索するために用いられなければならない，そして彼の意識の側面に，彼の内部に隠されている感情やコンプレックスを引き出してこなければならない」とし，そのために即興演奏が用いられるとする。それは，音楽がコミュニケーション能力を持つこと，音楽は言語的検閲の回避能力があること，そして音楽が人間の内的感情生活に緊密に結合していることなどから実現可能であり，結果として洞察の深まりや葛藤の解決などの効果がもたらされるという。具体的には，対象者には，治療上検討が必要である感情・思い出・出来事などに関して木琴，太鼓，シンバル，どら，ベル，タンバリン等による即興を促し，セラピストは原則的にピアノを演奏する。即興が終わったら，その録音を聴き返してディスカッションを行う。即興演奏においては，感情を音楽に置き換えることが課題だったのに対し，ここでは音楽で表現された感情を言葉にすることが課題であるという。

　分析的音楽療法の技法修得には専門の訓練が必要とされているので，それ以外の療法士が実施することはまれだろう。そして即興を用いた音楽療法がすべて分析的である必要はない。ただ，おおむね即興音楽療法には，その程度は様々に設定できるとしても，洞察を用いた心理的次元の治療を行える力があるのだろう。即興を中心に据えた場合は，精神疾患の階層でいえば第1層の症状の改善を期待することになり，階層構造からは必然的に，それよりも深い層での障害に基盤がある統合失調症やうつ病，そしてむろん神経症圏でも，慎重なアセスメントのもとで施行の対象になる。呈示し

た個人療法症例では，即興音楽療法によっても第3層と強い関連のある陰性症状等にはあまり効果がなかったが，それより上層の心理的次元においては洞察が進むなどの効果が得られたことと合致する。ただし，統合失調症の急性期をはじめとした陽性症状が強い病像などには洞察的な精神療法は施行しないという原則があり，それは音楽療法でも同じであることは，強く留意しておかなければならない。

4. 音楽療法の適応に向けて

　これまでの議論を統合し，音楽療法の適応と技法の関連について新たな方向性を探りたい。前述の精神障害の階層は，音楽療法の適応を考える上での参照の一助となるのは，折に触れてきたとおりである。再度確認すると，下層の障害にはその上層の障害の症状が出現し得るので，統合失調症には第2層の抑うつ状態も，心理要因の関与する第1層の神経症様の症状も出現する。うつ病には第1層の症状は出現するが，統合失調症の症状は原則的に出現しない。

　このことを踏まえて統合失調症の音楽療法を考えると，第3層に強く関連を持つ統合失調症症状（特に陰性症状），その上の第2層の抑うつ状態に関連する症状，そして第1層の心理要因の関与する症状などの広範な症状が標的となり得るだろう。コクランの報告で陰性症状に加え，抑うつ，不安，社会機能への効果など，幅広い効果が見出されていることは，このように考えると説明できるように思う。

　内因うつ病の場合，音楽療法は，やはりコクランレビューで指摘されたように，第2層に位置するうつ病の中核症状には現時点では効果はいまだ明らかではなく，おそらくその上層の，回復期に至り心理療法への耐容性が増す心理的次元の症状に対して，これまで述べてきた音楽の心理作用や精神療法的作用の結果，効果を発揮するのではないかと推測される。なおその効果は，内因うつ病以外であっても，種々の抑うつ状態（統合失調症や，神経症圏などによるもの）に対する場合と，同等な効果となるのではないだろうか。

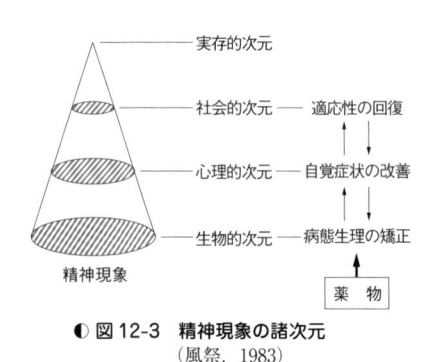

　さらに補足的に，このような多様性を理解する上で，bio-psycho-social-modelを参照してみる。教科書的には通例bio-psycho-social-modelは，生物・心理・社会各次元を同一平面上に並べて図示されることが多いが，ここでは風祭（1983）の図を援用する（図12-3）。すなわち，生物～心理～社会～実存のそれぞれの次元の階層構造である。なおこれを精神障害の階層構造（表12-1参照）と照合す

◐ 図12-3　精神現象の諸次元
（風祭，1983）

ると，生物学的次元は第2～4層に，心理学的次元は第1層に属することになる。そしてこのモデルを踏まえると，その上の社会機能も検討しやすくなる。

統合失調症でみてみると，例えば陰性症状への効果は bio-psycho-social-model でいえば生物学的次元に近い作用の結果として得られる。この陰性症状の軽減をめざすならば，上記考察の仮説に立つと，先述のように既成曲などの枠組みが大きくなり，言語的介入の比率は下がることが推測される。心理学的次元の症状を対象とするならば，必然的に即興的な手法やソングライティングなどの，比較的枠組みの緩やかな，もしくは開かれた活動の割合が増し，言語的介入の比率も高まるだろう。そして社会的次元の症状改善をめざすならば，音楽を用いたコミュニケーション促進に重点を置くことになるだろう。内因うつ病の場合は，現在のところは生物学的次元に対しては音楽療法の効果は強くは見出されていないようだが，回復期になり認知行動療法が有効となるような心理的次元への介入の可能な段階において，言語的介入の比率を高めた音楽療法が効果を上げ，さらに社会的次元への効果を狙うならば，対象者の相互作用や社会的やりとりに重点を置いたセッションの組み立てを行うことでよい影響が得られるだろう（なお，本書は医療的なものに主眼を置くことを主旨としているのでここではその解説は省くが，むろんその上の実存的次元にも音楽療法は好ましい効果を上げることができることには付言しておきたい）。これまでの報告で見出されてきた音楽療法の多様性は，このような背景があるために発揮されてきたと推測される。言い換えれば，音楽療法は，どの次元にも焦点を当てることができる柔軟性を持つ優れた方法なのだろう。なお，本書では音楽療法の教科書的・具体的な技法や分類等の概論的な内容は省略したが，それらについては村井（1995）などの他書を参照されたい。

第4節　評価

音楽療法の効果をどのように評価するかは，医学モデルである以上，症状改善に主眼を置くことになる。コクランのレビューで採択された研究では定量的な結果が示されており，PANSS, SANS (Scale for the Assessment of Negative Symptoms), BPRS (Brief Psychiatric Rating Scale), SDS (Self Rating Depression Scale), Ham-D (Hamilton's Rating Scale for Depression) 等の，この領域では定番の評価尺度が用いられている。しかし，臨床の現場でこういった尺度を逐一用いて評価を行うことはあまり現実的でない。精神医療の現場を振り返ってみると，患者の症状改善の度合いは，基本的には精神現在症とよばれる，その横断面（ある時点での精神症状）での評価を繰り返しながら，縦断面（それらの経時的変化）を振り返ることで，どの症状がどのように改善したかを検討していく。音楽療法の効果を考える場合でも，医

療的なモデルであるならばこの点は同様であろう．したがって音楽療法の評価は，担当医をはじめとした医療チームとの情報共有のもとで初めて可能になるだろう．言い換えれば，治療チームが共通の治療目標の下に頻繁にディスカッションを繰り返して評価を行い，改善に向けて一丸となって進むといった，オーソドックスな臨床プロセスのもとに共有されるべきだろう．

第5節　まとめ

　本項では，統合失調症とうつ病の音楽療法に関して，まずその疾患の理解に紙幅を割いた．精神疾患は並列的配置で分類して考えると精神療法的なアプローチがしにくくなる面があるため，伝統的診断のもととなる精神障害全般の階層構造を概観した後に，統合失調症とうつ病の位置つけを解説した．次にコクラン・データベース上の現時点でのエビデンスを紹介し，統合失調症では比較的様々な効果が見出されているのに対し，うつ病では現時点ではその効果は明確ではないことに言及した．その後，それらの結果と呈示した症例をもとに，音楽療法の効果の多様性を，音楽の心理的作用や音楽心理学的観点を視野に入れながら，精神障害の階層構造をもとに検討した．そして医学的音楽療法の実践に向けて，現時点では明らかではない，病態と音楽療法技法の大まかな関連について bio-psycho-social model も援用しながら考察し，その枠組みの抽出を試みた．なお，本項の議論の中核は仮説呈示であり，今後の検証によって変化・修正される余地のあるものである．しかし仮説設定のない療法の実施は海図のない航海のようなもので，音楽療法が医学的効果を上げる上では能率がよいとはいえない．常に仮説設定とその検証の繰り返しこそが臨床そのものであり，このような議論が今後の音楽療法の医学的な発展の寄与となることを願う．

第13章

外傷性脳損傷

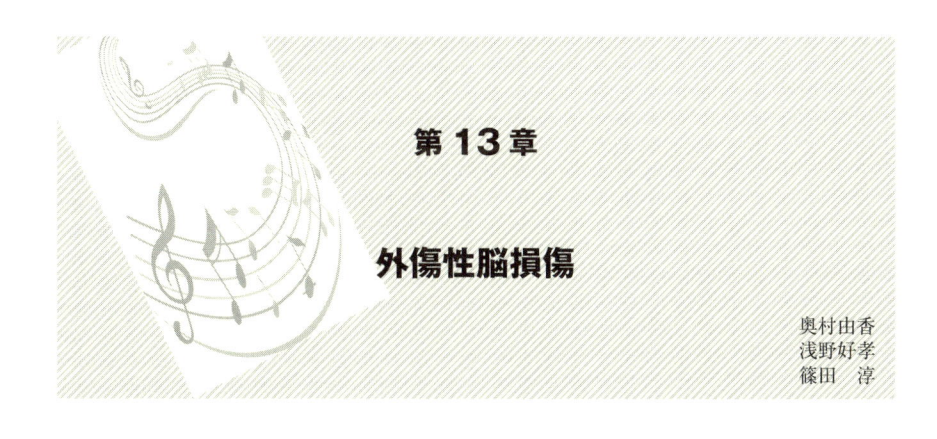

奥村由香
浅野好孝
篠田　淳

第1節　はじめに

1. 外傷性脳損傷とは

　外傷性脳損傷（Traumatic Brain Injury）とは，頭部および頭部近傍へ衝撃（外力）が加わることによって生じる脳実質の損傷である。頭皮や頭蓋骨のみの損傷で脳実質に損傷がみられない頭部外傷は含まれない。脳損傷は，衝撃が脳に加わることによって局所に生じる脳挫傷や脳内出血などの局所性脳損傷と，衝撃で脳実質が頭蓋内で強く揺られることによって生じる脳振とうや剪断力によって生じるび漫性軸索損傷（脳細胞をつなぐ軸索の広範にわたる損傷のこと）などのび漫性脳損傷に分類される。受傷の原因は交通事故がもっとも多く，次いで転落，転倒，殴打などによる。

2. 慢性期認知機能障害

　外傷性脳損傷の慢性期にみられる認知機能障害として，遷延性意識障害と高次脳機能障害があげられる。これらの障害は，診断，治療などの医学的な観点のみならず，保障，人権，介護といった社会的な観点からも今後集学的に対処されるべき大きな課題を孕んでいる。

（1）遷延性意識障害

　意識状態は，覚醒（arousal；意識の清明度）と認知（awareness；意識の内容）の両側面から評価される（図13-1）。覚醒の主座は脳幹部の上行性網様体賦活系と視床下部調節系，認知の主座は大脳皮質全体にあると考えられている（図13-2）。

　意識障害が長期間（3か月以上）続いている状態を，わが国では総称して遷延性意識障害と呼んでいる。欧米では，慢性期の重度の意識障害を外的刺激に対する反応の違いなどによって，反射以外の反応がみられない状態を植物状態（vegetative state），わずかでも簡単な命令に従ったり，意味のある状況下で笑ったりなど合目的

な動作がみられる状態を最小意識状態（minimally conscious state）に分類している（Giacino et al., 2002）。

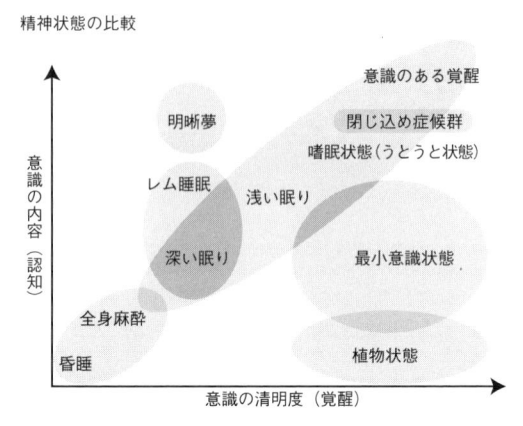

●図 13-1　精神状態の比較（Laureys, 2007 より引用，著者一部改変）

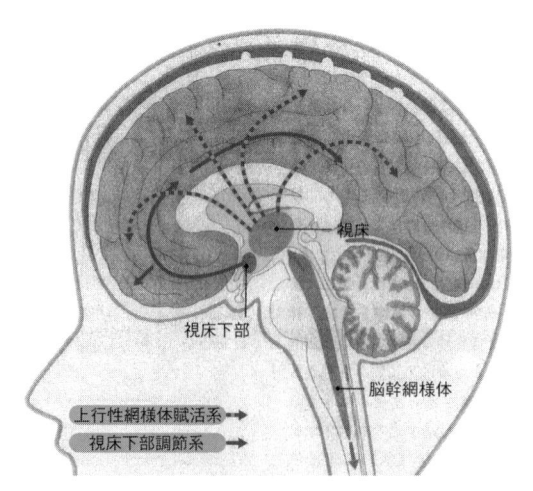

●図 13-2　上行性網様体賦活系と視床下部調節系（篠田, 2011）

(2) 高次脳機能障害

　高次脳機能障害とは，器質的な脳損傷によって生じた記憶障害，注意障害，遂行（実行）機能障害，社会的行動障害などを含む慢性期の認知機能障害である。記憶障害では，健忘，記銘力の低下，見当職障害などがみられる。注意障害では，集中力や選択的注意力の低下や，同時に複数の情報に注意を向ける配分性注意の低下などがみ

られる。遂行（実行）機能障害では，計画が立てられない，段取りが悪い，状況に応じて臨機応変に対応できないなど目的行動に関わる計画・判断・実行・監視の能力の低下がみられる。社会的行動障害では，意欲低下や自発性の低下，情動抑制障害，固執，対人関係構築の障害などがみられる。これらは，前頭葉や側頭葉内側の損傷との関連が深いと考えられている。なお，学術的な高次脳機能障害には，局所性脳損傷の症状としてみられる失語・失行・失認などが含まれるが，本項では厚生労働省の高次脳機能障害診断基準ガイドラインに依拠した（厚生労働省, 2008）。

第2節　医学的音楽療法の適応

第2節から第5節は，自動車事故による重症の外傷性脳損傷のリハビリテーション医療の専門機関である木沢記念病院・中部療護センターで行っている音楽療法を中心として述べる（奥村, 2007; 奥村ら, 2008；奥村, 2008）。外傷性脳損傷における医学的音楽療法は，生命の危機を脱して医学的に安定した状態の患者を対象とする。意識障害患者については，聴性脳幹反応（Auditory Brainstem Response: ABR）や聴覚性驚愕反射（音刺激でびくっとする）などの所見で聴覚反応が有ることを確認して適応する。音楽療法は，心地良さや楽しさなど感情や記憶に関与する辺縁系を刺激する聴覚刺激法，また，楽器類を用いて聴覚・視覚・触覚・位置覚など多感覚を連合的に刺激する感覚刺激法として，脳の可塑性を促進する治療法の一環として施行することが望ましい。

第3節　外傷性脳損傷における医学的音楽療法の目的と方法

1. 遷延性意識障害に対する医学的音楽療法
(1) 目的
①反応性の拡大　　音楽による多感覚および辺縁系への刺激入力と，それに対する反応のやりとりによって脳賦活を図り，反応性の拡大をめざす。つまり，人が介在して音楽を上行性と下行性の相互方向の刺激として用いることによって，残存脳機能を活性化することが狙いである。
②意思疎通の改善　　残存する運動機能と精神機能を用いて意思疎通の改善を図る。
(2) 方法
対象者の好みや経験に応じた音楽の聴取や，楽器類の音色・形状・手触りなどの感覚的特性や操作的特性を用いて，多感覚刺激を行う。その中で，音驚愕反射，音源定位反応，随意的な運動反応の有無などを確認していく。聴取音楽は，近親者などから対象者の好みを聴き取るとともに，同世代に支持されている音楽なども考慮して選択

する。提示する楽器は，対象者の目的に合わせて各々の楽器の感覚的特性を考慮して選択する。例えば，光沢のある細い金属棒の連なりが揺れ動いて音が出るツリーチャイムなどは，聴覚優位の対象者の視覚性の注意をうながしやすい。こうした楽器に対する反応は多感覚刺激に対するものであるため，追視の状態や感覚の優位性などを精査するためには，写真や物品などの視覚刺激や，音のみの聴覚刺激に対する反応など，単感覚に対する反応との比較が必要である。また，音楽刺激で表情変化などの反応がみられる場合は，チーム内で情報共有し，既存の聴覚・視覚・運動などの評価と合わせてその反応の経過を観察していくことが望ましい。

また，ギターやキーボードなどの楽器を提示した際，弦を爪弾いたり，鍵盤を押さえたりするような音出し行為がみられるようであれば，確実性を検討しつつ，模倣や音楽の開始，リズム，終了に合わせることなどをうながし，次の段階として，合目的動作や指示動作などに対する働きかけを行っていく。こうした音楽を介した反応は，言語理解に対する反応が曖昧で精査が不明な段階において，意識状態の評価や支援の手がかりになる場合もある。そして，音楽活動においても，残存する自発運動と，弁別同定や選択などの課題を段階的に用いて Yes/No 反応をうながし，意思疎通を図っていく。

2. 高次脳機能障害に対する医学的音楽療法

(1) 目的

①認知機能の改善　　対象者の動機付けを高める音楽活動を活用して，低下している認知機能を刺激しその改善を図る。

②余暇活動の推進　　社会生活における余暇活動の1つとして音楽活動が楽しめるよう支援する。

(2) 方法

高次脳機能障害の重症例では，記憶障害・注意障害・遂行（実行）機能障害・社会的行動障害が重複したり，局所性脳損傷による失語・失行・失認が加わったりする場合がある。そのため，医学的音楽療法の導入においては，対象者の音楽の好みを考慮するとともに，対象者の理解面のアセスメントを行う必要がある。

例えば，言語理解において，聴覚性理解（聞く）と視覚性理解（読む）に乖離がみられる場合には，音楽情報の伝達媒体を考慮する。聴覚優位であれば，歌詞の先読み補助による歌唱やリズム模倣などの楽器演奏，視覚優位であれば，歌詞カードを使う歌唱や簡易楽譜による楽器演奏などをおもに用いて音楽活動を構成すると，対象者の理解面の負担が軽減されるため動機付けが高まり課題を導入しやすい。また，運動能力や年齢なども考慮して，音楽活動が幼稚になったり，逆に難し過ぎたりしないように，使用する楽曲や楽器，編曲などを工夫し配慮する。特に，意欲低下や易怒性が顕著にみられる場合には，音楽そのものの好みに加えて，こうした側面を十分に考慮

し,「今取り組める楽しい音楽活動」をベースにして,「高次脳機能障害に対する課題を少しずつ付加していく」という手段が必要となる。

なお,本項では,高次脳機能が機能する上で基盤となる注意機能の障害に対する音楽療法から順に,記憶障害,遂行(実行)機能障害について紹介する。

①**注意障害**　気が散りやすく集中できない場合には,まず,本人が集中できるように,視覚的にも聴覚的にも刺激を制限する環境を整える。その上で,音楽療法では,音楽の始まりと終わりの構造特性や,交替奏・唱などの音楽活動を使い持続時間の延長を図る。また,選択的な注意をうながすために,本人が担当する以外の音(別パート)を干渉刺激として少しずつ加えていく。こうして,合わせる音楽活動を行うことで,集中力の改善を図る。

また,同時性や配分性など,意図的・目的志向的行動を制御する高次の注意機能の障害に対しては,自動レベルで行われる音楽活動の中に,能動的な注意機能を喚起する課題を意図的に挿入していく。例えば,2種類の打楽器でそれぞれ違うリズムパターンを同時に提示して,音の合図で模倣するリズムパターンを切り替えるよう指示したり,記号楽譜に記された複数の合図に従って演奏したり,演奏パターンを切り替えたりする(図13-3)などの音楽活動を適応する(**web参照**(**http://www.kitaohji.com/index.html**),映像：注意課題例1,注意課題例2　pdf：注意課題例1,注意課題例1の簡易ピアノ譜,注意課題例2)。

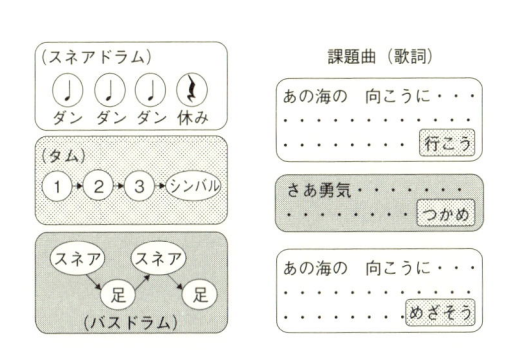

左　リズムパターンの表記例
右　左のリズムパターンを使ったドラム楽譜例(a-b-a形式の歌曲)。この楽譜は,aを左の上段(白)のリズムパターンで,bを左の下段(グレー)のリズムパターンで演奏することを基本に,それぞれ最後の1小節に左の中段(ドット)のリズムパターンを挿入する(fill inのように)という,切り替え・同時進行の課題となっている。

◐ **図13-3　ドラムセットを用いた注意課題例**

②**記憶障害**　記憶訓練の効果は限定的であるため,記憶障害に対してはメモやスケジュール帳などを代償手段として使用する方法が一般的である。一方で,記憶機能が

残存している可能性がある場合には，快の情動体験をともなう音楽活動は印象深い体験として残り得る可能性があるため，活動の内容について尋ね確認していく。手順としては，「今日はギターを弾きましたか？」に対してYes/Noで答えたり，「○○と××のどちらの曲を歌いましたか？」のような2択の質問に答えたりする再認から始める。そして記憶の保持時間の延長や，「今日は何をしましたか？」などの自発想起を段階的に進めていくとよい。また，記銘－保持－想起の記憶過程を活性化する方法として，音楽－イメージ記憶法（奥村ら，2008）の適応を考える。これは，従来のイメージ記憶法を歌で行う方法で，単純に名前の歌を覚えるということではなく，写真を見ながら名前の歌（図13-4）を覚えたら，次に写真を見て歌を思い出すこと，次に歌詞を想起すること，次に名前を想起すること，という作業を段階的に繰り返し行い，想起までの時間とルートの短期化を図っていく。覚えやすい歌を用いることで対象者の苦手意識が軽減されること，イメージと名前を歌の歌詞としてセットで記憶することで誤りのない学習になることなどが利点と考えられ，記憶訓練を導入する際に用いるとよい。

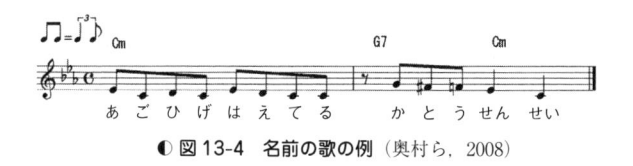

◐ 図13-4 名前の歌の例（奥村ら，2008）

③遂行（実行）機能障害　遂行（実行）機能は，社会性のある日常生活を遂行する際に発動されるもっとも高次の脳機能である。音楽療法においても，様々な判断や問題解決をともなう日常生活を前提に音楽活動を行い支援していく。例えば，演奏会を実施する場合，どのような音楽活動を行うかの計画を立てたり，それに必要な楽器や楽譜などを準備したりするということだけではなく，その時々で生じる様々な問題にどう対応し，修正や調整を行っていくか，または活動の効率性などについても合わせて評価して支援することが必要である。

第4節　評価方法

意識障害が重症の対象者に対しては，音楽－反応評価表（表13-1）を用いて，感覚的反応，情動的反応，随意的運動反応，Yes/No反応の4項目から音楽刺激に対する反応の状態を評価する（**web参照（http://www.kitaohji.com/index.html）**，映像：評価_随意的運動反応と意思疎通）。意思疎通が図れるようになったら，音楽－活動評価表（表13-2）を用いて聴覚的音楽活動，視覚的音楽活動，音楽

連合記憶の3項目から音楽活動に反映される感覚の優位性と認知機能について評価する(**web参照(http://www.kitaohji.com/index.html**),映像:評価_視覚性音楽活動_順序再生)。また,高次脳機能障害については,障害の傾向をおおよそ把握した上で,医療チーム内で精査された評価を参考に高次脳機能障害の支援を行っていく。

● 表13-1 意識障害患者に対する音楽的反応の評価表(奥村ら,2008より著者一部改変)

音楽-反応評価表	2点	1点	0点
1. 感覚的反応　　　　　　　/12点			
1　突然の音刺激(太鼓・シンバルなど)の音に対し驚愕反射や開眼反応がある			
2　音に対する音源定位反応(音のする方向を見るなど)がある			
3　楽器類に対する追視反応がある 　　オーシャンドラム・ツリーチャイム・タンバリン・フルーツマラカス(　　)			
4　聴覚刺激によって開眼(その他　　　　)反応が持続する			
5　触覚刺激によって開眼(その他　　　　)反応が持続する			
6　運動刺激によって開眼(その他　　　　)反応が持続する			
2. 情緒的反応　　　　　　　/8点			
1　音楽聴取によって開眼(その他　　　　)反応が持続する			
2　聴取する音楽の違いによって表情変化(　　　　　　)がある			
3　近親者の声や呼名に対して表情変化(　　　　　　)がある			
4　歌詞や曲名,歌手名,近親者の名前など,言語的な聴覚刺激に対して表情変化(　　　　　　)がある			
3. 随意的運動反応　　　　　/8点			
1　指し示した楽器が注視できる			
2　楽器類に対してリーチング動作がある			
3　楽器類に対して離握動作がある			
4　上肢や下肢に楽器を鳴らそうとする動きがある			
4. Yes/No反応　　　　　　　/8点			
1　言語やジェスチャーの指示により身体の一部を動かす/注視することができる			
2　形状や色の提示で楽器が同定できる(1/2選択)			
3　音の提示で楽器が同定できる(1/2選択)			
4　名称で楽器が同定できる、楽曲を聴いて題名が同定できる(1/2選択)			

注)80%以上の確率でできれば2点,40〜70%は1点,30%以下は0点

合計　　　　/36点

● 表13-2　最小意識状態～高次脳機能障害患者に対する聴覚的・視覚的音楽活動と音楽連合記憶の評価表（奥村ら，2008 より著者一部改変）

音楽－活動評価表		2点	1点	0点
1. 聴覚性音楽活動　　　　　／20点				
1	一定のテンポに合わせて拍打ちやタッピングができる			
2	音楽のテンポの変化に合わせて拍打ちやタッピングのテンポが調節できる			
3	音楽の強弱の変化に合わせて音量の調節ができる			
4	音程の変化に合わせて声の高さの調節ができる（メロディが歌える）			
5	規則的なリズムパターンの模倣ができる			
6	不規則なリズムの模倣ができる			
7	途中で止まることなく曲の終わりまで指示されたリズム打ちが遂行できる			
8	歌などの干渉因子があっても指示されたリズム打ちが遂行できる			
9	同時に提示される2つのリズムパターンを選択的に聞き分け模倣できる			
10	同時に提示される2つのリズムパターンを合図により切り替えて模倣できる			
2. 視覚性音楽活動　　　　　／26点				
1	目と手を協応させて楽器を鳴らすことができる			
2	打楽器の順序叩きが3～4つできる（追視できる）			
3	打楽器の順序叩きが5つ以上できる（追視できる）			
4	打楽器の逆順序叩きが2～3つできる（追視できる）			
5	打楽器の逆順序叩きが4つ以上できる（追視できる）			
6	あらかじめ指定された記号で楽器を鳴らす演奏ができる			
7	提示される記号に対応して楽器を選び鳴らす演奏ができる（1/3選択以上）			
8	指差しの補助をすれば、記号楽譜を見ながら楽器演奏ができる			
9	メロディを聴きながら、一定のテンポに合わせて、8の演奏ができる			
10	指差しなしで記号楽譜を見ながら演奏ができる			
11	メロディを聴きながら、一定のテンポに合わせて、10の演奏ができる			
12	複数のパートがある楽譜の中から、自分のパートを抽出して合奏ができる			
13	演奏上の間違いに気づき自己修正ができる			
3. 音楽連合記憶　　　　　／24点				
名前	1	「名前の歌」を聴いて選択できる顔写真が5以上ある（その逆も施行）			
	2	顔写真を見てイメージ（歌詞）が想起でき、歌詞を見て名前の穴埋めができる「名前の歌」が5以上ある			
	3	顔写真を見て再認できる名前が10以上ある（その逆も施行）			
	4	顔写真を見て自発想起できる名前が10以上ある			
振り返り	1	直前に行った音楽活動の記憶がある			
	2	音楽活動の内容がカードで選択できる			
	3	2を正しい時系列に並べることができる			
	4	使用した音楽の題名や楽器の名前のカードが3に一致できる			
回想	1	既知の音楽が歌える／　歌詞が想起できる			
	2	既知の音楽を聞いて題名や歌手名などが同定できる			
	3	思い出と結びつく音楽がある			
	4	思い出深い音楽を聞いてエピソードが自発想起できる			

注）80％以上の確率でできれば2点，40～70％は1点，30％以下は0点

合計　　／70点

第5節　実施上の留意点，工夫

　外傷性脳損傷の後遺症は多岐にわたり，それぞれの障害が複雑に絡まっている可能性が否定できない。そのため，医師，看護師，理学療法士，作業療法士，言語聴覚士，臨床心理士，ソーシャルワーカーなど様々な立場の視点からの評価と治療法の組み合わせが必要不可欠である。音楽療法の実施においては，まず音楽療法士がこうしたチーム医療の理解を深める努力をすることと，その上で，音楽療法側の情報をチームに発信する努力をすること，これらを並行して進めていくことが望ましい。そのためには，既存の評価法や訓練・治療法について調べることと同時に，音楽療法の活動分析を行っていくことを推奨する。そして，対象者および家族を含めて目標を共有した上で，支援の一環として音楽療法を実施していくことが望まれる。

第6節　エビデンスと先行研究

　外傷性脳損傷による遷延性意識障害に対する音楽療法については，症例報告が散見されるものの，無作為（ランダム）化対照試験（Randomized Controlled Trial: RCT）に依拠したコクラン・ライブラリーの評価はない。しかし，医学的文献として，音楽に対する反応を意識障害の評価として検討する研究報告（Magee, 2007; O'Kelly & Magee, 2013; Okumura et al., 2014）があることは心強い。

　高次脳機能障害に対する音楽療法については，脳血管性障害における報告が主である。外傷性脳損傷においては，外傷後健忘の興奮の軽減と見当職の強化に音楽が関与したという報告（Baker, 2001）がコクランのデータベースにあるが，効果について十分な評価はない（Bradt et al., 2010）。その他，医学的文献として，不安と気分の改善（Guétin et al., 2009），感情調整の改善（Thaut et al., 2009）など感情の改善に音楽療法が関与したという研究報告，外傷性脳損傷患者の声域と情動性のイントネーションの改善に歌唱プログラムが関与したという研究報告（Baker et al., 2005），また，旋律の同定課題と神経心理学的注意評価との相関を検討した研究報告（Jeong & Lesiuk, 2011）などがある。様々な障害が混在する可能性がある外傷性脳損傷は，神経学的背景を統一したRCTによる研究を行うことが難しい領域である。外傷性脳損傷に対する音楽療法のエビデンスの構築においては，臨床研究とともに，脳機能と音楽についての基礎的な研究を進めていくことが必要であろう。

第14章

脳血管障害

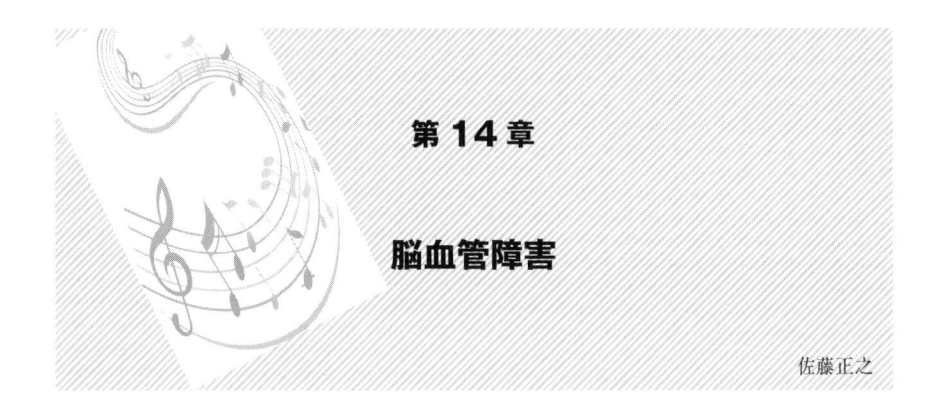

佐藤正之

第1節　はじめに

　脳血管障害（cerebrovascular disease: CVD）とは，脳血管の閉塞（梗塞）・破綻（出血）により脳が損傷を受けた状態をさす。脳卒中（stroke），脳溢血も同じ意味である。脳には局在がある。特定の脳部位が特定の機能を担う。障害を受けた部位により，脳血管障害は様々な症状を呈する。左半球損傷による失語症，右半球損傷による半側空間無視が代表である。これらの個別の症候は別章に譲り，本章では脳血管障害が原因で生じる麻痺に対する音楽療法について解説する。

第2節　脳血管障害とは

1．脳血管障害の現況と分類

　脳血管障害の患者数について正確な統計はなく，全国に150〜300万人が存在し，毎年30〜50万人が新たに発症するという。脳血管障害は，脳梗塞と脳出血に大別される（図14-1）。さらに前者は脳血栓と脳塞栓，後者は脳内出血とくも膜下出血に分けられる。脳血栓は，動脈硬化により次第に血管の内腔が狭窄し，ついには完全に閉塞した状態をいう。頸動脈や中大脳動脈などの主幹動脈に生じるアテローム血栓性梗塞と，主幹動脈から分岐した穿通枝である小血管が閉塞したラクナ梗塞がある。脳塞栓とは，塞栓子といわれる物質が流れてきて動脈を閉塞させることにより生じる。不整脈などで血液が淀むようになった心臓の中に血の塊ができ，それがはがれて血流にのって動脈の末端を閉塞させる心原性脳塞栓が代表である。脳内出血の多くは高血圧が原因で，好発部位が決まっている。被殻，視床，小脳，橋の順に多い。くも膜下出血は，動脈瘤が破れて脳の表面に沿って出血が生じる。発症1〜2週間後に動脈が異常な収縮（脳血管攣縮）をきたし，症状がさらに増悪することがある。

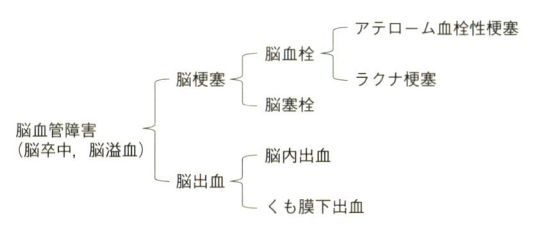

```
                                    ┌─ アテローム血栓性梗塞
                        ┌─ 脳血栓 ─┤
              ┌─ 脳梗塞 ─┤         └─ ラクナ梗塞
              │         └─ 脳塞栓
脳血管障害 ───┤
(脳卒中, 脳溢血)
              │         ┌─ 脳内出血
              └─ 脳出血 ─┤
                        └─ くも膜下出血
```

● 図 14-1　脳血管障害の分類

2. 脳血管障害の症候

　脳血管障害の代表的な症状は麻痺である。障害側と反対側の上下肢と顔の下半分が思うように動かなくなる。病巣の部位と大きさによって，麻痺が上下肢・遠近位のいずれに強いかが決まる。手は細かな動きを担うため，軽度の麻痺でも日常生活に多大な支障を生じる。下肢の中等度以上の麻痺では，歩行が困難となる。場合によっては，装具などが必要である。麻痺が喉頭・咽頭に及ぶと，言葉の発音や飲み込みが不自由になる（構音・嚥下障害）。この場合，発話の不明瞭さが構音障害によるものか，失語症によるものかを峻別しなければならない。リハビリの方法がまったく変わってくるからである。構音障害では，発音は不明瞭でも音の選択は正確にできる。書字は正しくでき，話し言葉の理解も良好で，文字盤などの使用が役立つ。失語症では，脳に蓄えられていた言語の構造が崩れているので，音の選択自体を間違え（錯語），書字もできない。また話し言葉の理解も障害され，文字盤も無効で，いわゆる言語訓練が必要である。嚥下障害については，食物形態や摂食時の姿勢の工夫などで対応する。それでも誤嚥により肺炎を繰り返すときには，経管栄養や胃瘻などが必要となることもある。臨床現場では，構音・嚥下障害，失語症ともに言語聴覚士がリハビリを担当する。

3. 脳血管障害の危険因子

　高血圧，糖尿病，脂質代謝異常症など，いわゆるメタボリック・シンドロームといわれるものが相当する。言い換えるとこれらの適切なコントロールにより，脳血管障害の発症は予防できる。高血圧は，収縮期140mmHg，拡張期85mmHg以下にすることが必要である。外来にて内服治療を受けている高血圧患者のうち，適切にコントロールされているのは3分の1に過ぎないという。一時期，血圧を下げると脳血流が減りかえって脳梗塞を増やすというJカーブ説が言われたが，近年の研究では否定されている。糖尿病患者の血糖コントロールの指標としてHb-A1c（ヘモグロビン・エーワンシー）がある。Hb-A1cは，測定時点から遡って数か月間の血糖の状態を表す。すなわち，仮に血糖自体は正常値であってもHb-A1cが高値であるならば，過去

数か月間，患者の体は高血糖状態にさらされていた，つまり血糖コントロールが不良であったことを示す。高齢者になると，若干コントロールを緩くしたほうが生存率が伸びるとの報告もある。脂質代謝異常症は，コレステロールの上昇なかでも悪玉といわれる LDL コレステロールの上昇が問題である。これらはいずれも，生活習慣病である。食事内容や味の好み，運動習慣の有無などが大きく影響する。薬物治療だけでなく，栄養士や保健師による生活指導が重要である。

　この他の危険因子として，不整脈や心機能低下がある。血液が血管内で固まらないのは，常に流れているからである。言い換えると，血流が低下し淀みが生じると，血液は容易に固まる。不整脈や心機能低下があると，心臓内で血液が鬱滞を起こして固まり，血栓を生じる。その血栓が何かの拍子にはがれると動脈の血流にのり，様々な臓器で血管を閉塞させ梗塞を生じる。特に，心房細動による脳梗塞は，高齢者にしばしば見られる。過去 50 年間，治療薬としてはワーファリンのみであったが，頻回の採血による効果チェック，納豆や青色野菜の摂取制限など，手間や制限がかかりコントロールが不良になりやすかった。ここ数年，それらを必要としない新しい薬剤が開発され，心房細動患者の脳梗塞予防は変革期を迎えつつある。

第3節　脳血管障害の音楽療法

1. 麻痺に対する音楽療法の報告

　コクラン・ライブラリー（The Cochrane Library）は，脳血管障害を含む脳損傷に対する音楽療法について記載している（Bradt et al., 2010）。それによると，リズムによる聴覚刺激法（Rhythmic Auditory Stimulation: RAS）が歩行障害に有効であるという。RAS は，歩行のようにもともとリズムを有する運動に対し用いられる療法の1つで，メトロノームや二拍子または四拍子の楽曲を提示することにより，歩調や歩幅，速さなどへの cue を与え，歩行を改善する。1990 年代末から 2000 年代にかけて Thaut ら（1999）のグループによって導入された。RAS とそれに類似する方法を用いた音楽療法は，これまで主にパーキンソン病の歩行障害に対して行われ，有効性がほぼ確立している（例えば Satoh et al., 2008 を参照）。コクラン・ライブラリーは RAS の有効性を示唆しているが同時に，臨床場面で推奨されるためには無作為（ランダム）化対照試験（Randomized Controlled Trial: RCT）によるさらなる研究が必要としている。

　脳血管障害に対する音楽療法の報告は，従来は症例報告ないしはコントロール群の置かれていない観察研究がほとんどであった。コントロール群を有し，定量的指標で効果を検討した報告がなされるようになったのは，ここ5～6年である。なかでも Schneider ら（2007）の報告は，対象設定の適切さ，評価法の厳密さから，この分野

における記念碑的論文とでも言うべきものである。以下，おもな報告について解説する。

(1) 楽器を用いた訓練は上肢の麻痺を改善する

共著者である Altenmüller は神経内科医で，神経科学と臨床に根差した音楽療法関連の研究を数多く報告している。Schneider ら（2007）は，上肢の麻痺に対し楽器を用いた訓練を行った。上肢の麻痺を有する脳血管障害患者 20 名（左半球病変 10・右半球病変 10 名：楽器訓練群）に対し，MIDI ピアノとピアノ音を出す電子ドラムパッドを用いて，最初は麻痺肢のみ，続いて両上肢を用いた訓練を 1 回 30 分，3 週間に渡って 15 回，通常の訓練に加えて施行した。MIDI ピアノは手の巧緻運動，電子ドラムは上肢近位筋の訓練を目的とする。最初は単一の音を鍵盤かドラムパッドでたたくという課題から始め，次第に難易度を増していった。もっとも難しいレベルは，童謡や民謡の始まり部分と 5〜8 音からなるメロディーの麻痺肢での演奏であった。コントロール群として，同様の麻痺を有する脳血管障害患者 20 名（左半球病変 10 名・右半球病変 10 名）に対し，同じ期間，通常の訓練を行った。評価法として，運動分析システムを用いたコンピュータによる三次元方向での運動の解析と，一般臨床で用いられる確立されたテストを用いた。その結果，楽器訓練群では運動のスピード，正確性，スムーズさが有意に改善した。Schneider らはこの訓練を MST（Music-Supported Training）と呼び，その効果について，運動の結果が音として同時にフィードバックされることにより，患者は自分の運動をより適切にモニタリングし修正しやすくなったためと考察している。

(2) 音楽聴取は脳血管障害患者の改善を促進する

Schneider とならび，脳科学関連の一流国際誌に掲載された臨床場面における音楽療法の論文である。Säkämö ら（2008）は，音楽聴取が急性期の脳血管障害患者の認知機能や気分に与える影響について調べた。左または右中大脳動脈（Middle Cerebral Artery: MCA）領域の脳血管障害患者 60 名をランダムに，音楽群，言語群，コントロール群に分けた。標準的なリハビリに加え，音楽群は患者が自分で選んだ音楽，言語群は物語の音読の録音を，毎日最低 1 時間，2 か月間聴取した。コントロール群は何も聞かなかった。脳血管障害発症 1 週間後をベースラインとし，3 か月・6 か月後に神経心理検査を行った。その結果，音楽群は他の二群に比し，言語性記憶と焦点性注意（focused attention）が有意に改善した。また，音楽群はコントロール群に比し，うつや混乱した気分（confused mood）に陥る人が少なかった。

以上より，脳血管障害発症早期から音楽聴取を行うことにより，認知機能の回復を促進し，ネガティブな気分になるのを防ぐことが示唆された。本研究は，コントロール群だけでなく，同じ時間，同じ感覚モダリティ（聴覚）を通して言語的な刺激を与えた群を設定している点が巧みである。また，治療開始までの時間や脳損傷の大き

さ，ベースラインでの全般的な認知機能については群間で差のないことが，予め確認されている。

(3) RAS は脳血管障害患者の歩行を改善する

　脳血管障害発症 30 日以内の患者 15 名に対し，通常のリハビリを 30 セッション行なった。それに加えて，①全 30 セッションすべてで RAS も行う（5 名），②最後の 20 セッションだけ RAS を行う（5 名），③最後の 10 セッションのみ RAS を行う（5 名），という 3 つの条件で RAS を施行した（Hayden et al., 2009）。患者の好む曲を 40・50・60・70・80・90・100・110/ 分の速さで録音したものを用意し，患者の歩行に合ったものから用いた。ベースラインと 10・20・30 回目のセッション後に，歩調とバランスを測定した。RAS に効果があるならば①＞②＞③の順に改善が大きいと予想される。結果は，各条件ともに歩調，速さ，歩幅，バランスが有意に改善し，予想通り早期から RAS を行った群ほど歩調とバランスで有意な改善がみられた。

(4) 音楽を用いた運動訓練は脳血管障害患者の身体的・心理的状態を改善する

　Jun ら（2012）は，発症 2 週間以内の入院中の脳血管障害患者 40 名を，ランダムに実験群とコントロール群に分けた。実験群には，週 3 回，各 60 分間の運動音楽療法（Music-Movement Therapy: MMT）を 8 週間（全 24 回）施行した。コントロール群は，通常の治療のみを行った。MMT は，準備運動としてまず 20 分間のストレッチを行い，首や肩，腕，膝などをバックグラウンド・ミュージック（BGM）に合わせて動かした。曲は，患者が若い頃に流行した曲で，スライドを用いて歌詞を提示し，患者が歌えるようにした。メインの運動として，椅子に座って唄う際に，健側で楽器（タンバリン，マラカス）を持って 8 曲を，30 分間にわたり演奏した。終了時には，難易度や患者自身が感じた効果を述べてもらった。その結果，実験群では肩と肘関節の屈曲が有意に改善し，気分状態もより良好であった。以上より，急性期の脳血管障害患者に対し，MMT は通常の訓練よりも有効であることが示唆された。

(5) 自宅療養している慢性期の脳血管障害患者に対する音楽療法の有効性

　現在，病院でのリハビリは 6 か月が上限とされている。6 か月で区切ることの医学的妥当性は議論の余地があるが，その後は自宅や施設での生活が主となる。自宅で療養している慢性期の脳血管障害患者に対する音楽療法の有効性を調べた研究がある（Jeong & Kim, 2007）。発症から半年以上経過した脳血管障害患者 33 名を，ランダムに実験群 16 名とコントロール群 17 名に分けた。実験群には RAS を週 2 時間，8 週間に渡り施行した。コントロール群は通常のケアを行った。RAS は，手をつないで歌を歌った後，リズムに合わせて全身運動をしたり座ったり歩いたりし，さらに打楽器の演奏も行った。家庭では少なくとも週 3 回は行うように求められた。その結果，実験群では運動や柔軟性が改善し，よりポジティブな気分になり，社会性もアップした。

2. 脳内メカニズムの検討

　脳血管障害による麻痺に対する音楽療法の脳内メカニズムについて検討した報告がある。訓練は効果のあることが重要だが，その脳内メカニズムを明らかにすることにより，方法のより深い理解とさらなる改善へとつなげることができる。

(1) 音楽療法は慢性期の脳血管障害患者の感覚運動皮質の再構成をうながす：症例報告

　20か月前に左中大脳動脈の脳血管障害を起こした43歳女性に対し，MSTを行い，経頭蓋磁気刺激 (Transcranial Magnetic Stimulation: TMS) と機能的MRI (functional MRI: fMRI) を用いて脳活動の変化を調べた (Rojo et al., 2011)。楽器 (MIDIピアノ，電子ドラム) を用いて麻痺した上肢の訓練を，1回30分，4週間にわたり全20回施行した。ペグボードなどの臨床評価とコンピュータを用いた三次元運動解析の結果，運動の著明な改善がみられた。手の運動時のfMRIでは，介入後に，麻痺肢と同側・対側の過度な活性化が軽減していた。TMSでは皮質の興奮性の変化が確認された。以上より，MSTが本例の感覚運動皮質の再構成を促進したことが示唆された。

(2) 音楽療法は慢性期の脳血管障害患者の感覚運動皮質の再構成をうながす：群研究

　前述で単一症例に対してなされた検討を，多人数を対象にコントロール群を置いた介入研究で調べた。発症から6か月以上を経過した，軽度から中等度の手の麻痺を有する慢性期の脳血管障害患者20名に対し，Schneiderら (2007) の方法に倣い，1回20分のセッションを4週間，計20回行った (Amengual et al., 2013)。楽器はMIDIピアノと電子ドラムを使用。コントロール群として，同じ年齢の健常者14名に対し同様の訓練を施行した。運動の評価法はSchneiderらの報告 (2007) と同じで，さらにTMSにより介入期間の前後での運動皮質の興奮性を測定した。その結果，患者群では運動が改善するとともに，障害半球の運動誘発電位 (Motor Evoked Potential: MEP) が有意に増大した。以上より，MSTは皮質の可塑性を変化させることにより患者の運動機能を改善すると考えられた。

(3) 音楽療法は亜急性期の脳血管障害患者の大脳皮質のネットワークを改善する

　MSTによる脳の変化を神経生理学的に検討した研究である (Altenmüller et al., 2011)。発症2か月の，中等度の麻痺を有する脳血管障害患者31名に対し，通常の訓練に加え，MIDIピアノや電子ドラムを用いた運動を3週間に渡って1回30分，全15セッション行った。コントロール群である同様の麻痺をもつ患者30名には通常の訓練のみを行った。介入期間の前後に，指 (鍵盤) や腕 (ドラム) の運動を行っている際の脳波を測定した。結果として，MSTにより，運動のスピード，正確性，スムーズさが改善し，訓練後には前に比し脳波のコヒーレンス (coherence) が増大した。コヒーレンスとは，2つの脳部位間で得られた脳波に含まれる周波数成分ごとの相関関係のことで，脳部位間のネットワーク関係を表す。コヒーレンスの増大は，脳

部位間の結合性（connectivity）が改善したことを示唆している。一方，コントロール群では，脳波にそのような変化はみられなかった。

第4節　将来に向けて

　脳血管障害に対する音楽療法の研究は，始まったばかりである。単一症例か少数の患者を対象としコントロール群を持たない逸話的報告から，多数例を対象とし客観的指標でもってコントロール群との違いを示す定量的報告へと，主体が変わりつつある。そこでは，キーボードや電子ドラムを使い，楽器演奏を運動の1つの手段として用いている。楽しんでできるという動機づけに加え，音による動作と同時のフィードバックが患者の運動制御を高め，訓練効果を増大させると考えられている。さらに近年，機能画像や神経生理学的手法を用いてその脳内メカニズムを探る研究も出てきている。臨床での効果の客観的評価とそのメカニズムの解明は，脳血管障害に対する音楽療法を確立するための車の両輪である。

　今後の研究に必要なこととして，以下のものがあげられる。

(1) 構音・嚥下障害に対する音楽療法

　歌唱は咽喉頭の運動である。脳血管障害患者は，しばしば咽喉頭の麻痺（球麻痺）を伴う。発話や嚥下は患者の生活の質に大きく影響する。歌唱を用いた音楽療法は，これらの症状に対し有効な訓練法となる可能性がある。

(2) 音楽療法が他の訓練法よりも有効か

　これまでの報告は，実験群とコントロール群の両方に通常の訓練を行い，実験群にはさらに音楽療法を追加したものが多い。訓練時間が長ければ，当然大きな効果が得られる。同じ訓練時間で，他の訓練法と比較しても，音楽療法による効果が優れているかは，現時点ではわかっていない。

(3) 音楽療法の経済性

　音楽療法は他の治療と比べ，効果で劣らないだけでなく，経済的にも優れているだろうか。この経済性とは，費用だけでなく，療法士や介護者の負担をも含んでの意味である。

　脳血管障害は，もっとも患者数の多い疾患である。しかも障害は多くの場合，永続する。音楽が慰めをもたらし，生への希望を生み出す力を持つことは当然のこととし，さらに身体機能の改善に寄与するならばこれほど望ましいことはない。音楽療法士の前には未踏の広大な領域が横たわっている。

第15章

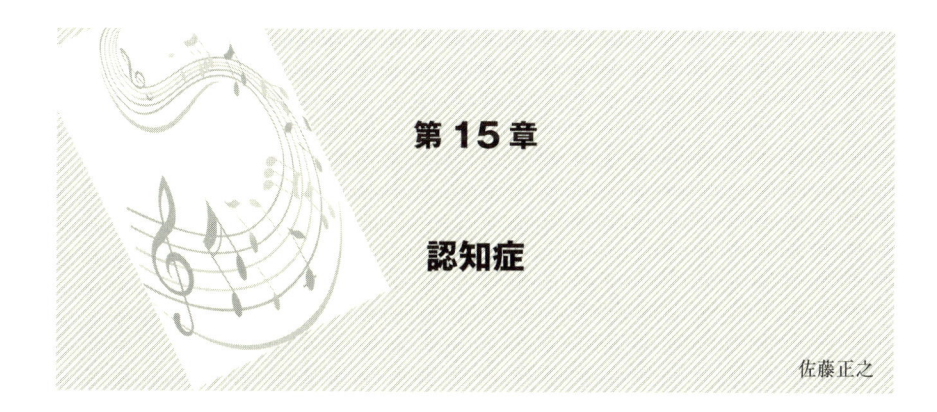

認知症

佐藤正之

第1節 はじめに

　超高齢化社会を迎えたわが国において認知症は，医療のみならず社会，福祉，経済面で大きな問題となっている。認知症の原因疾患の多くには，根本治療薬が見出されていない。非薬物治療の効果は薬物と同等とする報告もあり（Kurz et al., 2011），音楽療法は症状の軽減と機能維持のためにもっとも期待されている非薬物療法の1つである。本章では，認知症について解説した後に，認知症への音楽療法の現時点でのエビデンスを紹介したい。

第2節 認知症とは

1. 認知症の定義と現況

　認知症とは，「後天的に獲得した知能が，脳の器質的障害によって持続的に低下した状態」と定義される（南山堂医学大辞典）。後天的の反対語は先天的である。したがって，生まれながらの障害や知的障害は認知症には含まれない。器質的障害ということは，画像や剖検で形として確認できる異常があるということを意味する。そして持続的とは，その状態が一時的，一過性ではないということである。つまり認知症とは，いったんは正常に発達を遂げた知能が，何らかの原因で脳が障害されたことにより，ある時を境に不可逆的に低下している状態である（図15-1）。

　ここで注意すべきは，認知症の定義に"も

◉ 図15-1　年齢と知能と認知症との関係

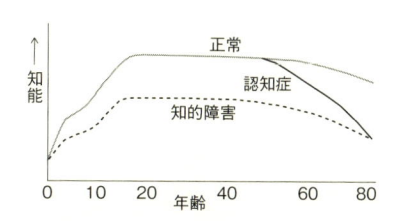

年齢と知能との関係で認知症を図示する。正常に発達した知能が，ある時期を境に持続して低下している。最初から知能が正常レベルまで到達しなかった知的障害と異なることに注意。

の忘れ"という用語が出てこないことである。記憶は知能の一部であり，その障害は認知症の主要な症状の1つである。しかし，もの忘れがあるだけで認知症とはいわない。高齢になると誰でももの忘れ，特に固有名詞が出て来にくくなる。では，正常なもの忘れと認知症の違いは何だろうか。それは生活障害の有無である。正常高齢者の場合，多少のもの忘れがあっても，それが大きく日常生活での活動性（Activity of Daily Life: ADL）を下げることはない。それに対し認知症では，もの忘れによりその人のADLが明らかに低下している（表15-1）。具体的にある人が認知症かどうかを判断する場合，生活障害の有無，すなわちその人の教育歴，職歴，生活歴などからみて，現在の状況が加齢だけで説明がつくかどうかを，家族や介護者の情報をもとに判断するとよい。

◦ 表15-1 認知症と正常のもの忘れの違い

	もの忘れ	ADLの障害
認知症	あり	あり
正常	あり	なし

わが国での認知症患者数は長らく，現在200万人で15～20年後に最大の400万人になるとされていた。しかし，2011年に厚生労働省から発表された数字では2010年で305万人と1.5倍になった。さらに2013年6月，厚生労働省の研究班（代表者：朝田隆筑波大教授）の調査によると，2012年時点で認知症患者が462万人，認知症の予備群といえる軽度認知障害（Mild Cognitive Impairment: MCI）の高齢者も約400万人いると報告された。数年前まで最大時に到達するとされていた数字に，すでに現状でなっていることが明らかになり，最大時には現状の倍すなわち800～900万人の認知症患者が生じることになる。根本から認知症対策を練り直すことが医療，行政，福祉の喫緊の課題となっている。

2. 認知症の症候

認知症の症候として中核症状とBPSD（Behavioral and Psychological Symptoms of Dementia）がある（図15-2）。中核症状は，脳の障害により失われてしまった能力で，すべての認知症患者に生じ，病気のステージが進むとともに確実に悪化する。BPSDは，生き残っている脳が不必要に活動し暴れている状態と解釈される。病気のステージとは無関係に起こり，全経過を通じてみられない患者もいれば，BPSDにより認知症の存在が明らかになる患者もいる。従来，周辺症状といわれていたが，これらの症状は療養の成否を左右する重大な事柄であるのに対し，「周辺」という語が「副産物的」「重要性が低い」という正反対のイメージを起こさせかねないので，わが国でもBPSDというアルファベットの略語がそのまま用いられるようになった。

BPSDの頻度は，実際の臨床場面では数十パーセントくらいの印象があるが，詳しく調べると認知症患者の8～9割に何らかのBPSDがみられるという（Matsumoto et al., 2007）。2005年に米国食品医薬品局（FDA）から，BPSDに対ししばしば用い

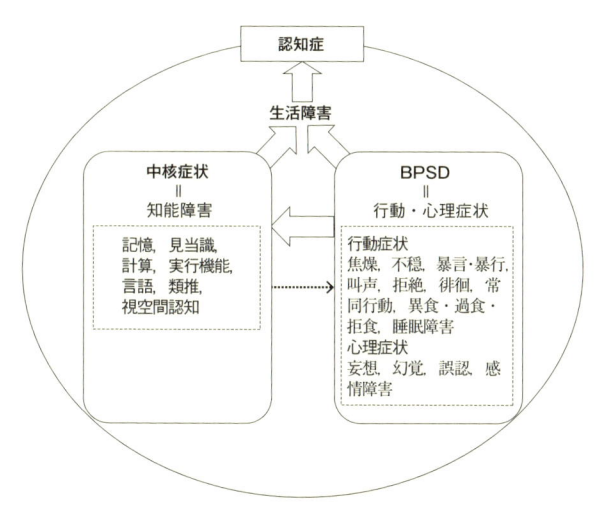

一般にBPSDは中核症状の程度には無関係とされるが，なかには病期の進行とともに出現しやすくなるものもあるという。両者はともに，生活障害の原因となる。

● 図15-2　中核症状とBPSD

られる非定型抗精神病薬が認知症患者の死亡リスクを1.6〜1.7倍高めることが報告された。BPSDは予防が第一だが，発症した場合，現時点ではBPSDに適用を有する薬剤はなく，非薬物療法を活用しつつ，それでも改善がみられないときには死亡リスクの上昇を承知しつつこれらの薬剤を用いているのが実情である。そしてBPSDの予防と改善に効果が期待されているのが，音楽療法である。

3. 認知症を呈する主な疾患
(1) アルツハイマー病

　アルツハイマー病は，認知症の約半数を占める。アミロイドβ蛋白（Aβ）や神経原線維変化が脳内に蓄積し，神経細胞が死滅することにより，認知機能が低下する。多くの場合記憶障害が初発症状で，視空間認知の障害である構成障害をともなう。患者は自身のもの忘れについて自覚はないか，あっても実際よりも軽くみなしており，家族の印象と乖離している。初期は，もの忘れはあるものの日常生活に大きな障害はないが，経過は慢性進行性で，中期になると料理や洗濯，掃除，買い物といった作業や財産管理に障害がみられるようになり，後期になると入浴，衣服の選択と着脱，排尿便などの生活の基本となる作業がうまくできなくなる。

　アルツハイマー病は，脳の連合野といわれる様々な感覚情報を統合する領域から障害され，運動や感覚に直接関係する一次運動・感覚野は末期に至るまで保たれる。す

なわち，情報処理や判断力が障害される一方，身体機能は保たれるため，徘徊などの問題が生じやすい。

現在，アルツハイマー病の根本治療薬は存在しない。わが国で発売されている4剤も，服用により一時期認知機能に若干の改善がみられるが，1～2年後にはもとと同じレベルにまで戻り，その後は服用前と同じペースで進行していく。

(2) 軽度認知障害

軽度認知障害（Mild Cognitive Impairment: MCI）は疾患ではなく，認知症の前段階の状態を表す用語で，もの忘れはあるが日常・社会生活にはまったく支障はない状態を指す。MCIは，記憶障害の有無により健忘型（amnestic）と非健忘型（non-amnestic）に分けられ，前者が特にアルツハイマー病の超初期と考えられている。通常の高齢者の認知症の発症率が年数％であるのに対し，健忘型MCIでは年10～15%，6年では80%が認知症に進展する。MCIの段階ですでに側頭葉にアルツハイマー病と同程度の病理学的変化が生じており，MCIはいわばアルツハイマー病に向けて「トリガーされた」状態であるという（Hyman Goez-Isala, 1996）。MCIの段階でいかに早期発見・早期治療・早期介入を行うかが，大きな課題となっている。

(3) 血管性認知症

脳の血管が詰まったり（梗塞），破れたり（出血）することにより脳が損傷を受け，認知症に至った状態である。認知症の約3割を占める。その中でもっとも多いのは，高血圧が原因で直径100～200 μmの細動脈の硬化により生じた小血管性認知症（別名：小血管病）といわれるタイプで，全体の半数を占める。精神運動速度の低下すなわち「頭の回転が遅くなる」のが特徴で，記憶障害は中期に至るまで目立たない。言い替えると，認知症＝もの忘れと思っていると，小血管性認知症を見逃す。しかも，このタイプは血圧コントロールにより発症や進展を抑制することができる。歩行でのバランス障害，構音・嚥下障害などをともなうことが多い。

(4) レビー小体型認知症

レビー小体型認知症（Dementia with Lewy Bodies: DLB）は，幻視とパーキンソン症状を特徴とする。幻視は，子どもや動物が鮮明に見えるというもので，患者は現実との区別がつかないこともしばしばである。手に埃がついているといった体感幻覚を生じる例もある。記憶や知能は末期まで比較的保たれる。パーキンソン症状は，歩行障害，動作緩慢が主で，パーキンソン病にみられるような振戦は目立たない。また，DLBの患者は薬剤過敏性を示す。少量の安定剤などでも過眠やふらつきといった副作用を生じやすい。

(5) 前頭側頭型認知症

前頭側頭型認知症の代表的疾患としてピック病がある。前頭葉や側頭葉は人格や情動の場とされており，前頭側頭型認知症の患者はそれらが萎縮・変性をきたすため，

社会生活上様々な問題を引き起こす。衝動を抑えられない脱抑制や性的逸脱は，しばしば万引きや痴漢といった第三者から見ると犯罪行為の原因となる。しかし，記憶や知能，視空間認知などは保たれており，これらの検査結果は少なくとも初期には良好である。発症年齢もアルツハイマー病より10歳ほど若年で，治療法はなく，ケアや介護に難渋することも多い。

(6) 治療可能な認知症

上記にあげた疾患は，いずれも現時点で根治法がない。高血圧が原因で生じる小血管性認知症も，血圧コントロールで進展は防止できても，いったん障害された脳は元に戻らない。しかし，一見これらの疾患にみえて，実は治療可能な疾患が潜んでいることがある。それらは適切に検査・治療を行うことにより完治できる。そういう一群の疾患をtreatable dementia（治療可能な認知症）とよぶ（表15-2）。認知症患者は，少なくとも一度は専門医を受診し，treatable dementia が潜んでいないかどうか，チェックを受けるべきである。

●表 15-2　治療可能な認知症

頭蓋内病変
　慢性硬膜下血腫
　正常圧水頭症
　脳炎
　神経梅毒
代謝・内分泌疾患
　甲状腺機能低下症
　心不全
　呼吸不全
　腎不全
　電解質異常
　ビタミン欠乏症
中毒性疾患
　薬物
　抗精神病薬、抗うつ薬、睡眠剤、
　抗コリン剤、抗てんかん薬 など
精神科疾患
　うつ

第3節　認知症への音楽療法

1. BPSD

現在，エビデンスのもっとも信頼できる情報インフラがコクラン・ライブラリー（Cochrane Library, http://www.thecochranelibrary.com/view/0/index.html）である。コクラン・ライブラリーは，無作為（ランダム）化対照試験（Randomized Controlled Trial: RCT）を中心とした世界中の臨床試験をレビューした結果をネット上で公開している。RCTは，無作為抽出による対照条件を用いた実験をさす。RCTはエビデンスを出すためのもっとも強力な研究方法である。コクラン・ライブラリーで用いられている手法はシステマティック・レビュー（systematic review）といわれ，単に過去の報告を羅列するのではなく，それぞれの質的評価を行い，メタアナリシスを中心とした統計学的統合を行う。対象は，すべての治療，予防などあらゆる領域を含み，ここで有効性が確認されたものは，もっとも強力なエビデンスの1つとみなされる。BPSDに関連する音楽療法としてコクラン・ライブラリーでは，徘徊についてのレビューが報告されている（Hermans, 2009）。結果は，コントロール群を有するRCTという組み入れ基準（inclusion criteria）を満たす報告がなく，徘徊に対

する音楽療法の効果は現時点では判定不能であった。

　しかし近年，BPSDに対する音楽療法の有効性についての有効性を示す複数のメタアナリシスが発表され，エビデンスが確立しつつある。Uedaら（2013）は，RCTもしくはよくコントロールされた音楽療法による認知症患者への介入研究20編（651名）について，システマティック・レビューとメタアナリシスを行った。ほとんどの研究は，歌唱や楽器演奏，音楽鑑賞などを組み合わせており，平均すると各セッションは36分／日で，2〜3回／週で10週間にわたり施行されていた。結果として音楽療法は，不安（anxiety）に対して中等度，行動異常に対し若干の効果を有することが示された（図15-3）。McDermottら（2013）は，ナラティブ統合（narrative synthesis）という手法を用いて，認知症に対する音楽療法の効果をレビューした。システマティック・レビューは一般にRCTによる研究を対象とする。しかし，音楽療法をはじめとする心理社会的介入の研究デザインとしてRCTは，治療群とプラセボへの振り分けといった倫理面の観点から，必ずしも最適とは限らない。ナラティブ統合とは，RCTに基づいたメタアナリシスに馴染みにくい研究に対して行うシステマティック・レビューの1つで，具体的には言葉や文章で所見を説明しているような研究を対象とする。目的，対象，方法が明確に記述されているといった組み入れ基準を満たした18編の論文（15編は定量的：RCT 6，ランダム化されていない対照試験 4，前後比較 5。3編は定量と定性の混合）を評価の対象とした。その結果，BPSD，社会・人間関係の改善に音楽療法は有効であった。以上より，BPSDは音楽療法の効果がもっとも期待できる領域の1つといえる。

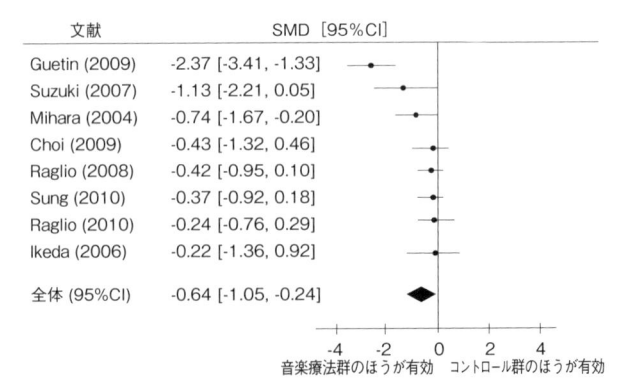

文献	SMD [95%CI]
Guetin (2009)	-2.37 [-3.41, -1.33]
Suzuki (2007)	-1.13 [-2.21, 0.05]
Mihara (2004)	-0.74 [-1.67, -0.20]
Choi (2009)	-0.43 [-1.32, 0.46]
Raglio (2008)	-0.42 [-0.95, 0.10]
Sung (2010)	-0.37 [-0.92, 0.18]
Raglio (2010)	-0.24 [-0.76, 0.29]
Ikeda (2006)	-0.22 [-1.36, 0.92]
全体 (95%CI)	-0.64 [-1.05, -0.24]

音楽療法群のほうが有効　コントロール群のほうが有効

SMD: standard mean difference
CI: 信頼区間 (confidential interval)

● 図15-3　認知症患者の不安に対する音楽療法のメタアナリシス
　　　　　（Ueda et al., 2013を改変）

2. 中核症状

　コクラン・ライブラリーで，認知症患者に対する音楽療法の効果がレビューされている（Vink et al., 2011）。認知症患者の行動障害，社会的障害，認知機能障害，情緒障害に対し音楽療法を用いたRCTという選択基準に10編が該当した。しかし，これらの研究はいずれも方法論の質が低く，有効・無効のいずれの結論も導けなかった。

　VasionytéとMadison（2013）は，認知症患者に対する音楽療法の19編の報告について，感情，行動，認知，生理面についてメタアナリシスを行った。その結果，カテゴリーの語想起，視空間課題，WAB（Western Aphasia Battery）といった認知機能面でもっとも大きな効果がみられた（図15-4）。Thompsonら（2005）は，MMSE（Mini-Mental State Examination）11～22点のアルツハイマー病患者16名と健常高齢者16名にヴィヴァルディ作曲「四季」の"冬"を鳴らし，カテゴリーでの語想起の成績を，音楽なしの状態と比較した。その結果，両群ともに音楽ありでの成績が有意に良好であった。Irishら（2006）は，軽度アルツハイマー病患者10名とコントロール群10名について，同じくヴィヴァルディ「四季」の"春"をバックグラウンド・ミュージック（BGM）として鳴らした状態と，BGMなしの状態で認知機能について調べた。その結果，アルツハイマー病患者群でのBGMありの状態で，自伝的記憶を調べるAMI（Autobiographical memory Interview）のスコアが有意に改善し，不安の軽減もみられた。また，Simmons-Sternら（2010）は，アルツハイマー病患者12名，健常高齢者12名に対し，馴染みのない曲の歌詞を画面に呈示し覚えてもらう課題を行った。その際，その歌を鳴らした状態と，歌詞の朗読を鳴らした状態とを設定し，再認課題の成績を比較した。結果として，健常者では両状態間で差はなかったが，アルツハイマー病患者では歌を鳴らした状態の方が再認課題の成績が有意に良好であった。

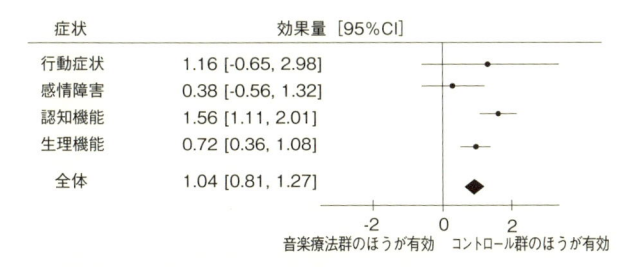

症状	効果量 [95%CI]
行動症状	1.16 [-0.65, 2.98]
感情障害	0.38 [-0.56, 1.32]
認知機能	1.56 [1.11, 2.01]
生理機能	0.72 [0.36, 1.08]
全体	1.04 [0.81, 1.27]

CI: 信頼区間 (confidential interval)

図15-4　認知症患者に対する音楽療法のメタアナリシス
（Vasionyté & Madison, 2013を改変）

以上のように，いずれの報告も被験者数は多くないが，認知症患者の中核症状に対する音楽療法の有効性を示唆している。

第4節　音楽療法の経済性

どれだけ有効な治療法も，費用が莫大となると現場での流布は望めない。それでは，音楽療法の費用対効果はどれくらいであろうか。認知症患者に対する音楽療法のコストパフォーマンスについて調べた研究がある（Bellelli et al., 2012）。その元になったのは，認知症に対する音楽療法の効果を調べたLinら（2011）の報告である。Linらは，入所中の認知症患者49名を12グループ（3～5名／グループ）に分け，1回30分の音楽療法セッションを週2回，6週間の計12回行い，その前後と介入終了1か月後に，認知機能やBPSDの各種検査を施行し，コントロール群の結果と比較した。その結果，音楽療法群では興奮・不穏状態（agitation）が有意に改善し，その効果は6回目セッション時から終了1か月後までの少なくとも50日間持続していた。

Bellelliら（2012）は，Linら（2011）の報告で用いられた音楽療法について，イタリアでの費用に換算してコストパフォーマンスを検討した。イタリアでは1回のセッションあたり音楽療法士に支払われる報酬は平均25ユーロ（1ユーロ＝120円として3,000円）である。12グループが全12セッション行うのに要する全費用は3,600ユーロ（432,000円）で，1人の患者当たり74ユーロ（8,800円）になる。これを1人の患者1日当たりに換算すると1.40ユーロ（168円）／日となる。イタリアにおける介護施設の患者1名に対する1日当たりの費用は70～100ユーロ（8,400～12,000円）である。つまり，音楽療法の費用は日々の介護費用の約50～70分の1に過ぎず，それにより興奮・不穏を抑えることができる。BPSDにしばしば用いられるオランザピンの最低容量2.5mgの薬価が134.5円で，音楽療法の1日当たりの費用にほぼ相当する。BPSDに対してオランザピンは通常5～10mgが用いられることが多く，しかも他剤の併用を余儀なくされることもしばしばであることを考えると，音楽療法はコストパフォーマンスに優れているといえよう。

このような研究は一見地味であるが，音楽療法を現場に受け入れてもらう上で非常に重要な意味を持っている。

第5節　将来に向けて

認知症の非薬物療法には，運動，認知機能刺激療法，回想法，現実見当識訓練，光療法，音楽療法などがある。これらの中で運動（有酸素）だけが，認知症の発症と進展抑制への効果がほぼ確立している。他のものは，音楽療法を含めて，現在エビデン

スが集められつつある。認知症の医療・介護の現場で音楽療法が広く受け入れられるためには今後，次のことを明らかにしていく必要がある。

> ①適応の明確化：音楽療法は万能薬ではない。生来の音楽好きといった適応効果のある患者もいれば，音楽療法を行うべきではない患者も当然いる。
> ②方法と評価法の明確化：どのような症状にどのような音楽療法を用いるのか，そして効果の有無をどのように判定するのか。
> ③疾患の特徴による違い：認知症の半数を占めるアルツハイマー病と，数割を占める血管性認知症では症状の特徴が異なる。本来，それぞれの症状にもっとも適した音楽療法があるはずである。
> ④音楽療法のコストパフォーマンス：経済状況の厳しい中，音楽療法の導入により医療費の削減につながることを示す。

科学的手法と客観性に富んだ質の高い研究を積み重ねることにより，これらの問題はいつの日か必ず解決されるものと筆者は信じている。

第 16 章 パーキンソン病

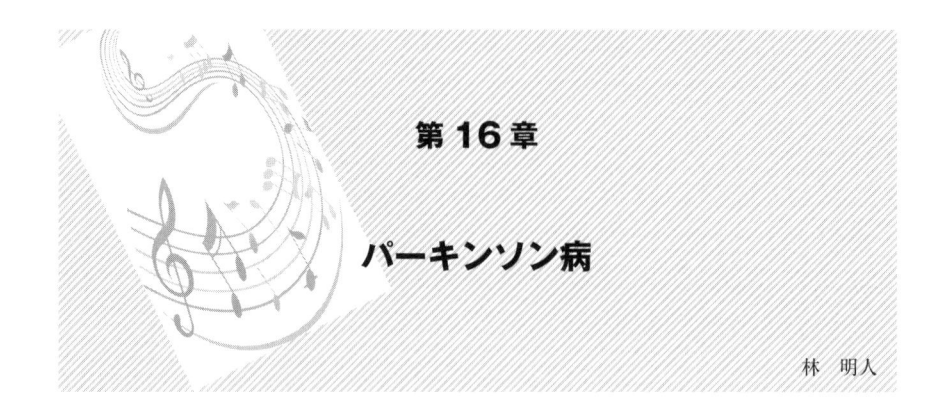

林 明人

第 1 節　疾患の特徴

　パーキンソン病は脳の神経細胞が加齢とともに減少していく疾患（神経変性疾患）の1つである。中脳黒質にあるドパミン作動性神経細胞が50％以下になると運動症状が発症するといわれている。また，症状は緩徐進行性である。

1. 疫学
（1）発症年齢
　10歳代から80歳代まで幅広いが，通常は，50〜60歳代がもっとも多い。40歳以下での発症の場合には，若年性パーキンソン病といわれる。
（2）有病率
　人口10万人に対して，100〜150人である。加齢とともに増加する傾向にある。わが国での患者数は約15〜20万人とされる。
（3）遺伝性
　遺伝のない場合がほとんどであるが，家族性に発症するのは約5〜8％とされる。

2. 病因
　おもに中脳黒質緻密帯に存在するドパミンを分泌する神経細胞の変性が原因である。ドパミンは脳内の快楽物質としても注目されている。このドパミンが20％以下になると発症するとされる。
　神経変性の原因としては，加齢，神経毒，遺伝子の関与が考えられている。

3. 症状
　パーキンソン病の症状は大きく運動症状と非運動症状に分けられる。また，症状は

徐々に進行していく。ヤールの重症度分類がある。

(1) 運動症状

①ふるえ（振戦）　おもに安静時，すなわち，じっとしているときに起きる特徴がある。左右差がある。

②筋肉の硬さ（筋強剛あるいは筋固縮）　関節を曲げ伸ばしする際に抵抗がある。

③運動の減少と運動が緩徐となる（運動緩徐と無動・寡動）　自発性の運動の低下があり，運動そのものが減少する。また，運動がゆっくりとなる。

④姿勢異常　前かがみになる前傾前屈姿勢が特徴であり，図16-1のような姿勢を見たらパーキンソン病を疑う。

⑤歩行障害　小刻み歩行でちょこちょことすり足で歩く。また，足がすくんで前に出ない（すくみ足）や突進歩行（止まれずにとっととっとっと足がでてしまう）が見られる。

⑥姿勢反射異常　症状が進むとバランスを保てずに転びやすくなる。

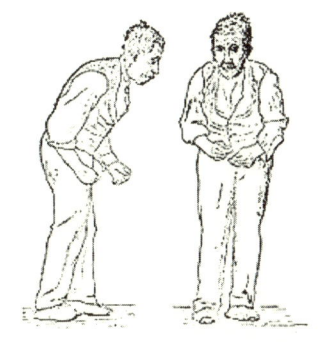

◐ 図16-1　パーキンソン病に特徴的な前傾前屈姿勢

(2) 非運動症

非運動症には，嗅覚低下，睡眠障害，自律神経症状と精神症状などがある。自律神経症状には，便秘，流涎，起立性低血圧，発汗過多，排尿障害，勃起不全などがあり，精神症状には，感情鈍麻，快感喪失，不安，うつ，幻覚，認知障害などがある。

(3) ヤールの重症度分類

ヤールの重症度分類（HY）は，以下の5段階となっている。

Ⅰ度：左右どちらか片方の症状にとどまる。
Ⅱ度：症状が両側性になる。
Ⅲ度：転びやすいなどのバランス障害が加わる。
Ⅳ度：症状が進行し，介助を必要とする。
Ⅴ度：寝たきり。

4. 治療

内服薬による治療と外科的治療，リハビリテーションがある。

内科的治療としての内服薬の近年の開発はめざましく，現在ではドパミン補充療法が中心となっている。外科的治療は，脳に直接刺激電極を挿入する深部脳刺激療法（DBS）が主となっている。内科的に最適な薬の処方を行っても，あるいは，外科的

な適応があり手術しても，リハビリテーションを行うことで，症状はさらに改善する。また，本人が参加できる治療法であり，症状の重症度に合わせた治療目標や介入方法を決めるとよい（表16-1）。音楽療法もリハビリテーションの1つの方法として役立っている。

◐ 表 16-1　パーキンソン病の重症度に応じたリハビリテーションの目標と介入
（Keus ら，2007 を改変）

HY 1- 2.5	HY 2-4	HY 5
治療目標		
・活動低下の予防 ・運動や転倒への不安の予防 ・身体能力維持あるいは改善	・転倒予防 ・5つのコア領域の制限の減少 　1．移動 　2．姿勢 　3．手を伸ばしてつかむ運動 　4．バランス 　5．歩行	・生命活動の維持 ・床ずれの予防 ・関節拘縮の予防
介入項目		
・活動的なライフスタイルの促進 ・活動低下の予防や身体能力活動の情報供給 ・バランス，筋力，関節稼働を改善させる積極的な運動や有酸素運動 ・配偶者や介護者の参加の促進	積極的かつ機能的な課題運動 ・一般的な方法 ・パーキンソン病に特異的方法 ・認知運動のストラテジー ・キューを使ったストラテジー ・同時に複数のことをしないように情報提供	・ベッドや車椅子での姿勢矯正 ・積極的な運動の援助 ・床ずれや関節拘縮の予防についての情報提供

第2節　医学的音楽療法の適応

　パーキンソン病は前項で述べたように，神経変性疾患であり症状は緩徐進行性である。したがって，リハビリテーションはその重症度に応じて治療目標や介入方法を選ぶことが重要である。音楽療法の適応についても，どのような治療目標を設定するかによって，どのような音楽療法を行うということが選ばれるべきである。
　どのような症例に音楽療法が適しているか，また，どのような音楽療法を選択されるべきかを検討することが大切である。
　パーキンソン病での音楽療法に限らず，一般に音楽療法のやり方は様々である。また，有効性に関するエビデンスについても，様々な音楽療法のやり方が同一の効果を有するものとはいえない。では，医学的音楽療法とは何かと考える場合には，医療の現場で患者に対して行える形態であることと一定の医学的な根拠に基づくものであることが必須と考えられる。別の表現をするならば，今後，音楽療法が広く医療の現場

で行うようにするためには,医療の現場で音楽療法として成り立つために医学的科学的な分析や評価を行うことが必要である。

音楽療法は,形態としては受動的に音楽を聴く場合と,参加型あるいは能動型といわれるように,患者が歌ったり,演奏したり,参加する方法やそれを組み合わせたりする場合がある。

適応については,音楽療法は薬物と異なり,重篤な副作用があるわけではないが,音楽療法についての説明と同意を得た上で行う必要がある。中には,音楽をいやがる患者もいることを介入者は知っておくべきである。また,難聴の場合もあるので,よく確かめておくこと必要もある。さらに,音楽の種類によっては,好き嫌いも出てくるので集団で行う場合には,個々の好みについて把握しておくことも必要となる。また,筆者の経験では,音楽を聴いている際に興奮状態になり徘徊を惹起,音楽を止めると急に動かなくなる無動になった例があったので,パーキンソン病では,薬物による副作用で引き起こる幻聴などの幻覚を有している場合やせん妄状態に陥っている場合があり,十分な医学的な知識を持って対処すべきである。

第3節　医学的音楽療法の目的と方法,工夫,エビデンスなど

医学的音楽療法は何をもってそう定義するかも難しい問題である。医学的根拠(エビデンス)を有しているか,あるいは,評価方法をきちんと示しながら行っているかによって,医療の現場での有用性を持っていることが必要であると考えられる。それによって,どのような適応があり,具体的な目的を示して,どのような方法で行うのかを具体的に決定することになる。このような立場で行うことが医学的音楽療法といえる。

本節では,パーキンソン病治療ガイドライン(日本神経学会,2011)でも示されたパーキンソン病に対する音楽療法の具体的なものについて紹介したい。おもにパーキンソン病のリハビリテーションとしての音楽療法について述べる。すなわち,パーキンソン病の歩行障害に対する外的音リズム刺激を用いた方法である。

1. パーキンソン病に対する音楽療法(リハビリテーションのアイテムとして)

パーキンソン病の治療は内科的に最適な処方を行い,適応を選んで深部脳刺激などの手術を行っても,完全に症状をよくすることはできない。リハビリテーションを行うと,さらに症状を改善させることができる。そこにリハビリテーションのパーキンソン病に対する非薬物療法としての役割がある。罹病期間が長期になると,運動障害,特に歩行障害が強くなる場合が多く,リハビリテーションの果たす役割がさらに重要と考えられる。その中で,1つのアイテムとして音楽を用いたリハビリテーショ

ンや音楽療法に対する患者側からの関心も高い。音楽療法は，音楽の持つリラクゼーションあるいはヒーリング効果のみならず，リズムを利用した音楽療法がある。パーキンソン病の歩行障害やうつが音楽療法により改善する。音楽療法はリハビリテーションの1つのアイテムとして適切に利用することにより，様々な形で臨床の場で役立てることが可能である。

　近年，パーキンソン病の歩行障害に対して音リズムを取り入れた音楽療法などのリハビリテーションに関わる研究がなされ，その有用性が注目されている。また，音リズム刺激による機序として，パーキンソン病で障害される内的なキューあるいは内的なリズム形成に対して，外的なキューあるいは外的リズム刺激である音リズムで刺激することで歩行リズムの形成が安定化する可能性が推察されている。また，メトロノームのようなより明確な音リズム刺激がより効果があることも報告されている。しかし，これまでの報告は音リズムに歩行訓練を合わせた課題だけの結果のみであり，音リズム刺激のみの効果について調べた報告はない。したがって，歩行訓練をしないで，音リズム刺激のみのパーキンソン病の歩行に対する効果を検討することはその機序を考察する上で重要と考えられる。

2. 音リズム刺激のみによる歩行障害への効果

　以下に，歩行障害を有するパーキンソン病患者に対して，音リズム刺激のみによる効果の有無を調べ，その有用性を検討することを目的とした研究について概説する。音楽療法のエビデンスをつくる1つの事例として，その方法，評価方法などを参考とされたい。

(1) 方法

　対象は，内服薬などの治療で効果が十分に得られていない外来通院中の歩行障害を有するパーキンソン病患者25名（男性10名，女性15名）で，平均年齢は70歳，重症度はヤール分類ではⅡ度からⅣ度に範囲にあり，罹病期間は7年であった。また，被験者は課題期間中に内服薬やリハビリテーション内容の変更を行わないこととした。また，健康な高齢者130人の歩行速度とも比較検討した。

　まず，メトロノームを用いた音リズムは，健康な60歳から79歳の通常の歩行のリズムの平均値に近い1分間に120回（2Hz）の頻度に設定した。この音リズムの背景に，被験者の興味を持続させる意味でクラシックや童謡などの曲を重ねた。被験者の課題は自宅にて音楽テープを毎日最低1時間，期間は3〜4週間，歩行を行わない状態で聴くのみとした。

　課題前後に，まず，音リズム刺激を行わない状態で，なるべく速い歩行で10 mの往復を2セット行い，歩行速度，歩幅，1分間の歩数を測定し，歩行の円滑さの指標とした。なお，日内変動などの変化を除外する目的で，できる限り同じ時間帯で測定

した。歩行姿勢など全体像をみるために補助的にビデオ撮影も行った。歩行速度が課題前より 10％以上の短縮がみられたときを改善とした。次に，抑うつ症状の変化について，うつ状態自己評価表（Self-rating Depression Scale: SDS）を用いて調べた。各々の改善率は，課題後から課題前の測定値を引いた絶対値を課題前の測定値で割って求めた。

(2) 結果

パーキンソン病患者と健康な高齢者の歩行の比較をしたところ，表 16 - 2 と図 16 - 2 のようになった。

● 表 16-2　健康な高齢者とパーキンソン病患者の歩行の比較

	健康な高齢者群	パーキンソン病患者群
対象（男/女）	130 人（96/34）	22 人（9/13）
年齢（歳）	71.1 ± 5.4	71.8 ± 4.7
歩行速度　速い （m/min）　普通	86.4 ± 12.2 (66.9 ± 9.0)	51.2 ± 16.9
歩幅（cm/step）	67.7 ± 8.7 (60.4 ± 7.3)	42.4 ± 12.3
歩数（step/min）	128.0 ± 11.7 (110.9 ± 8.8)	117.6 ± 16.2

＊60 歳以上対象

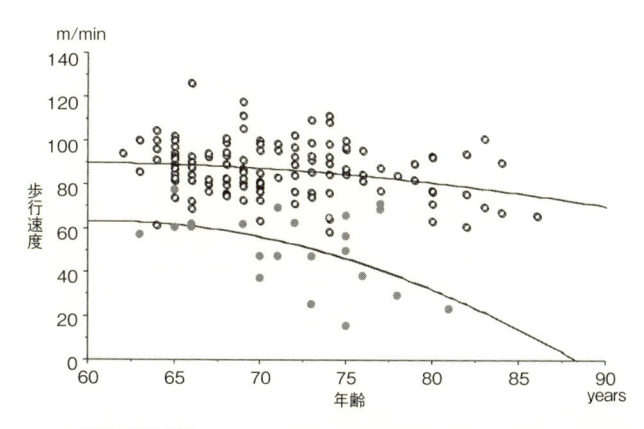

○　健康な高齢者群　　　y=18.238+2.4349x-2.0652e-2x ^{2}　R^2=0.068
●　パーキンソン病患者群　y=-234.64+9.8705x-8.1710e-2x ^{2}　R^2=0264

Fisher の r の z 変換（p 値）を用いて解析，線は回帰曲線

● 図 16-2　健康な高齢者とパーキンソン病患者群の年齢による歩行速度の比較

第2部　各論（実践編）

　パーキンソン病患者で60歳以上の22名と健康な高齢者130名の歩行について比較した。患者群では，歩幅も小刻み歩行であることに加え，罹病期間にかかわらず明らかにパーキンソン病患者群では歩行速度の低下がみられており，より高齢になると患者群で歩行が遅くなることが示唆された。

　パーキンソン病患者の被験者25例（図の横軸）における音リズム刺激課題前後の歩行速度，歩幅，1分間の歩数の測定値，SDSの点数の全例の結果（図の縦軸）は，図16-3〜図16-6，表16-3のようになった。

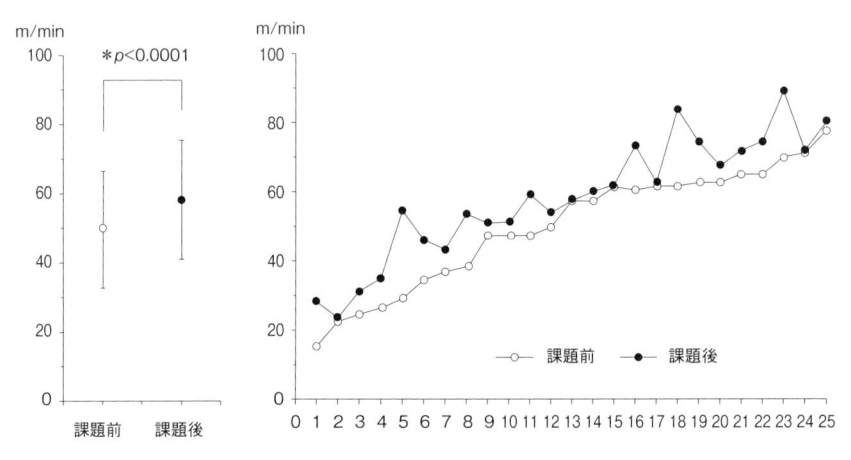

● 図16-3　課題前後の歩行速度

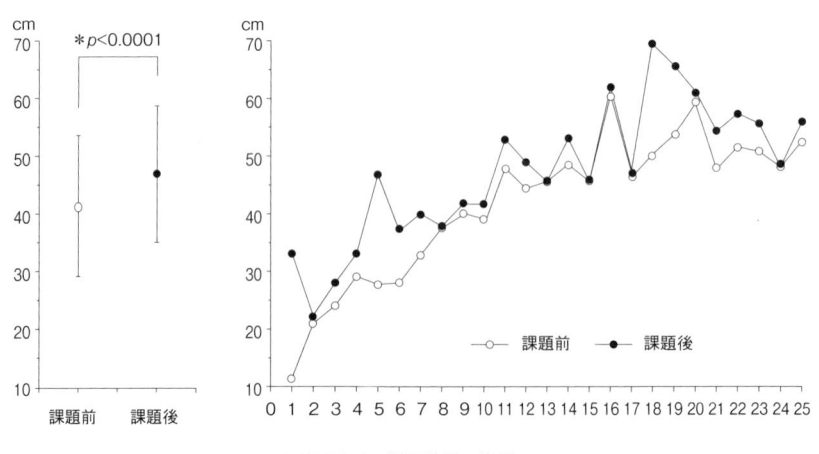

● 図16-4　課題前後の歩幅

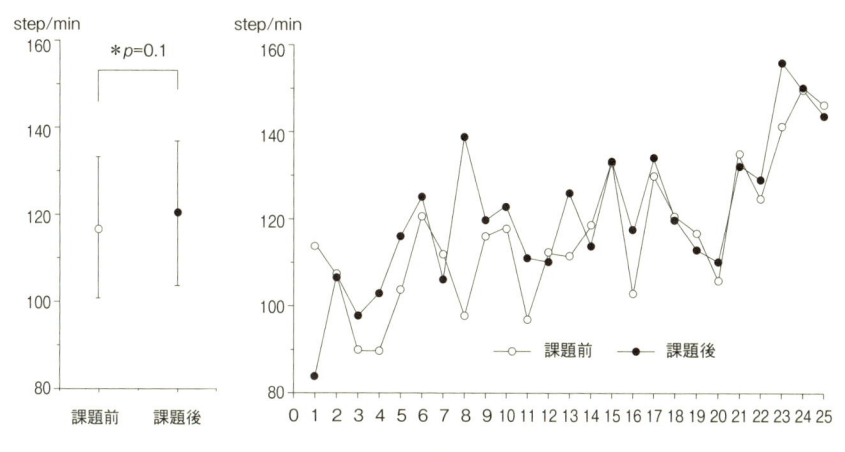

● 図16-5　課題前後の歩数

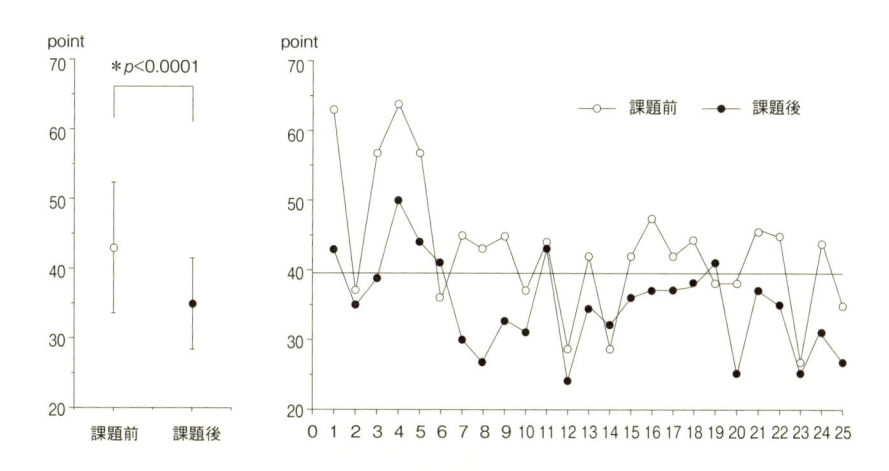

● 図16-6　課題前後のSDS

● 表16-3　課題前後の各測定値

	課題前	課題後
歩行速度（m/min）	50 ± 17.1	58.2 ± 17.3 [***]
歩幅（cm/step）	41.7 ± 12.3	47.2 ± 11.7 [**]
1分間の歩数（step/min）	117 ± 16.1	120.8 ± 16.6
SDS（point）	43.1 ± 9.5	35.0 ± 6.7 [***]

[***]$p<0.0001$, [**]$p<0.001$
課題前後の各測定値の平均値（mean）と標準偏差（sd）

課題前の歩行速度は平均（±標準偏差）で 50.0 ± 17.1 m/min であった。Oberg ら は，60 歳から 79 歳までの健康人でなるべく速い歩行での速度は 92.0 ± 12.0 m/min と報告しており，本研究の被験者全例で歩行速度は健康人より明らかに遅かった。課 題後に全例の平均歩行速度は 58.2 ± 17.3m/min へと有意に増加した（$p < 0.001$）。 全例での歩行速度の改善率は平均 20.7% であった。また，被験者 25 例中 19 例で歩 行速度 5% 以上の改善率をもって改善が認められた。課題前の歩幅は，平均 41.7 cm/ step で健康人より減少していた（60 歳〜79 歳までの健康人の歩幅：67.0 ± 5.6 cm/ step）。課題後の歩幅は 47.2cm/step に有意に増加した（$p < 0.01$）。課題前の 1 分 間の歩数は，平均 117.1 steps/min で健康人より減少していた（60 歳〜79 歳まで の健康人の歩きでの歩数：142 ± 13.0 steps/min5）。課題後の 1 分間の歩数は 120.8 steps/min へと増加したが，有意な変化ではなかった。

課題前の SDS は平均 43.1 点で，被験者 25 例のうち，40 点未満は 9 例で，40 から 49 点のうつ傾向の範囲には 12 例，うつ状態を示す 50 点以上に 4 例が分布し，全体 の 60% がうつ傾向あるいはうつ状態の範囲にあった。課題後は平均 35.0 点と有意に 減少し，うつ状態の顕著な改善が認められた（$p < 0.001$）。うつ傾向にあった 12 例 中 11 例で正常の範囲に入り，また，うつ状態にあった 4 例すべての症例で改善が認 められた。全例の改善率の平均は 17.2% であった。

また今回図示していないが，各々の相関の解析にて，課題前での歩行速度と課題後 の改善率および歩幅と課題後の改善率はそれぞれ負の相関が認められた。課題前の 1 分間の歩数と課題後の改善率は有意ではなかったが負の相関の傾向があった。この結 果から，課題前での歩行速度が遅く，歩幅が狭く，1 分間の歩数が少ない症例がより それぞれの改善率が高い傾向にあることがわかった。一方，うつ状態の改善率は歩行 速度改善率，歩幅改善率および 1 分間歩数の改善率との間に有意な相関を認めなかっ た。

(3) 課題終了後のアンケート結果

課題終了後のアンケート結果は，図 16-7 を参照されたい。他覚的な評価だけでな く，対象患者による自己評価を行った。その結果，25 例中 14 名が歩きやすくなった， また，25 例中 24 名で気分が明るくなったと回答した。

(4) 考察

本研究では，歩行訓練を行わない音リズム刺激のみの課題でパーキンソン病患者の 歩行障害が改善したことがもっとも重要な知見である。また，日常生活での機能的自 立度でも改善がみられ，音リズム刺激が ADL の低下の防止や自立的な日常生活を保 つことに役立つと考えられた。

Thaut ら（1996）は，毎日 30 分間の音リズムに合わせて歩行訓練を 3 週間行った 結果にて歩行速度は 48.7 から 58.3 m/min と速くなったと報告している。本研究の音

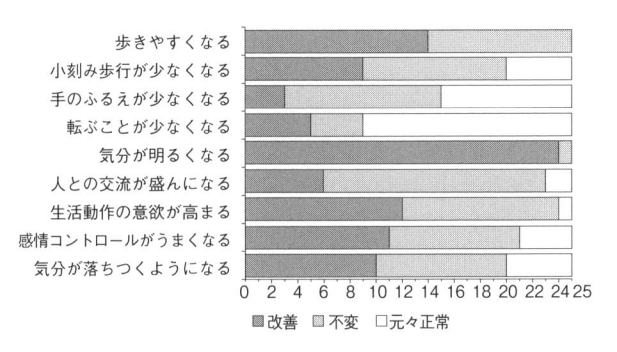

● 図 16-7　課題終了時の自己評価

リズム刺激のみの課題では 50.0 から 58.2 m/min という結果であり近似していた。また，本研究では歩行状態の測定は音リズムを聴いていない条件で行っており，効果の持続性も認められた。これらの結果は，音リズム刺激のみでのパーキンソン病患者の歩行障害に対する有用性を強く示すものと考えられた。

　パーキンソン病では時間測定異常や時間の再生の障害が知られ，内的なリズム形成の障害があると考えられる。本研究の課題とした歩行訓練を行わずに音リズム刺激のみによる効果の機序としては，パーキンソン病において不安定あるいは障害されていた内的なリズム形成の過程が外的な音リズム刺激によって安定化するように働き，歩行に関する内的なリズム形成が遂行できるようになった可能性が推察される。

　また，抑うつについても課題後に著明な改善が認められた。被験者 25 例中うつ傾向あるいはうつ状態の範囲にあった 16 例中 15 例で改善し，その中で 12 例では抑うつ状態はみられない正常の範囲に回復した。音リズムにこれまでの音楽療法を行いSDS などでスコア付けをして評価した報告はなく，SDS で得られた抑うつの改善も新しい知見であると考えられた。抑うつの改善する機序については不明だが，音リズムの背景に被験者の好きなジャンルの曲を重ねたことと関連している可能性も考えられた。また，歩行と精神状態との関連について，Cummings（1992）はパーキンソン病にみられる抑うつはカテコラミンなどの神経伝達物質の減少に起因するものであり運動障害によって生じるものではないとするうつ発現仮説を提唱している。本研究においても，うつ状態が改善したにもかかわらず歩行状態が改善しなかった症例や逆に歩行障害が改善しても抑うつの改善がなかった症例が複数認められた。全例でのうつ状態の改善率と歩行速度や歩幅の改善率との間に有意な相関は認められず，今後，さらに症例を重ねて運動障害と抑うつとの関連あるいは両者の改善による相乗効果の有無など検討する必要があると考えられた。

　以上，音リズム刺激のみという本研究の課題は，パーキンソン病の歩行，ADL および抑うつに対して有用であった。実際のリハビテーションという観点から，今回用

いた方法は，通常の歩行訓練が1日に何時間も行いにくいのに対し，音リズムを聴くだけで疲労も少なく有用性の高い簡便な方法であり，且つ，音リズム刺激の効果の機序からみて合理的な方法でもあると考えられた。今後，音リズム刺激に合わせた歩行訓練を行うだけではなく，予め音リズム刺激を行った後に歩行訓練を合わせて行ったり，あるいは，歩行訓練を行っていない時間にもより多くの音リズム刺激を行うことで効果が高められる可能性が考えられ，臨床の場で試みられるべき方法であると考えられた。

パーキンソン病の音楽療法を取り入れたリハビリテーションを活用できるように，音楽療法のCD（Listening Version，1分間に120, 2Hzのリズム）を作成し，アンケート調査を全国で行った。対象者は，全国のパーキンソン病患者393名（平均年齢が68.1歳，平均発症年齢が62.0歳，平均罹病期間が7.0年，平均ヤールの重症度が2.6度）であった。表16-4に示したように，結果は先行研究の結果と同様に，歩きやすくなった（52.1％），気分がよくなった（73.8％）との結果であり，音楽療法を続けたいという結果が90％以上であった。

本研究では，音リズム刺激を1分間に120の頻度（2Hz）に設定した。これまでの報告では，リズムの頻度について Thaut

● 表16-4　音楽CDによる音楽療法のアンケート調査

歩きやすくなった	52.1 %
小刻み歩行がよくなった	38.5 %
転ぶことが少なくなった	31.8 %
気分が明るくなった	73.8 %
人との交流がよくなった	25.3 %
意欲的になった	52.2 %
気分が落ち着くようになった	70.6 %
音楽療法を続けたい	97.3 %

注）全国のパーキンソン病患者393名での結果

らは被験者の1分間の歩数より10％多いリズムの頻度で，Enzensberger と Fischer (1996) は，根拠は記載されていないが1分間に96のリズム（1.5Hz）に設定している。60歳から79歳までの健康人の普通の歩行では1分間の歩数は平均 119.0 steps/min との報告があり，1分間に120のリズムの頻度は平均的な健康な人の歩行のリズムに近いものである。また，正常のヒトの歩行リズムは年齢，性差，身長にかかわらず，2Hzに収束するという報告もある。したがって，実際の歩行をともなわない音リズム刺激はマーチの音楽でもある1分間に120，すなわち，2Hzのリズムが妥当と考えられた。

第4節　パーキンソン病患者での音楽療法前後の症例提示

携帯歩行計では歩行リズムと歩行の加速度を計測できることから，携帯歩行計を用いた分析，歩行率，歩幅，歩行速度のデータの分析を合わせることで新しい簡易歩行分析が可能となる。加速度の変化は歩行の力強さの指標となる。パーキンソン病患者の1つの結果例を示した。音リズムの刺激のない歩行では携帯歩行計で測定した加速度が $1.8 m/sec^2$ であったが，音リズム刺激が1分間に90（1.5Hz）から120（2Hz）ま

で変化させると，以下のように，加速度が増した．すなわち，加速度は 90（1.5Hz）の音刺激で 3.12 m/sec^2, 100 の刺激で 3.57 m/sec^2, 110 では 3.75 m/sec^2, 120（2Hz）の刺激では 4.38m/sec^2 と歩行の力強さが明らかに大きくなっていた（図 16-8, 図 16-9）この結果は，2Hz の音刺激がもっとも効果的であったことを示している．このように音楽で音リズムに合わせた歩行訓練を 30 分行うだけでも，歩行が安定し，力強くなる即時効果が得られることがわかる．

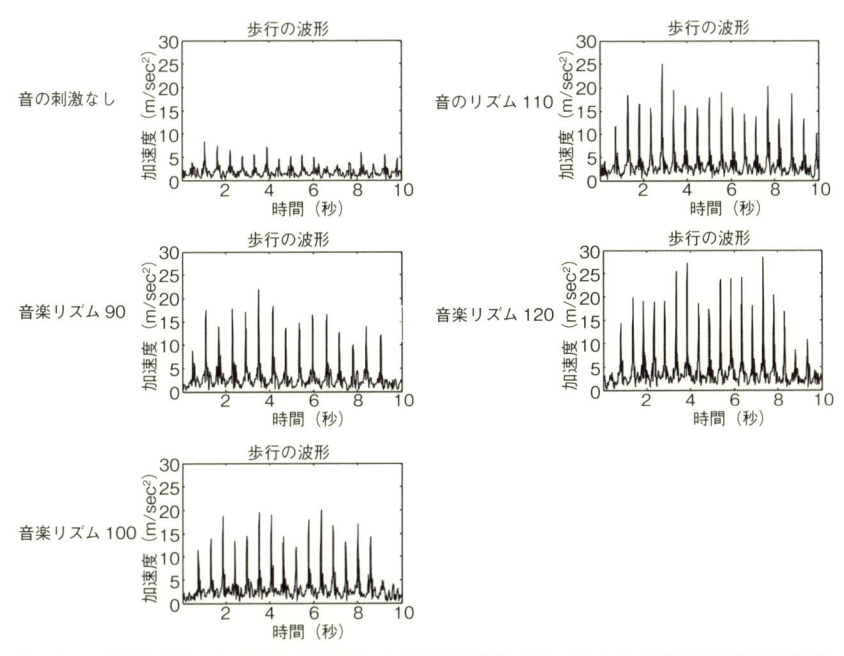

● 図 16-8 携帯歩行計による音リズム刺激による歩行加速度（パーキンソン病患者の 1 例での変化）

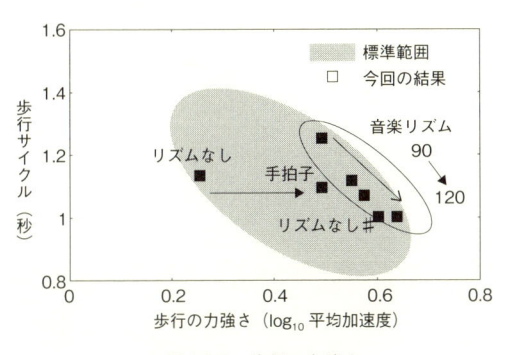

● 図 16-9 歩行の力強さ

第5節　おわりに

　パーキンソン病の医学的音楽療法は，歩行障害に対する外的リズム刺激によるエビデンスがあり，医療の場だけでなく，介護の現場あるいは在宅でのリハビリテーションとして応用することが今後さらに期待される。また，発声訓練やコミュニケーションのツールとしても役立つことが期待できることから，今後，様々な場での活用が望まれる。

第17章 失語症

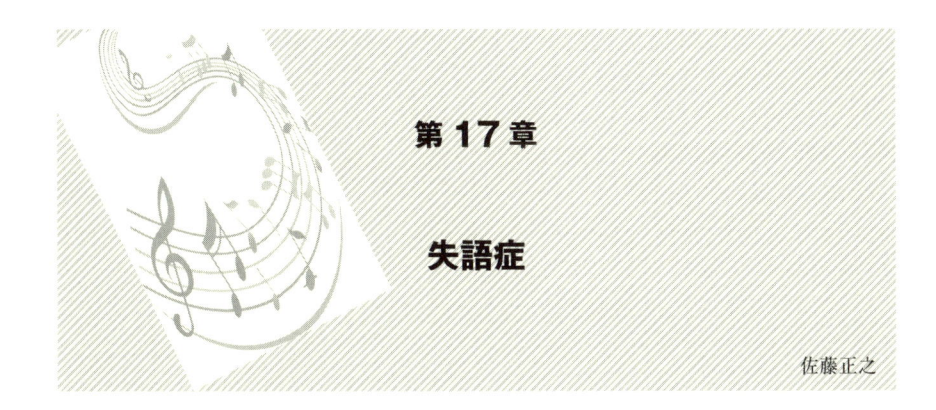

佐藤正之

第1節 はじめに

　言語は，コミュニケーションだけでなく，知識の獲得，情報収集，手順の理解に不可欠である。失語症の最大の原因疾患である脳血管障害では，壊れた脳そのものを元通りにする手段はない。脳損傷のために言語能力のほぼすべてを失った患者が，馴染みの歌の歌唱の際にはよどみなく歌詞を発音できることがある。これは，言語と音楽が脳内の異なる部位で処理され，歌唱により言語へのアクセスが容易となったためと解釈されている。このことから，失語症に対する音楽を用いた訓練が試みられている。

第2節 失語症とは

1. 失語症の定義と現況

　失語症とは，脳の損傷により言語能力の一部または全体が失われた状態をいう。構音器官の障害によりしゃべりにくくなった状態，記憶障害のために物の名前が出てこなくなった状態は，失語症とはいわない。失語症とは，文法や音韻などの言語構造に関する脳内処理機構そのものが失われた状態，すなわち「内言語の障害」を表す。ヒトの言語能力には発話，話し言葉の理解，書く，読むがある。臨床場面では操作的に，これら4つの能力の複数に障害が及んでいるときに，失語症と診断される。
　失語症は決して珍しい症状ではない。では，全国に失語症患者がどれくらいいるかというと，はっきりした数字はわかっていない。一説には，全国の失語症患者は30～50万人であるという。失語症の代表的な原因である脳血管障害の患者数は全国で150～300万人で，毎年新たに30～50万人が発症する。失語症はほとんどが左半球の障害により生じる。仮に新規発症の5分の1の患者が失語症を呈するとすると，毎

年5〜10万人の失語症患者が新たに生じることになる。これは5〜10分に1名，新たな失語症患者が出現している計算になる。

2. 失語症の分類と症候

失語症は，表出面の障害である運動性失語と，受容面の障害である感覚性失語に大別される。大脳の中心溝を境にして，それより前方の障害では運動性失語，後方では感覚性失語が生じる。

前者には発話と書字，後者には理解と読字の障害が含まれる。発話の責任病巣は前頭葉後下部（ブローカ野ともよばれる），理解は上側頭回後部（同：ウェルニッケ野）である。運動性失語では，意図する言葉が浮かんできにくくなったり（喚語困難），目的と異なる言葉を話したりする（錯語）。発音に歪みや停滞が生じ（非流暢），その言語の持つ自然なピッチやリズムの変化（プロソディ）が失われる。文法構造は壊れ，助詞の障害が目立ち，甚だしいときは電報を読み上げるような話し方になる（電文体）。小学校に入ってから書字を学ぶことからもわかるように，書字は発話よりも難易度が高い。したがって，失語症の場合，発話よりも書字の障害のほうが強くなることが多い。文字が浮かばず，異なる文字を書いたり，単語自体を取り違えたりする（錯書）。日本語は漢字と仮名という2種類の文字形態を用いる世界でも類をみない言語だが，漢字の読み書きには側頭葉後下部が関与するといわれている。

一方，感覚性失語の発話は流暢で，プロソディも正常だが，文法構造や単語と音の選択が崩れ，重度ではまったく日本語に聞こえない無意味な音の羅列になる（ジャルゴン発話）。話し言葉の理解や読字も障害される。発話の障害は，話し言葉の理解の障害のために自分の発話内容へのモニタリングと自己修正が働かなくなったためと考えられている。書字も，読字ほどではないが障害される。運動性失語は発話，感覚性失語は理解に関係する脳内機構が障害されるため，どちらももっとも簡単な言語課題であるオウム返し（復唱）ができない。

発話の責任病巣である前頭葉後下部と，理解に働く上側頭回後部とは，弓状束という神経線維の束で連絡されている。それが障害されると，発話も理解も問題ないが復唱のみができなくなる。これを伝導失語という。

上記の3型に，発話が障害されるが復唱はできる型（超皮質性運動性失語），理解が障害されているが復唱は可能な型（超皮質性感覚性失語）を加えた5つが，失語の古典分類といわれている（図17-1）。

右利きのヒトの99.9％は，左半球が言語を司る。左利きの3分の1も言語優位半球は左，3分の1は左右両側の半球，残る3分の1だけが右半球で言語を処理している。すなわち，ほとんどの場合，失語症は左半球病変により生じ，右上下肢の麻痺をともなう。しかし，感覚性失語の病変部位と身体の動きを司る神経線維路はある程度離れ

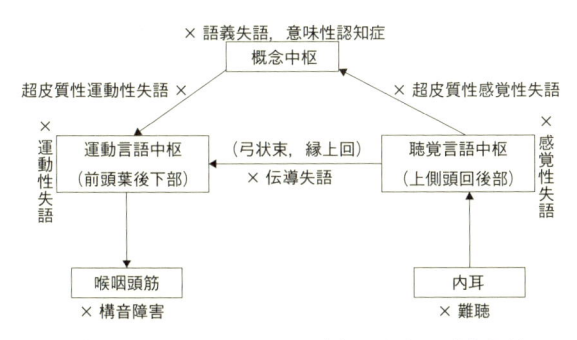

図 17-1 Wernicke-Lichtheim の失語の古典図式

注）（ ）は解剖学的部位を，×はその障害により生じる症状を示す。

ているため，感覚性失語の一部では麻痺を生じない。その場合，患者はある日突然訳のわからぬことをしゃべり，周囲の話しかけにも応じなくなる。患者にしてみれば，いきなり言葉の通じない外国に置き去りにされたような状態で，不穏や興奮状態となる。そのため，感覚性失語の急性期には，患者はしばしば最初に精神科を受診する。

3. 失語症の原因疾患

(1) 脳血管障害

失語症のほとんどは脳血管障害が原因である。病巣の大きさ，部位により，症状の特徴と重症度が決まる（脳血管障害の種類と発症機序については，第14章 p.112〜114 参照）。脳血管障害では，損傷を受けた部位の神経細胞は死滅しているが，急性期にはその周囲に機能的には障害されているが神経細胞自体は生存している領域（ペナンブラ）がある。ペナンブラの細胞をいかに保存するかが，急性期治療の要である。慢性期に入ると，同じ半球の残存した神経細胞，あるいは反対側の大脳半球が機能の一部を補うようになる。現時点では，リハビリは sooner is better で，入院当日から開始することが推奨されている。

(2) 原発性進行性失語

緩徐に失語症が進行する症例は 100 年前から報告されてきたが，1982 年に Mesulam (1982) が計 6 例をまとめて緩徐進行性失語（Slowly Progressive Aphasia：SPA 後に PPA と改名）と命名して報告して以来，注目を集めるようになった。Mesulam は当初，新たな疾患を想定していたが，後に PPA (Primary Progressive Aphasia；原発性進行性失語) の多くはアルツハイマー病 (AD) などの神経変性疾患の初期症状であることが明らかになった。つまり，発語や理解の障害で発症し，経過のうちに記憶障害や視空間認知などの他の認知機能の障害が加わり，最終的には通常のその疾患と同様の症状が揃う。PPA には，発話の障害が目立つ進行性非流暢性

失語 (Progressive Nonfluent Aphasia: PNFA), 言葉の意味がわからなくなる意味性認知症 (Semantic Dementia: SD), そして近年発表され未だ適切な訳語がない, 喚語困難と復唱の障害が目立つ LPA (Logopenic Progressive Aphasia) に分けられる。

第3節　言語と音楽

1. 失語症の回復機序

　脳血管障害による失語症の回復には, 右半球の代償機能が働いている。長田 (2003) は, 脳梗塞によりすべての言語機能を喪失した全失語の74歳女性を10年余りフォローし, ポジトロンエミッション断層撮影 (Positron Emission Tomography: PET) で測定した脳代謝と言語機能の変化について検討した。発症から2年後には聴覚理解が良好となり, 6年後になると新聞・雑誌を読んだり簡単なメモ書きも可能になった。ほぼ毎年施行されたPETで, 言語機能の改善と並行して右半球の血流・代謝が増加した。また, 失語症患者16例を対象に, 発症36から166か月後での単一フォトン断層撮影 (Single Photon Emission Computed Tomography: SPECT) と標準失語症検査 (SLTA) の変化を比較した研究では, 回復不良群は血流低下が両側性に及んでいたのに対し, 良好群では左半球に限局していた (Mimura et al., 1998)。これらの報告はいずれも, 長期にわたる失語症の変化と脳血流との関係をみたものであるが, 短期間の言語訓練と脳活動の変化を調べた研究がある。慢性期失語症患者16名に2週間の言語訓練を行い, 前後での脳血流の変化を機能的MRI (functional MRI: fMRI) で測定した。その結果, 訓練前における課題による右半球の活性化と言語訓練の効果との間に正の相関がみられた。つまり, 右半球の活性化が大きいほど, 訓練効果も大きかった (Richter et al., 2008)。

　以上をまとめると, 失語症の回復機序として, 急性期にはペナンブラを含む左半球言語領域の機能回復が主で, 慢性期になると, 左半球の残存領域における機能の再構成とともに, 右半球による代償機能が重要な働きをすると考えられている。

2. 言語と音楽の共通原理

　Patel (2003) は, 言語と音楽の共通の構成原理として統語 (syntax) をあげている。統語とは, 個別の要素をまとまりへと関係づけていく際に働く原理のことで, 言語では文法, 音楽では和声進行が該当する。言語も音楽も統語により構造的統合が生み出される。また, 情動の表出に際し, 言語と音楽が共通の構造を用いているとの報告がある。音楽では短調は悲しさを表すときに用いられ, 短三度の響きが特徴である。言語でも, 悲しい感情をこめて話すときにはピッチの変化が短三度をとるという (Curtis & Bharucha, 2010)。すなわち, 言語と音楽で悲しみは共通の聴覚的特徴

を有する。さらに，過去の脳賦活化実験で，和声進行の認知の際には左半球のブローカ野と右半球のその対象領域が活性化することが報告されている（Patel et al., 1998; Maess et al., 2001）。さらに，音楽認知のこれまでの研究から，歌唱には右半球が働くとする意見が多い（Richter et al., 2008; Jeffries et al., 2003; Saito et al., 2006; 佐藤, 2012）。

以上をまとめると，①失語の回復には右半球が重要な働きをする，②言語と音楽は共通の原理を有する，③音楽の認知や表出には右半球が関与する，ということになる。これらのことから，音楽の中でも歌唱を失語症のリハビリに応用する試みが行われた。

第4節　失語症の音楽療法

1. 歌唱

失語症に対する音楽療法についてのメタアナリシス，システマティック・レビューは，これまで報告されていない。歌唱を用いた言語訓練は，運動性失語に代表される発話の障害を対象としたものがほとんどで，馴染みの歌を用いる方法と，新しい歌を用いる方法に大別される（図17-2）。さらに両方法は，歌詞をつけて歌う場合と，「アー」「ラララ…」といったボカリーズで歌う場合がある。そして，それぞれ患者が1人で歌ったり，療法士や複数の患者で合唱することがある。

対象：非流暢性失語

歌唱 ─ 馴染みの歌 ─ 歌詞で歌う / ボカリーズ（"ラ"で歌う）
　　　 新しい歌 ─ 歌詞で歌う ─ 独唱 / 合唱
　　　　　　　　 ボカリーズ

Melodic Intonation Therapy (MIT)

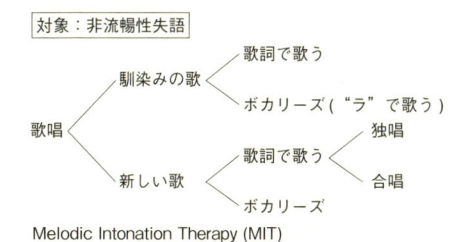

● 図17-2　音楽を用いた失語訓練の試み

従来，失語症への歌唱の効果はないか，あっても限定的とされてきた。特に，馴染みの曲の歌唱については，どれだけ歌唱時に言葉が滑らかに表出できても，それだけでは実際の会話には役立たない。しかし近年，いくつかの報告が歌唱による失語症の改善効果を示している。Racetteら（2006）は運動性失語の患者8例に対し，手本を聞きながら同時に新曲を歌ったり，その歌詞を発音するという訓練をしたところ，一緒に歌った歌詞のほうがより多く想起できたと報告した。その効果は，歌唱そのものよりもリズムによるという（Stahl et al., 2011）。運動性失語15例を3群に分け，それぞれに歌唱，リズム，標準的な言語訓練の3種類の訓練を行ったところ，歌唱とリズムの効果はほぼ同じくらいで，特に型通りの言葉（例：こんにちは，ご機嫌いかが）が改善した。一方，標準的訓練は型にはまらない言葉を改善した（Stahl et al., 2011）。このことから，歌唱やリズムを用いた訓練と標準的な言語訓練

の両方を，失語症患者は必要としていると報告している。また，コントロール群を置いていないので質的には一段劣る研究であるが，失語症患者が一緒にコーラスをすることにより，苦悩を軽減し，自信や意欲を増進し，コミュニケーションが改善したという報告もある（Tamplin et al., 2013）。

　失語症に対する歌唱の訓練の有効性は未解決の問題であるが，対象と方法を適切に設定することにより，効果が得られるかもしれない。質の高い研究の積み重ねが待たれる。

2. メロディック・イントネーション・セラピー

　メロディック・イントネーション・セラピー（Melodic Intonation Therapy: MIT）は，1970年代にアメリカで開発された失語訓練法で，音楽の節回しやリズムを利用して失語症患者の発話を改善することを目的とする。MITは，米国神経学会によって有効性が認定されている（Neurology, 1994）。メロディックとなっているが，歌そのものを用いるのではない。発話は，音素や音韻，意味，文法などの言語学的要素と，リズムやアクセント，プロソディなどの非言語学的要素からできている。通常の言語訓練は前者を用いるのに対し，MITは後者の非言語学的要素を用いる。MITでは，ゆっくりとしたイントネーション，左手のタッピング，聴覚から運動へのフィードバックを用いて訓練を行う（Norton et al., 2009）。ゆっくりとしたイントネーションは，音節と語の結びつきを強化し，その分左半球の負担を軽減させる。左手のタッピングは，手と口の両方をコントロールする右半球での感覚－運動ネットワークを活性化するとともに，メトロノームのようにペースを与え，発話のための持続的な手がかりを提供する。そして両者が合わさることにより，聴覚－運動間でのフィードバック機能が訓練され，目標語と自分が発した語との内的比較，自己修正へとつながっていくという（Norton et al., 2009）。課題は，失語症の重症度，患者の生活上の必要性，方言などを考慮して設定される。MITは精緻にして厳格な方法論を有しており，これら3要素による訓練を達成率に従って順に展開していく。MITの適応として，左半球の単一病変，非流暢性の失語症，単語レベルでの復唱の障害，構音の障害，聴覚的理解は比較的良好，があげられている（Van der Meulen et al., 2012）。病巣との関連では，前頭側頭部に主座を持つ病変で，少なくともウェルニッケ野の半分もしくは側頭峡の半分は保たれている患者に適している。

　MITでは右半球の活性化が発話の改善をもたらしていると予想されるが，脳内機構を調べた研究結果は必ずしもそれに合致しない。Belinら（1996）は，MITが有効であった慢性期失語症患者7名に対し，MITを用いて発話しているときとそうでないときとの脳血流の違いをPETを用いて評価した。その結果，MITによる改善の程度は，左前頭葉の活性化と相関していた。著者自身これを「予想に反し直

感にそぐわない（unexpected and counterintuitive）」と表現している。また，慢性期失語症患者2名にMITを施行し，その前後での呼称課題の脳活動を脳磁図（magnetoencephalography: MEG）で調べた研究では，いずれも左半球の活動が増加した（Breier et al., 2010）。

一方，MITの効果について右半球の働きを示唆する報告もある。Schlaugら（2009）は，慢性期の非流暢性失語6名を対象に，2か月あまりに及ぶMITによる介入が弓状束に与える変化についてトラクトグラフィを用いて調べた。弓状束は，側頭葉上部と下前頭回後部，運動前野，一次運動野を相互に連絡しており，発話の重要な連絡路である。その結果，右弓状束の線維数，容積の有意な増加がみられた。このように，MITの脳内機構については，今後の検討を要する。

MITは，英語を対象につくられた。発話における言語の音楽的パターンとして，英語ではメロディー，リズム，ストレスの3要素があるが，日本語ではメロディーとリズムの2つである。関（1983）は，MITを日本語の特徴に基づいて改訂しMIT日本語版を作成した。MITで用いられる音高は英語では4種類であったのを日本語版では高低の2種類とし，さらに日本語の特性に応じて手法を改変した。日本ではMITの存在はよく知られているにもかかわらず，臨床現場ではあまり用いられていない。それは，方法が文面で説明しがたいことにある。MITを行う際には，患者に発話を意識させない，歌唱に近い状態から訓練を始める。療法士には，患者をうまく「唄わせる」いわゆるパーフォーマーの役割が求められる。そのいわゆる手法の肝ともいうべきところが，文面ではなかなか伝わりにくい。その点で，音楽療法士はMITを行うのに適している。言語聴覚士がセカンド・ライセンスとして音楽療法士の資格を有していると，MITの施行にもっとも適しているといえる。

第5節　将来に向けて

失語症に対する訓練法として，MITの有効性は確立している。歌唱そのものが有効かどうかは，方法論も含めて今後の課題である。失語症患者に対して，音楽療法士が果たすべき役割は以下のものである。

(1) MITの担い手
言語訓練を施行するのは言語聴覚士である。音楽療法士が言語聴覚士の資格を持つことにより，MITのもっとも有能な担い手になりうる。

(2) 歌唱の有効性の研究
これまで歌唱そのものは失語症の改善につながらないとされていた。しかし近年，対象や方法を工夫すれば効果があるとの期待が出てきている。

(3) 失語症患者の福利

失語症の患者は，コミュニケーションがとりにくく，どうしても社会から疎遠となりがちである。失語症患者が集まって歌唱をすることにより，ヒトのつながりを実感できるとともに，歌詞を発音できることで気持ちも前向きになれる。

失語症訓練に音楽療法が役立つには，科学性と客観性に富む優れた研究がさらに必要である。そのためには音楽療法士が，症状や病因，病態，画像所見についての知識を持たなければならない。

第18章

人工呼吸器を装着した
筋萎縮性側索硬化症（ALS）患者

近藤清彦
加戸敬子
竹末千賀子

第1節　疾患の特徴

1. 定義

　筋萎縮性側索硬化症（Amyotrophic lateral sclerosis：以下，ALS）は，大脳，脳幹，脊髄の運動神経細胞が変性することで四肢麻痺，球麻痺（構音障害，嚥下障害），呼吸筋麻痺をきたす疾患である。上位ニューロン（主に大脳運動野からの情報を脊髄に伝える神経）の障害で四肢の痙縮（つっぱり）が生じ，下位ニューロン（脊髄からの情報を筋肉に伝える神経）の障害で筋萎縮，線維束れん縮，弛緩性麻痺が生じる。意識は正常で知能は多くの場合保たれる。感覚は侵されない。有病率は人口10万人あたり5～10人で，わが国では，約9,000人が療養している。男女比は約2：1で男性に多い。20歳代から80歳代まで幅広い年代に発症するが，60歳代，70歳代，50歳代の順に多い。原因は不明で，治療法は確立されていない。現在，iPS細胞を応用して治療薬の研究が行われている。

　初発症状は，上肢麻痺，下肢麻痺，球麻痺（構音・嚥下障害），呼吸筋麻痺の順に多い。上肢筋の筋力低下は指先などの遠位筋から始まる場合と，上肢挙上困難など近位筋から始まる場合がある。下肢の麻痺は，下位ニューロン障害による下腿の筋萎縮で始まる場合と，上位ニューロン障害による下肢の痙縮によるつまずきやすさで始まる場合がある。病初期には，脳梗塞や頸椎症，腰椎椎間板ヘルニアなどとの鑑別が困難なことがある。次第に進行しこれらすべての麻痺に至る。平均3～5年で呼吸筋麻痺をきたすが，個人差が大きく，呼吸不全に至るまでの期間は1年以内から15年以上まで幅がある。完全四肢麻痺になっても顔面筋や眼球運動が長く保たれることが少なからずあるが，一方，四肢麻痺に続いて顔面筋，眼球運動などすべての随意筋が侵され，いわゆる閉じ込め症候群（Totally locked-in state: TLS）の状態に陥る例が5～10％ある。呼吸補助を行わなければ死に至る。

神経難病患者における特質を表18-1に示す。ALS患者にはこれらの特質のほとんどがあり、難病中の難病と言われるゆえんである。

ALS患者のケアの要点は、四肢の筋力低下に対する対応に加え、①栄養管理、②呼吸管理、③コミュニケーション手段確保、についての対応が必要となる。また、長期ケアや在宅ケアにおいては、④精神的ケア、⑤介護者のケアが重要となる。

● 表18-1 神経難病の特質

・運動障害をきたす
・移動など日常生活動作が困難
・難治性、進行性
・知能が保たれる
・本人が進行を自覚、苦悩する
・原因不明、治療法なし
・コミュニケーションが困難
・嚥下困難を伴う
・内科的合併症が多い
・認知症を伴うこともある

2. ALS患者を取り巻く社会環境

ALS患者における問題は、かつて、①身体的問題、②社会的問題、③心理的問題に分けられていた。身体的問題では、ALS自体による筋力低下に加え、種々の合併症がある。社会的問題には経済的問題、介護者の身体的・精神的疲労の問題、療養場所の問題などがある。心理的問題として、休むことなく進行していく病気に対する不安、言語障害により自分の考えが伝わりにくいことへの不安、働けなくなり介護を受けるだけの状態となった自分が存在していることの意味を見失ってしまうこと、などの問題がある。

人工呼吸器を装着すれば生命を保つことができるが、介護者に気を遣って人工呼吸器の装着を選択しなかったり、四肢麻痺に眼球運動障害が加わり、TLSとなって意思疎通がまったく図れなくなることを怖れて、装着していた人が呼吸器の停止を希望したりすることも起こりうる。

現在、日本では呼吸不全に陥った患者のうち約8割が人工呼吸器の装着を選択していない。その理由として、①人工呼吸器装着後に入院できる病院がごく少数しかなく、在宅療養が呼吸器装着の条件になることが多いこと、②在宅療養では家族の肉体的・精神的負担が大きいこと、③人工呼吸器装着後の療養生活で生活の質（Quolity of life: QOL）を保つことができるかどうかの不安、などが考えられる。

一方、人工呼吸器装着を選択して療養しているALS患者が国内で2,000人以上いると推定されるが、長期療養を行っているALS患者に対して身体的だけでなく精神的ケアや心の支えが重要になっている。

ALS患者に対して音楽療法を行っていく場合には、このような社会的な背景や患者が置かれている状況を知っておくことが重要である。

多くの問題を持つALS患者を支えていくには多専門職種（multidisciplinary care team）によるサポートが必要であり、音楽療法士もケアチームのメンバーとして働くことが望まれる（表18-2）。

● 表18-2 ALS患者を支える職種

医師・歯科医師
病棟・外来看護師
理学療法士
作業療法士
言語聴覚士
薬剤師
管理栄養士
歯科衛生士
臨床工学技士
医療ソーシャルワーカー（MSW）
音楽療法士
生活支援員
臨床心理士

第2節　医学的音楽療法の適応

　ALSでは筋力低下は進行性であること，筋疲労をきたしやすい特徴があることから，運動機能改善や筋力維持を期待しての運動訓練はリハビリの専門職にゆだねるべきである。身体的なリハビリ訓練は全員が必要としているが，ALSの音楽療法は精神面への働きかけが主となることから，音楽療法が適しているかどうかは個人個人で異なり，本人の希望が第一である。音楽よりも読書や映画鑑賞のほうが好きな人もある。

　ALS患者と家族に精神的ケアを必要とする時期を表18-3に示す。病名告知を受けた後はショックが大きく精神的に動揺している。告知を受けた後も筋力低下などの症状が徐々に進行していき不安が募ってくる。呼吸不全が進行してくると気管切開を行って人工呼吸器を装着するかどうかの大きな決断にせまられる。人工呼吸器装着後，呼吸状態は安定するが残っている発声，嚥下，上下肢の機能がさらに低下していく。四肢麻痺になった後は同様の状態が長期間続く。患者が死亡すると，長年介護した介護者に虚無感が生じることもある。

● 表18-3 ALS患者・家族に精神的ケアが必要な時期

病名告知の後
症状進行期
気管切開，人工呼吸器の選択時
機能喪失期
長期療養期
死亡後（グリーフケア）

　これらのどの段階も音楽療法の適応となるが，その時期に応じて必要性や内容が異なってくるため，実施する時期がどの段階であるかを意識する。音楽療法を開始した後も，その時々の体調や精神状態に応じて実施するかどうかを決めていく必要がある。

第3節　医学的音楽療法の目的と方法

1. 目的

　ALSにおいて，四肢の筋力訓練や呼吸筋訓練などの運動機能改善を目的としたリハビリ訓練は，病初期には効果が期待できる可能性があるが，病気が進行すると筋疲労が勝るようになるため，運動機能改善を音楽療法の目的とすることは病初期に限られる。

　ALS患者に対する音楽療法の目的となりうるものを以下に示す。

(1) 健康な心へのアプローチ

　音楽療法は患者の心の健康な部分にアプローチして賦活させ，病気のプロセスの中で貴重な経験を患者に与える。またセラピストも，ALS患者を"患者"としてではなくまったく健康な人として接し，音楽を通して深くその人と関わっていく。それは音楽を提供する側，される側という関係ではなく，まったく対等か場合によっては，むしろ患者こそがセッションをリードしているような場面もある。このような経験は，患者にとって，心底人間としての尊厳を取り戻す経験となる。

(2) 音楽の持つカタルシス効果と情動の賦活

　患者は音楽によって涙を流したり，声をあげて笑ったりすることがある。病状が進行し，外見からはほとんど反応がないように見える患者が，涙を流すこともある。

　カタルシスとは，もともと，ギリシャ悲劇の観客側に生じる深い喜びや怒り，悲しみ，憎しみなどの感情体験による心の浄化作用のことをさしている。音楽のカタルシス効果とは，メロディーや歌詞が表現する心情を自分に重ね合わせ，心の奥底の感情が揺さぶられたり涙を流したりし，無意識下に抑圧されたものを解放する。

　人間は，日常的に病気でなくてもストレスにさらされている。ましてや，ALSのような難病を患っている患者のストレスは相当なものである。患者は「自分は今まで何のために生きてきたのか」，「なんで自分だけがこんな目にあわなければならないのか」，「まわりは自分の苦しみをどこまでわかってくれているのか」などと苦悩し，いらだちや抑うつ状態を抱えながら病状が進行していくという慢性的な悲哀を抱えている。そのような悲哀を，患者はどれだけ周囲の家族や医療・介護の専門家にぶつけることができているだろうか。自らの病気のことで家族に迷惑をかけているという申し訳なさから，自分の中の負の感情を周囲の家族にぶつけることに抵抗を感じ，自分の中に閉じ込めてしまう患者もいる。このような，病気にまつわる感情や，意識的，または無意識的に抑制されている感情を，音楽療法という守られた枠の中で解き放つことで，心の中の重いものが浄化され軽くなる。音楽は，溢れ出した感情を非難することなく，すべてを無条件に受容してくれるため，感情の解放をより促進する。

第18章　人工呼吸器を装着した筋萎縮性側索硬化症 (ALS) 患者

(3) 音楽とともに記憶されている想い出を呼び覚まし人生の振り返りをうながす

　ある音楽を聴くことで，その曲をよく聴いていた頃に戻り，風景や出来事の想い出，感覚やにおい，そのときの感情を体験することができる。子どもの頃に父親がよく歌っていた歌，失恋したときに聴いた曲，結婚したときに流行った曲，わが子とともに歌った歌など，音楽とともに様々な記憶が呼び覚まされ，自分の人生の振り返り (Life Review：ライフレビュー) をするきっかけとなる。

　ライフレビューは回想法 (Reminiscence Therapy) と共通する点も多いが，それぞれが異なる特徴を持つと言われている。回想法は喜びや楽しみの提供を目的とするのに対し，ライフレビューはそれらに加えて悲しみや怒りなどの感情も取り上げ，さらに人生の再評価を達成することに目的を置いている。セッションにおいて患者は，その時代時代の音楽を聴いて懐かしみ，当時の気持ちや風景に浸ることによってゆっくりと自分の人生を思い出し，少しずつ振り返る。

　音楽をきっかけにライフレビューが行われるとき，音楽は非言語であることから，回想の内容を限定せず個々のイマジネーションにより，無限に広がる可能性を持っている。そして音楽は評価をしたりせず，患者の心に寄り添ってくれる存在となる。訪問音楽療法 (2. 方法 (1) セッションの形態の項参照) のように家族が同席することの多いセッションでは，家族にとっても患者とともに生きた人生を一緒に振り返るきっかけをつくることができる。

　ただし，音楽によるライフレビューはポジティブなことばかりではなく，未解決の辛く悲しい記憶を引き出すこともあるので，セラピストは患者の心身状況と病気受容の段階をよく見極め，提供する音楽に細心の注意を払わなければならない。

(4) 自己肯定感をうながし尊厳の回復の手がかりとなる

　根治療法がなく病気が進行して様々な機能を喪失していく中，介護を受けるだけの立場になった自分に生きる価値を見失ったり，病気になったのは自分の行いの報いではないかと考えたりすることが少なくない。

　音楽療法の場では，音楽やその歌詞などをきっかけに患者が自身の人生全体を振り返り始め，次第に自分の中にある強い思いや，自分の信念や生きがいなどについて語り始めることがある。それはまるで自叙伝を執筆するようなことに例えることができる。

　患者が自らの人生を物語ること (narrative：ナラティブ) は，健康な時代の価値観や人生観を，発病後の今の価値観に書き換え，治癒が望めない厳しい状況下においても，新しい価値観で人生をより豊かに送ることにつながる。つまり，「自分の人生はよいものであった」と人生を肯定的に捉え，社会や家族の中での弱者，病者というネガティブな思いから自尊心を回復させたりする。このことから，援助者はナラティブアプローチが患者の心理的支援にとって重要なことであると理解し，支援する必要がある。

音楽療法は非言語でアプローチすることから，患者のナラティブの書き換えを無理強いしたり押し付けたりするようなこともなく，その時々に応じた音楽を提供することで患者を支えることができる。

(5) 闘病生活の活力を得る

患者は，次回のセッションまでの日を，「次回のリクエスト曲をあれこれ考えていると昔の出来事や感情を思い出し，温かい気持ちになれる」や「次回のセッションまで体調を整えて楽しみに待つ」などと話す。セッションの頻度はおおよそ月に1〜2回だが，患者の言葉からもわかるように，音楽療法の影響はその時間だけにとどまらず次回のセッションまでの間続いている。セッション直後はその余韻に浸り，同席した家族と歌や会話を振り返ったりする。中にはセッションをすべて録音し，繰り返し聴いて楽しんでいるという患者家族もいる。このように，次回のセッションまでの間，療養生活に力を与えることができる。

ALS患者に対する音楽療法とは，患者とセラピストがともに心の奥で音楽を感じ，ともに作り上げる空間である。与える，与えられるという関係ではなく，音楽により互いが共感し合うことでコミュニケーションをとる。このことが患者とセラピストとの関係をより密なものにし，信頼関係を築くことになる。そしてこれは，セッションそのものを楽しみに待つことに加え，セラピストに会える日を待つということにつながる。

(6) 援助者の気分転換やストレス発散となり患者理解を深める

患者を介護する家族は心身ともに恒常的な疲労を感じている。もちろん心から患者を心配し療養に協力する気持ちでいるが，介護者としての自分を強調するあまり，その人本来のありのままの自分を隅に押しやってしまうことがある。本当は，家族自身も，自分の家族が難病に罹ってしまったことへの当惑や否定したい気持ち，言いようのない怒りや不安を抱えているのだが，それを患者に悟られ，むやみに気を遣わせまいとの配慮から，愚痴も弱音も心の底に押し込め，介護者として割り切って気丈に振る舞ってしまうことがある。またそれとは逆に，その怒りや不安を抑えることができず，話すことのできない患者にぶつけてしまう家族もいる。

そのような家族のもとへセラピストが訪れ，日常の介護の場に楽器の音や歌声が流れると，部屋の空気は一変する。家で声を出して歌うことなどなかった家族が歌い，曲の想い出話をきっかけに，セラピストに自分自身の様々な想いを語る。それは日々の介護で疲れ固くなった心を音楽が解きほぐし，自然な感情の湧きあがりとともに，ありのままの自分を取り戻す時間となる。その日常と違う体験は，深い気分転換やストレスの発散を可能にすると思われる。

セッションに同席した介護士やヘルパーからは，「介護でいっぱいいっぱいの心になっていたが，セッションに参加してなんだかほっとした」という感想が報告され，

家族以外の援助者にとっても同様の効果を与えることがわかる。

また,「患者さんの楽しんでいる姿を見られて嬉しかった」,「あんなに穏やかな笑顔を初めて見た」というような声も多く聞かれる。

患者は自分の意思が伝わらないいらだちを援助者にぶつけたり,病に侵された現実に絶望する姿をさらけ出したりすることがあり,ともすると援助者は患者の病気の部分のみに集中してしまう。しかし,援助者という立場から離れてセッションに同席したとき,笑顔で楽しんでいる姿を目の当たりにし,患者の持つ健康な部分を再認識することができる。また逆に,日頃は穏やかで明るく振る舞っている患者が,セッションの場で悲しみや苦しみの感情をあらわにし,家族や援助者が初めてその心情に気づくこともある。このようなことをきっかけに患者への理解が深まったり,援助者の知らない患者の部分への気づきとなったりする。

病気の進行とともにTLS(完全な閉じ込め状態 = totally locked-in state)になったり,ほとんど開眼しなくなったとき,家族は介護をしていることの意味を見失いかけてしまうことがある。そんなとき,音楽療法の場での音楽の刺激や語りかけによって開眼したり,また,ある曲で涙を流したりする様子を家族が見て,外部からは反応が乏しく見えても心がつながっていることを再認識することがある。そしてこれらをセラピストと共有し分かち合うことは,今後の介護に対するはりあいにもつながる。TLSに至る前から関わっているセラピストであれば,患者がよくリクエストしていた曲や,好みの曲の傾向などをもとにアプローチし,患者と家族に関わることができる。このことは,長期にわたって患者を介護する家族の心理的な支えとなる。

2. 方法

(1) セッションの形態

①病棟でのセッションと訪問音楽療法　　ALS患者への音楽療法は,まだ一般的とは言えないが病棟でも行われている。病室から出て食堂や談話室などでの集団セッションに参加したり,病室で個人セッションを受けたりすと,病状や目的に応じて形態は変化する。病棟での音楽療法は,入院生活での気分転換となり,潤いや和み・癒しを与えてくれたり,感情表出のきっかけとなったりする。また,他の患者との交流を持つきっかけとなり,ピアサポートにつながることもある。一方,病院という環境のため避けられないこととして,使用する楽器や音量などが制限されることと,病棟スタッフの出入りや同室の患者,見舞客の声などがセッションを遮ることもある。病棟では医療行為が優先されやすいため導入当初は音楽療法の実践に困難をともなうことがあるが,病棟スタッフにその必要性が理解されると音楽療法が療養生活の一部になっていく。

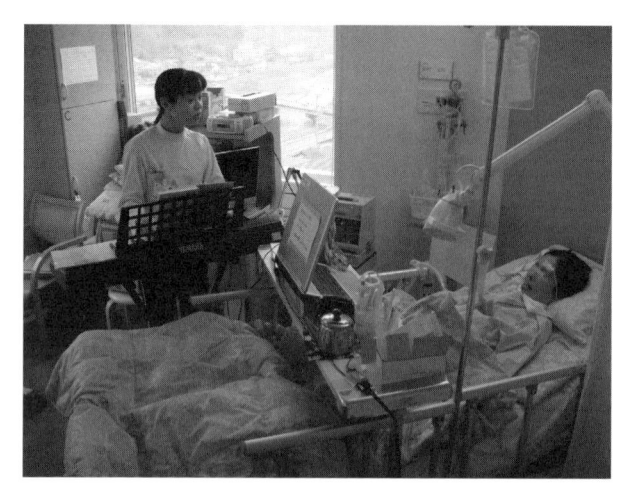

● 図18-1　人工呼吸器を装着したALS患者のベッドサイドでの音楽療法の様子

　一方，在宅で療養している患者に対する訪問音楽療法は，セラピストが患者の自宅に訪問してセッションを行うという形態で，長期にわたって療養生活を送ることの多いALS患者に対し，在宅でのQOL（Quality of Life）を支えるものの1つとして行われる。病棟で行うセッションとの違いは，自宅という隔離され守られた環境の中で医療や介護を忘れ，落ち着いた時間を持てるというメリットがある。そして，訪問音楽療法が療養生活に与える影響として，患者の日常である家庭にセラピストが訪れ，音楽療法という非日常が組み込まれる。それにより日常がセッションによって区切られ，生活にリズムができる。セッションの時間は，患者にとって病気に関係する医療や介護のサービスとは異なる，楽しみや癒しの時間になる。

　在宅で音楽療法を受けるとセラピストが帰った後も部屋の中にセッションの余韻が残るので，日常の中でセッションの経験をゆっくりと味わうことも可能になる。このことは患者の生活に彩りをもたらす。ある患者は，「セッションは異質で豊かな時間。余韻が残り，しばらくふわりふわりします。異質なのが豊かさの秘訣。普段にはない感じで安心感に満たされます。やさしく明るい曲のためかな。ただ音楽を聴くのとは違う不思議な力」という感想を述べている。

②セラピストの人数　　望ましいセラピストの数はそれぞれのケースによって異なる。病棟の場合は1名で行うことが多いが，患者宅を訪問する場合は複数が望ましい。複数で行う利点として，外出する機会が少なく限られた人間関係の中で療養生活を送っている患者にとって，複数のセラピストが訪問することはある種の社会参加となり，在宅でありながら外部との交流や刺激を受けるなどの効果も期待できる。

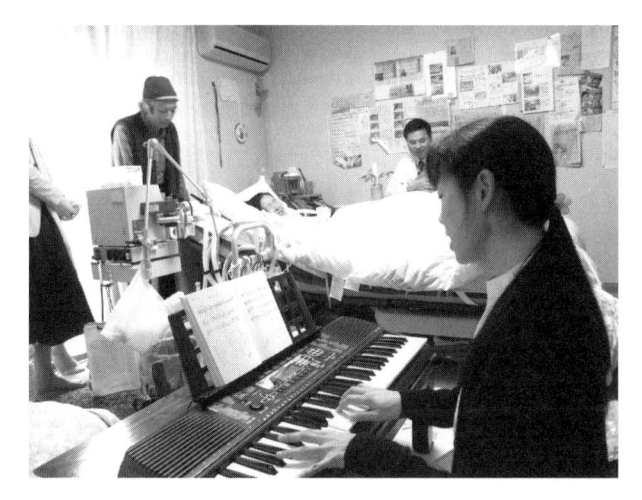

● 図18-2　在宅人工呼吸療法中のALS患者宅での音楽療法の様子

また，家族による過度の依存を一人のセラピストが引き受け，過重な負担になるのを避けることと，家族との適度な距離感を保つためにも，複数で訪問するほうがよいケースもある。

③時間・頻度　病状が落ち着いている場合，セッション時間は30～45分が適当だが，その日の患者の病状や体調により臨機応変に対応する。また，患者やその援助者にその日の感想や要望などを聞き取る時間も必要である。吸引などでセッションを中断することもあるので，患者の疲労度をよく観察して全体の時間を図ることが大切である。

頻度は患者や家族の希望にもよるが，病棟では1～2週に1回，在宅では月に1～2回が適当である。ALS患者は癌患者と異なり，発病から数年～20年以上という長期間にわたる療養生活を送ることから，月に1回でも十分意味がある。

④セラピストの位置　セッションの際，セラピストが患者のどの位置から関わるかは，ラポール構築において大切なことの1つである。カウンセリングに対面法，90度法，平衡法があるのと同じく，音楽療法のセッションにも，コンサートのように患者と正面に向かい合う位置や，ベッドの横から接する90度の位置，真横に並んで一緒に歌詞カードを見ながら歌唱を行うなどの位置がある。どの場合も，意思伝達の困難な患者に心理的圧迫感を与えず，セラピストに対し安心感や信頼感を抱きやすい位置関係を常に考えつつ，セッションを行う必要がある。

ベッドに横臥している場合は，患者が顔を向けている側から接する場合が多いが，部屋のスペースの問題から反対側，あるいは患者の足元に位置する場合もある。いず

れにせよ，演奏や歌唱しながらでも患者の表情や眼球の動きを見ることができ，また患者が視線を交わすこともできる位置関係が理想的である。

⑤使用楽器と「音」について　訪問音楽療法の場合，楽器はほとんどセラピストが患者宅に持ち込むことになる。使用楽器は，キーボード，ギター，オートハープ，トーンチャイム，ミュージックベルや小物楽器などが主であるが，使用曲によってレインスティックやオーシャンドラムも使われる。注意点として，日頃静かな環境の中で療養をし，また心身ともに辛い状況にある患者に合わせた「音量」「音色」で音楽を提示し，耳障りな音にならないよう十分配慮する。これはセラピストの歌声，話し声にも言えることである。また，近隣への音漏れについても気をつけなければならない。

　病棟でのセッションにおいて，個室はある程度自由であるが，相室で個人セッションを行う場合は，必ず他患に音を出すことを伝え許可を得ておく。また，食堂などでの集団セッションは病室にも音が聴こえるため，伴奏音を聴いて自発的に参加する患者や家族などもいる。しかし同時に，病状が悪く漏れ聞こえる音楽を不快に感じる患者もいるので，そのことに十分配慮することも必要である。

(2) セッションの方法

①アセスメント　セッションを行うにあたり，患者の状態を把握するため，家族，主治医，看護師，保健師などから必要な情報を収集する。具体的な情報とは，罹病年数，初診日，人工呼吸器装着の有無，身体麻痺の状況（上肢，歩行，嚥下），胃瘻造設について，会話や発声が可能か，意思伝達手段（発話，口形，文字盤，レッツチャット®：言語や上肢の運動が困難な人がスイッチで操作する意思伝達装置，PC，不能，等），主な介護者は誰か，などで，さらに，家族構成，成育歴，生活歴，音楽歴，現在の心理状態，身体介助のスケジュールなども必要である。

②セッション計画，インフォームド・コンセント　アセスメントをもとに患者のニーズを見極め，目標と方法を設定する。そしてその目標と方法に加え，使用楽器，頻度と時間，セッション料などを患者と家族に対してわかりやすく説明し，同意が得られるようにする。また，内容は患者や家族の要望により，いつでも見直しを受け付けることも伝えておく。

③プログラム　成人対象の個人セッションプログラムと同様，患者の好みの歌やジャンルを中心に，季節感のある音楽なども取り入れる。受動的プログラムになることが多いが，声を出すことのできない患者も無声にて口を動かして歌ったり，歌詞カードの歌詞をメロディーとともに目で追ったりする（心の中で歌う）など，患者なりの能動的な関わり方もする。

　楽器演奏については，セラピストによるトーンチャイムやミュージックベルでの演奏，ピアノ独奏，連弾などによる「鑑賞」というプログラムを取り入れることもよい。移動や呼吸器音の問題からコンサート会場に出かけることの困難な患者にとっ

て，大変嬉しいとの感想も多く聞かれる。また，家族やその他の介護者が楽器奏を行う様子を見るのも，患者にとって楽しみの時間になる。

④選曲方法　　意思疎通が困難なことがほとんどであるため，アセスメントを丁寧に行い，インテークセッション時に患者やその家族からリクエストを聴取しておくことが必要である。リクエストがあまりない場合でも，患者の成育歴や生活歴などから，それに関わる音楽が想定できるであろうし，承諾を得て居室の本やCDを見たり，部屋の置物や写真などからも患者の趣味を知る上で参考になる。

セッションが進むにつれ，患者の音楽の好みなども把握できてくるが，知的好奇心を満たすため，違うジャンルや新しい音楽をセラピストから提案することや，その患者だけのオリジナル曲を創ることもよい。また，同席する家族（介護者）に焦点を当てた音楽を取り入れることも家族の気分転換になると同時に，家族が日常にはあまりないであろう歌う姿を見るということが，患者にもよい影響を与える。

⑤コミュニケーション　　セッション中は表情や瞬き，眼球の動きなどで患者の意思を読み取ることになる。家族が同席している場合はある程度の情報を得ることができるし，可能であればセッション終了後にレッツチャット®や伝の心®（わずかな体の動きをセンサーでとらえてパソコンを操作する装置）などで，感想や要望を聞くことができる。

しかし，表情筋も麻痺している患者の場合，眼球の動きだけでは喜んでいるのか嫌な思いをしているかがわからず，セラピストが一人芝居をしているかのような一方通行のセッションに戸惑うこともある。しかしそのような場合でも，回を重ねるごとに患者から発せられる意思や感情を感じ取ることができるようになり，現実に言語を交わしているかのような錯覚に陥ることがある。それは，音楽によってつくられる，患者と同じ時空，イメージ，空気感を共有することを繰り返しているうちに可能になるのかもしれない。しかしそれには個人差がありセラピスト自身の感性によるところが大きいが，患者を知ろう，意思を感じようとする気持ちを強く持ち五感を研ぎ澄ますことが，一方通行から双方向のセッションへとつながるであろうと思う。

⑥音楽のテンポと調判定　　目の前にいる患者の持つリズムに合わせることが重要である。健常者の場合でも緊張時など個々の心拍数によって曲に対するテンポ感が変化するので，セラピストは患者のその日の心身状況を踏まえた呼吸と，それにともなう胸の動きを観察しながら原曲にこだわらないテンポを設定していく。それには伴奏や，メロディーそのものもアレンジすることが必要となるであろう。

調性について，音楽はその調が曲の性格を決定すると言ってもよいほど重要なものである。したがって，鑑賞を主な目的とする場合には原調での演奏もよいが，家族などの同席者とともに行う歌唱においては，あくまでも同席者の声域に合わせた調性を心がけることが大切である。

⑦自宅でのセッションだからこそ可能なこと　　訪問音楽療法は，病院などの施設で行う音楽療法とは異なり，途中で部外者が入ることがない。医療を忘れ安心で落ち着いた環境の中，セッションに集中できるという大きな利点がある。

　また，訪問音楽療法は，個人セッションという形で行われることがほとんどであるため，セラピストは患者からのリクエスト曲や，年齢，出身地，趣味などをもとに，その患者のためにプログラムを考える。そしてそのプログラムを，患者やその家族のためだけに"生演奏"によって提供してくれるという特別な時間に，患者は満足感を得ることができる。

第4節　医学的音楽療法の評価方法

1．一般的な評価方法

　セッション中の参与観察と，録画したセッション内容から患者の表情や視線の移動，家族の反応について振り返る。可能であれば，セッション後に患者や介護者から直接感想を述べてもらう。すべての段階における経過を正確，かつ客観的に記録し，セッションを行った音楽療法士，同席した他領域のスタッフ（訪問看護師やヘルパーなど）と検証・評価を行い，さらに有効なセッション方針・方法を立案することをこころがける。

2．音楽療法で使用できるその他の評価方法

　音楽療法の評価方法としてまだ例は少ないが，意思伝達が可能な患者や家族に対して，QOLの評価尺度であるSEIQoL-DW（The Schedule for the Evaluation of Individual QoL-Direct Weighting）が用いられることもある（美原淑子ら，2006; 中山ら，2009）。これはWHOが推薦する尺度の1つで，従来の身体機能，移動能力，社会生活機能などをもとにしたQOL評価とは異なり，患者自身のナラティブの書き換えに対応可能な評価方法である（中島，2006）。セッションによってQOLの向上が見られたかどうかを評価するには，ある程度の期間や回数が必要であることから，中山ら（2009）は，患者を理解し介入の糸口を探るためには有用な方法であると述べている。

第5節　医学的音楽療法の実施上の留意点，工夫

　ALS患者は，多くの不安やストレスを抱えながら，それを伝えることが難しい。また多くの思いを持ちながら，それを伝えることに躊躇する患者も多い。それだけに，セラピストは他領域の対象者以上に細やかな対応と心理的アプローチが必要とさ

第18章　人工呼吸器を装着した筋萎縮性側索硬化症（ALS）患者

れる。

　ある患者の言葉に「患者の感覚は特殊である。耳だけではなく全身で音楽を感じている」とあったように，セラピストは患者の言動や反応，また患者自身から発せられているメッセージを受け止める，非常に研ぎ澄まされた感性が求められる。

　ALS患者への音楽療法は歴史が浅く，病棟や在宅で人工呼吸療法を行っている患者に対する音楽療法の報告はきわめて少ない。したがって，ALS患者へのセッションが未知の領域であるというセラピストがほとんどであり，たとえ高齢者や障害児などへの臨床経験が豊富なセラピストでも，セッション開始前の不安は強い。そのため，これからセッションを行うセラピストは，経験のあるセラピストのセッションに同行し，コ・セラピストとしての経験を積んでから，主セラピストとしてのセッションを行うようにすることが望まれる。

　臨床上の留意点を以下に述べる。

1. 同席者について

　患者との意思疎通が困難なことから，家族や援助者がセッションに同席することがセラピストにとって助けとなる。しかし，音楽好きが高じて集中しすぎ，患者の存在を忘れてしまうほど高揚する援助者もいる。逆に，どこまで介入してよいのか迷い，遠巻きに見学している援助者もいるので，患者，家族，その他の援助者などの舵取りをする役割もセラピストは果たさなければならない。

2. セラピストのセルフコントロール

　患者や家族がセッション中に涙を流したり，感情をあらわにしたりすることにセラピストが動揺し，同情して泣いてしまうなど，セッションを継続することが困難になったという報告をたびたび受ける。患者の感情を理解し，心に寄り添うことができなければセラピストとして成り立たないが，「受容・共感」と表裏一体である「許容・感情移入」となってしまい，患者のネガティブな思いに飲み込まれないよう，セラピストの想いや考えを客観的にしっかりと意識し，セッションの場を俯瞰的に見ることができるように訓練することも必要である。患者への責任を果たし，また自身がバーンアウトしないためにも定期的にスーパービジョンを受けたり，場合によっては別のセラピストにつないだりすることは，職業倫理の基本ともいえよう。

3. ビデオ記録について

　記録用としてビデオカメラで撮影をする際，患者とその家族に撮影の目的を説明し承諾を得ておくこと。またその保管，管理は厳重にし，不用意に漏洩されることのな

いよう注意すること。撮影する際には，患者に心理的圧迫感を与えないよう，カメラの位置に注意したい。

4. 歌詞カードについて

歌詞を味わうという意味から，歌詞カードを患者に提示することも多いが，患者はほとんどの場合眼鏡をかけていないので，個々の視力に応じた文字の大きさに注意し，患者に合わせたものを作成する。また，提示する距離，角度にも注意する。

5. 医療機器に対する注意

人工呼吸器を使用中のALS患者のベッドサイドには，人工呼吸器以外に意思伝達装置や吸引装置など複数の機器があることが多い。機器に触れることで設定条件が変化したり，人工呼吸器から患者に空気を送る管（呼吸器回路）に触れることで患者に装着しているカニューレを引っ張ってしまうことなどは患者に危害を与えることになるので十分注意する。

電子楽器を使用する場合に電源の確保が必要となるが，医療機器等に重要な電源があるため，必ず介護者の了解を得てから使用するようにする。乾電池を持参することもよい方法である。

6. 心に寄り添う

セラピストである前に一人の人間として自分自身と向き合い，相手に向き合い，尊重し，誠実に関わることが大切である。音楽は，心を開く鍵である。様々な情動を思い起こさせ，心を動かす。そんな音楽を扱うセラピストは，暖かい心と思いやりを持ち，ノンバーバルを含むコミュニケーションやつながりを大切にし，丁寧に，ゆっくりと，心を通わすことができる関係性の構築に努めたい。効果や評価のみを重視せず，患者や家族が過ごされている時間の流れや空間，心のありように，そっと寄り添わせていただこう。

第6節　エビデンスと先行研究

人工呼吸器装着患者に対する音楽療法について，Cohrane Libraryでは，Bradt（2010）が合計213人の対象を含む8つの論文について検討した結果，人工呼吸器装着患者に音楽を聴かせることで心拍数，呼吸数，不安状態によい効果があり，血圧と酸素飽和度には効果がなかったと報告している。音楽の介入が生活の質（Quality of life: QOL）や患者の満足度，退院後の結果，死亡率，費用対効果に対する効果を調べた報告はなかった。また，これまでの報告はすべて録音された音楽を用いたものであ

り，訓練された音楽療法士により提供される音楽の効果についてさらに調査が必要としている。これらの対象者は主として集中治療室における呼吸器疾患などの重症患者が対象であり，ALS患者は含まれていない。

ALS患者に対する音楽療法はForrest（2002）の総説とHorne-ThompsonとBolger（2010）の報告がみられるのみである。Forrest（2002）は，ALS患者に対する音楽療法は，理学療法などの従来からある介入方法と協力することで身体症状と心理社会的，感情的なニーズの両者に対処する上で有効であることが判明しているとしている。

Horne-ThompsonとBolger（2010）は，21名のALS/MND（motor neurron disease：運動ニューロン疾患）患者で生（ライブ）の音楽療法セッションと録音した音楽を聴かせた前後でHospital Anxiety and Depression Scale（HADS）とEdmonton Symptom Assessment System（ESAS）検査を行い，不安軽減に対する効果を検討している。いずれも変化はなかったが，不安感が軽度またはない患者が多かったために有効性が明らかでなかった可能性が考えられている。この論文に対し，Lings（2010）は，ALS患者に対する最初の音楽療法の研究として歓迎し，今後，質的研究の必要性を述べている。

ただし，これまでの研究はすべて人工呼吸器を装着していないALS患者を対象にしたものであり，人工呼吸器装着ALS患者に対する音楽療法の報告は海外にはみられない。

わが国では，近藤ら（2001）が人工呼吸器装着ALS患者への音楽療法を厚生労働省の研究班で報告し，その後，多専門職種によるケアチーム（multidisciplinary care team）の一員として音楽療法士が病棟と在宅のALS患者に対応していることを報告した（近藤，2004；近藤・木村，2005；近藤，2006；近藤，2007a；近藤，2008；近藤，2009；加戸・竹末，2013）。

また，在宅療養中のALS患者に対する訪問音楽療法プロジェクトを3回企画し，合計51名のALS患者に69名の音楽療法士を派遣して各5～8回の音楽療法を実施し，患者・家族の反応，語りを蓄積している（近藤，2007b；近藤，2010；近藤，2012）。その中には音楽療法がALS患者の心のケア，癒しだけでなく，生きている意味を高めたり，難病とともに生きていく力を支えることができていることを感じさせるものがある。

ALS患者の音楽療法の効果を実証するためには，まずその方法を確立することが必要と考え，これまでの実践をもとに「ALS訪問音楽療法ガイドライン」（近藤ら，2011）を厚生労働省の研究班の報告書として作成した。

近年，人工呼吸器装着ALS患者に対する音楽療法の実践は徐々に増加している（美原ら，2005；美原盤ら，2006；中山ら，2009；中山ら，2012；服部，2012，岸田，

2012)。

　人工呼吸器装着ALS患者に対する音楽療法の効果を示すエビデンスは確立されていないが，ナラティブアプローチとしてその成果が積み上げられつつある。

　欧米では人工呼吸器を装着して長期療養するALS患者はきわめて少ないことから，人工呼吸器装着ALS患者に対する音楽療法のニーズは高くない。わが国は世界の中で人工呼吸器を装着して療養しているALS患者が最も多いので，人工呼吸器装着ALS患者に対する音楽療法は，わが国でこそ進めていくべき医学的音楽療法の大きなテーマである。

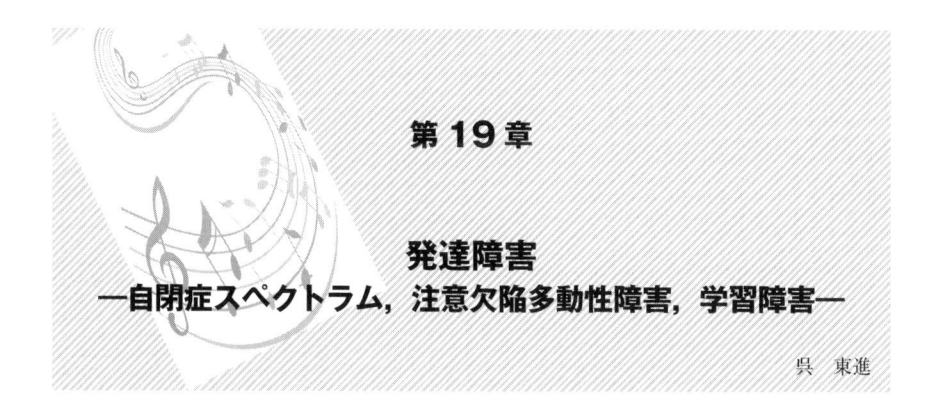

第19章

発達障害
―自閉症スペクトラム，注意欠陥多動性障害，学習障害―

呉　東進

第1節　定義と特徴

1．定義

　発達障害は，認知・言語・運動・社会性・情緒（感情）などの発達に乳幼児期から歪みや遅れがあり，それらの機能の障害を認める疾患の総称で，アメリカ精神医学会の「精神疾患の診断・統計マニュアル第5版（*Diagnostic and Statistical Manual of Mental Disorder, 5th Edition*: DSM-5)」（APA, 2013）では神経発達障害（neurodevelopmental disorders）に該当し，世界保健機関（World Health Organization: WHO）による「国際疾病分類第10版（International Classification of Diseases-10: ICD-10 version)」（WHO, 2010）では，心理的発達の障害（F80-89）と小児（児童）期および青年期に通常発症する行動および情緒の障害（F90-98）に該当する。したがって，単に，自閉症スペクトラム，注意欠陥多動性障害，学習障害の3種類だけを意味するのではなく，広い範囲の疾患が含まれている（表19-1）。

◐ 表19-1　発達障害の分類（DSM-5/APA, 2013）

知的障害
コミュニケーション障害
　言語障害
　音韻障害（Speech sound disorder）
　吃音（Childhood-onset fluency disorder）
　社会的コミュニケーション障害（Social (pragmatic) communication disorder）
自閉症スペクトラム
注意欠陥多動性障害
学習障害（Specific learning disorder）
運動障害（Motor disorders）
　発達性協調運動障害
　常同運動障害
　チック
その他

日本では，軽度発達障害という呼称が時に使用されることもあるが，世界的には使用されない日本のみの用語であり，「軽度」の意味するものが不明確という理由から，文部科学省などでは使用されなくなっている (http://www.mext.go.jp/a_menu/shotou/tokubetu/main/002.htm)。また，「高機能自閉症」などで使われている「高機能」という用語は，能力が高いという意味ではなく，知的な遅れがないということを意味している。

この章では，自閉症スペクトラム，注意欠陥多動性障害，学習障害について述べ，知的障害については第20章 (p.179) に記載した。

(1) 自閉症スペクトラム

DSM-5では，次のように定義されている。

---

①以下のような社会的なコミュニケーションや交流が持続的に欠損している。
　1) 情緒的な交流（かみ合った会話，興味・感情・情緒の共有，かかわりの開始や相手への反応など）の欠乏
　2) 非言語的なコミュニケーション行動（視線，身振り，表情など）の欠乏
　3) 他の人との相互関係の維持・発展・理解（状況に適した行動，友達をつくる，仲間への関心）の欠乏
②以下のうち2つ以上の限定的・反復的な行動・興味・活動がある。
　1) 常同的・反復的な運動，物の使い方（例：物を並べる），言語（反響言語（エコラリア））
　2) 同一性への固執（変化を嫌う，思考のパターン化，偏食など）
　3) 変ったものに対する限定的・固定的な強い興味
　4) 感覚の過敏や鈍麻（痛みや温度への無関心，聴覚や触覚の過敏，視覚刺激に対する強い興味など）
③発達の初期から症状がみられる。
　社会的な必要性が能力を超えるようになって初めて明らかになる場合もある。
④日常生活や社会的，職業的困難を引き起こしている。
⑤（併存する場合もある）知的障害では症状を説明できない。

以前使われていた，アスペルガー症候群，高機能自閉症，(特定不能の) 広汎性発達障害，非定型自閉症，自閉性障害，早期乳児自閉症，カナー型自閉症などの診断名は，DSM-5ではすべて自閉症スペクトラムに統合されている。

発生率は約1%で (DSM-5)，知的障害や言語障害を併存する場合と併存しない場合がある。

(2) 注意欠陥多動性障害 (Attention-Deficit/Hyperactivity Disorder: ADHD)

DSM-5では，次のように定義されている。

①以下の不注意症状のうち6つ以上が6か月以上続き支障をきたしている。
　1）細部への注意を欠きケアレスミスや間違いが多い
　2）注意・活動の持続が困難
　3）話しを聞いていないようにみえる
　4）指示に従って最後までやり遂げられない
　5）組織立てた行動が困難（連続的な課題，整理整頓，片付け，時間の管理，締め切りに間に合わす，などが苦手）
　6）持続的な努力が必要な課題を避ける（宿題，報告書の作成など）
　7）よく物をなくす
　8）外部の刺激ですぐに気がそれる
　9）忘れっぽい（日課，約束など）
②以下の多動・衝動性の症状のうち6つ以上が6か月以上続き支障をきたしている。
　1）席でごそごそする
　2）離席する
　3）走り回ったり何かに登ったりする
　4）静かにできない
　5）じっとしていられなくて動き回る
　6）過剰に話す
　7）質問が終わる前に答える
　8）順番を待てない
　9）他人の邪魔をする
③12歳より前に発症する。
④2か所以上で同じような症状がみられる。

　不注意だけのタイプ，多動・衝動性だけのタイプ，両方があるタイプの3つがある。発生頻度は，小児で約5％，成人で約2.5％と報告されている（DSM-5）。

(3)（特異的）学習障害

　DSM-5では，次のように定義されている。

①援助を行っても，読字，読解，書字，文章表現，計算，数学的思考などの学習が年齢相当に比べて非常に難しく支障をきたしている。
②少なくとも6か月以上継続している。
③就学期に発症する。
④知的障害や視覚・聴覚の障害，神経学的・精神的疾患などが原因でない。

　学童での発生頻度は，英語圏で読字障害が多いため，アメリカでは5〜15％と報告されている（DSM-5）。日本では報告によって様々であるが，2〜4％と推定され

ている（有川ら，2005; 加藤・隠岐，1986）。

2. 自閉症スペクトラム，注意欠陥多動性障害，学習障害の特徴

　いずれも女よりも男に多く，相互に併存することもある（図19-1）。子どもは年齢とともに行動が変化していくのが普通で，例えば，小さい頃は走り回ってばかりで多動が目立ったが，就学後は少し落ち着き，むしろ人との関係がぎくしゃくしてくるというように，症状・状態・併存診断が変化していくことがある。

　はっきりした原因は不明であるが，単なる子どもの気持ちの問題や周囲の人の接し方，養育方法などが原因で発症するものではなく，遺伝的な素因に胎内や比較的低年齢で生じた疾患・外傷・薬剤・化学物質などの環境因子が加わった結果として脳の神経伝達機構の機能障害や不均衡が起こって発症すると考えられている。現在までのところ，診断の決め手になるような画像・血液・生理検査は見つかっていないので，定義に記載した基準に従って診断する。その他の症状として，不器用，夜尿，偏食，睡眠障害，自傷行為などがみられることもある。

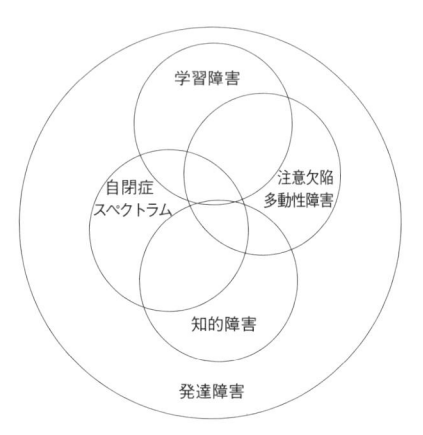

● 図19-1　発達障害の相互関係

第2節　医学的音楽療法の適応

1. 自閉症スペクトラム

　知的障害の程度が重く他の介入方法でコミュニケーションがとりにくい場合でも，音や音楽を媒介とすることで対象者の注意を引き付け，それを契機として非言語的，前言語的なコミュニケーションがとれることがあるので，自閉症スペクトラム，とりわけ重度の知的障害をともなう場合には音楽療法の適応になる。

　自閉症スペクトラムでは，聴覚過敏やてんかんの頻度が高く，これらを合併しても音楽療法の適応から除外されるわけではないが，実施の際に注意が必要である。

(1) 聴覚過敏

　自閉症スペクトラムの約18％に認められる（Rosenhall et al., 1999）。聴覚過敏では，大きな音や乳児の泣き声に対して耳を塞いだり，ひどい場合はパニックになったりすることもある。しかし，自分の意思と関係なく外部から聞こえてくる音には過剰に反応しても，同じ音を自分で鳴らす場合には，あまり気にならないか，我慢できる

ことが多い。音を鳴らすことに対する興味のほうが音を嫌がることに勝るためと考えられる。中には，自分で太鼓をたたいて大きな音を出しては耳を塞ぐということを何度も繰り返しながら，それでもたたくことをやめないという例もあって，聴覚過敏でも音楽療法の適応になることが多い（呉，2008）。ただし，本人の興味のない音が突然聞こえてくることがないように，音が聞こえることを予告し，できるだけ興味のある楽器を自分で演奏して音を出すように工夫する必要がある。

(2) てんかん

自閉症スペクトラムの7～46％と高率に合併する（Lo-Castro & Curatolo, 2013）。詳細は第21章（p.189）を参照。

2. 注意欠陥多動性障害

一般に，注意欠陥多動性障害の治療は，薬物療法と行動療法の組み合わせで行われる。就学前はおもに行動療法で，就学以後は薬物療法に行動療法を併用して実施される。行動療法は，注意欠陥多動性障害の症状はあるが診断基準を満たすほどではない場合にも適応となる（Krull, 2013）。

行動療法は，望ましい行動には特権を与えて強化し，望ましくない行動には特権や報酬の停止で対応して行動の変化を促す方法で，おもに学校や幼稚園，家庭で行われるが，音や楽器を使って音楽療法として実施することができる。

3. 学習障害

学習障害の中核症状である読字や書字，計算などの困難に対しては様々な教育的対応を工夫して行うことが重要で，音楽療法の適応はない。ただし，合併する他の症状（自己評価の改善，ソーシャルスキルを育むなど）に対して音楽療法を実施することがある。

第3節　医学的音楽療法の目的と方法

1. 自閉症スペクトラム

(1) コミュニケーション能力の改善

同じような関わり方でも，音楽を使って行うと，身振りや発声，言葉の模倣が増えることが報告されている（Buday, 1995）。音や音楽，楽器などが人と人の間をつなぐ架け橋となり，言葉やルールなどがわからなくても簡単に楽しむことができ，その結果として面白い音や美しい旋律といった報酬が得られることで，相手との関係が形成され強化されていくためと考えられる。総論の第2章（p.13参照）で述べたように，音楽には同じ集団内や異集団間での人間同士の絆を形成するという社会的な作用があ

るので，以下のような方法で音楽によるコミュニケーション能力の改善が期待できる。

①模倣を使った音楽療法（音楽模倣療法）　近年の脳機能研究の進歩により，模倣は人の社会的なコミュニケーションの根幹に関わるような重要な行動であることがわかってきた。ヒトは新生児期から口の模倣（新生児模倣といわれ，相手が唇をすぼめたり，舌を出したりする行動をまねる）を行い，9か月頃からは道具や自分の手足を使った模倣ができるようになる。1歳を過ぎると相手が自分のまねをしているのに気づくようになり，自分の動作を変えて相手を試したり，自分の模倣をしている相手のほうをよく見たり笑いかけたりするようになる（図19-2）。

自閉症スペクトラムでは，模倣をしなかったり，出現時期が非常に遅くなったりすることが知られている。この模倣行動に関わる脳機構としてミラーニューロンが発見され，自閉症スペクトラムはミラーニューロン機構（図19-3）の機能障害ではないかという仮説が提唱されている（Rizzolatti & Fabbri-Destro, 2010）。したがって，模倣行動を育み強化することで社会的なコミュニケーション能力を改善できる可能性がある。模倣行動は，音楽以外の方法でも可能であるが，音楽や楽器を使って行なうと，簡単に楽しく多彩に展開できる。

ここで大切なのは，セラピストのまねを対象者にさせるのではなく，逆に，対象者のちょっとした仕草や断片的な発声などをセラピストがまねることで，セラピストの存在を意識させることである。そうすることで，セラピストを注視したり，近寄ってきたり，セラピストに働きかけたりする行動がみられるようになる（呉, 2008）。対象者の行動を直接的にそのまま模倣するだけだと，変化に乏しく飽きる（第2章 p.9参照）かもしれないが，音楽を

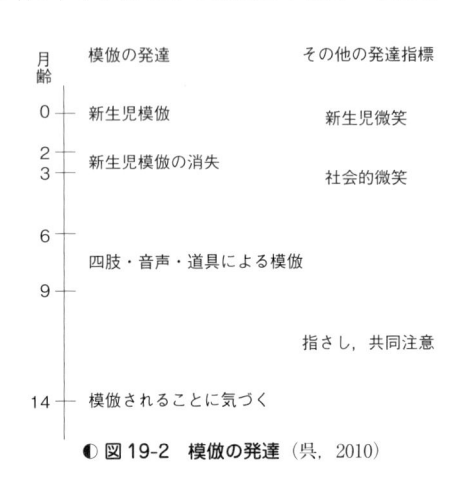

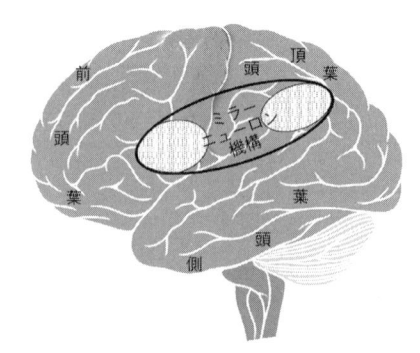

◐ 図 19-2　模倣の発達（呉, 2010）

◐ 図 19-3　ミラーニューロン機構

使うと，例えば対象者のすばやい動きを速いテンポの曲で，ゆっくりした動きを遅いテンポの曲でまねるというように，間接的に模倣することもできるので，模倣がより多彩になり，表現を様々に変化させて1時間位音楽模倣活動を楽しむ例もある。これを小集団で行うと，セラピストと子どもの間にコミュニケーションが生まれるだけでなく，集団の他のメンバーへの関心も広がってメンバー同士で模倣しあう活動に発展することも経験している（呉，2008）。

②共同での楽器演奏　楽器の使用法を工夫することで，相手の目を見たり，仲間同士の相互関係が自然に生じたりすることができる。例えば，手の平に乗るような小さなフィンガーシンバルを2人で1個ずつ持ち，2人で打ち合わせて鳴らすようにすると，相手と動きを合わせないと音が鳴らない。音が出たときには，自然に顔を見合わせるようになるなど，相互関係の形成が促進される（呉，2008）。

数人で輪になってトーンチャイムの音を無作為に誰かに向けて鳴らしていくという活動では，音を誰かに向けて鳴らすときに相手の顔を見る，注意がそれると音が誰に向けられたのかわからなくなるなど，楽器と音を介したコミュニケーションが図られる（呉，2008）。

タンバリンや太鼓などの打楽器を相手に向かって差し出してたたかせると，相手のたたく強さを自分の手で感じることになる。思い切りたたいたり軽くたたいたり，差し出すほうも目の前に差し出したり上下左右に場所を変えて差し出したり，変化したときに相手の顔や表情を見ることになる（呉，2008）。

(2) 常同的な行動を展開・利用する音楽療法

常同的・固定的・限定的・儀式的な行動・興味・活動をやめさせようとしたり，無理に他に注意を向けさせようとしたりしても，なかなかうまくいかない場合が多い。逆に，それを音楽活動の中に取り入れて展開・発展させると，かえって活動が活性化することがある。本人も満足するためか，活動後には常同的・固定的な行動や思考が解消している場合がある（呉，2008）。この方法の適用前と後で行動がどう変化したかを，音楽療法セッションを記録したビデオで行動解析を行って検討すると，発語が有意に増加し，乱暴な行動や泣くなどのネガティブな行動も減少したことがわかった（図19-4）。

また，音楽療法の部屋に入ることさえ困難だった自閉症スペクトラムの幼稚園児が，時計の文字盤に強い関心を示すことを利用して，大きなボールに時計の文字盤に似せて数字を描き，コロコロと部屋の中に向かって転がすと，そのボールを追いかけて部屋に入り，その後からは何の抵抗もなく入室が可能になった例がある。この例では，太鼓やタンバリンに時計のように数字を描くとよく演奏することもわかり，子どものこだわりを利用して関わりが持てるようになった（呉，2008）。

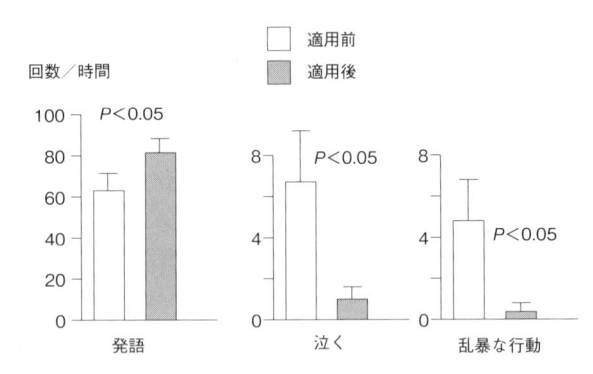

「祖母の家に行く」という考えから離れられなくなって、他の活動が困難になっていた自閉症スペクトラムの7歳男児に、「おばあちゃんの家に行こう」「おばあちゃんの家で○○をして遊ぼう」というような内容の歌や楽器の活動を行った。音楽療法のビデオ記録から、1時間当たりの発語、泣く、乱暴な行動の回数を数え、常同的な行動を展開・利用する音楽療法を適用する前と後で比較した。グラフは平均±標準誤差。いずれも有意な変化を示した。

◐ 図19-4　常同的な行動を展開・利用する音楽療法による行動の変化

(3) 家族音楽療法

自閉症スペクトラム児（者）の保護者の中には、自分の子とどうやってコミュニケーションをとったらよいかわからない人や、子の将来に対する不安を抱えている人も多い。今まで述べてきたような活動をセラピストと対象者の個別や集団の音楽療法で行うだけでなく、親も参加して行う機会を作ると、親が子と関わる方法を知り、普段の生活の場に応用するヒントを得られる場合がある。親子で一緒に楽しく活動することで親子間のコミュニケーションが改善するとともに、親自身の不安やストレスが軽減されて親の心理状態の改善につながることもしばしば経験する（呉，2008）。

2. 注意欠陥多動性障害
(1) 集中力の養成と多動の抑制

楽器の音は珍しい音がしたり、きれいな音がしたりするので、落ち着いて注意を集中・持続させることができる場合がある。トライアングルやフィンガーシンバルのように、音が長く尾を引いてゆっくり消えていく楽器を使って、音が完全に消えるまでじっと目をつぶって聞いているという訓練を行うことができる。また、数人で輪になってトーンチャイムの音を誰かに向けて無作為に鳴らしていくという活動では、いつ自分のほうに向けて音が鳴らされるかわからないので、注意を持続させて待っている訓練ができる。

3. ソーシャルスキルを育む

　自閉症スペクトラム，注意欠陥多動性障害，学習障害などでは，ルールや順番を守るといったソーシャルスキル（社会的な能力）が獲得されていない場合がよくある。音楽や楽器を使った活動を通じて，その育ちを援助するトレーニング（音楽ソーシャルスキルトレーニング：MSST）を行うことができる（呉，2008）。例えば，キーボードの場所を分け合って2人で演奏することで，ルールを守った行動をうながすことができる。それができるようになれば，1回だけ相手の場所に入って演奏可能というルールで行うなど，ルールを複雑に発展させていくこともできる。

　目標を最初に提示して活動後に自分の行動を振り返る，目標が達成されたら好きなシールを貼る，トラブルや規則違反に対してはイエローカードやレッドカードを出す，といった行動療法的な手法も適宜併用するとより効果的になるかもしれない。

4. 二次障害や不適応行動への対応

　注意欠陥多動性障害や知的障害をともなわない自閉症スペクトラム，学習障害の人は，何かと周囲の人から注意されたり叱られたりすることが多く，それによって自信を喪失したり，ストレスがたまったりしていることがある。さらに，それが原因で，様々な不適応行動や二次障害（不登校，うつ状態など）を発症することもある。歌を歌ったり太鼓をたたいたりといった個人の活動や，グループでの合唱や合奏といった集団の活動を通じて，鬱積した気分を発散し，達成感や自信を獲得することで，二次障害や不適応行動の改善や予防効果が期待できる。

第4節　医学的音楽療法の評価方法

　以下のような指標を使って，音楽による介入を評価することができる。

1. 中核症状の評価尺度

(1) 自閉症スペクトラム

　自閉症スペクトラムのスクリーニングや評価のための尺度には，対象年齢別に非常の多くのものが存在するが，感受性と特異性の点から標準的といえるものがないのが現状である。評価方法も，質問紙に親や教師が答えるものからトレーニングを受けた人が評価するものまで様々である（表19-2）。日本語版があるもの，インターネットからダウンロードできるものなど，利用可能なものを使って音楽療法を行う前後で対照群との変化の差を比較するとよい。短期的な介入でこれらの評価尺度が大きく改善することは少ないので，中長期的な変化をとらえる場合に適していると思われる。

◐ 表 19-2　自閉症スペクトラムの評価尺度

評価尺度	対象年齢	入手方法	日本語版
CHAT (Checklist for Autism in Toddlers)	18-24M	D	
M-CAHT (Modified CHAT)	16-48M	D	○
CAST (Childhood Autism Spectrum Test)	4-11Y	D	
ASSQ (Autism Spectrum Screening Questionnaire)	6-17Y	D	○
CARS (Childhood Autism Rating Scale)	>2Y	購入	○
SCQ (Social Communication Questionnaire)	≧4Y	購入	○

D：インターネットからダウンロード可能
M：月
Y：歳
国際的に使用されているもの，日本語版のあるもの，インターネットからダウンロードできるものを中心に，代表的なものをあげた。このほかにも多数の尺度が開発されている。

(2) 注意欠陥多動性障害

　注意欠陥多動性障害の行動評価尺度にも多くのものが存在するが，日本語版が出版された ADHD 評価スケール（ADHD-RS, DuPaul et al., 1998）とコナーズ評価スケール（Conners 3 日本語版, Conners, 2011）が利用しやすいと思われる。あるいは，アメリカ小児科学会も関与している Vanderbilt Assessment Scale をインターネットからダウンロードして利用することもできる。これらを使って，音楽療法群と対照群の変化の差を比較して効果を判定するとよい。

2. 行動解析

　音楽療法のセッションをビデオなどで記録し，セッション中のターゲットとなる行動（例えば発語，ジェスチャー，離席の回数など）を第三者がカウントして音楽療法の前後で比較する。さらに対照群と比較することで音楽療法の有効性を評価することができる。この方法は，短期的な変化，中期的な変化，どちらにも適用できる。

3. その他の指標

(1) 不適応行動の評価

　自閉症スペクトラムや注意欠陥多動性障害などの中核的な症状だけでなく，それに併存する様々な行動上の問題，抑うつ感情，不安，逃避，攻撃性などを評価する尺度として，CBCL（Child Behavior Checklist）日本語版がある（井潤ら, 2001）。また，知的障害児用に開発された異常行動チェックリスト（Aberrant Behavior Checklist）日本語版（ABC-J）（第 20 章 p.185 参照）を使うことも可能である。これらを使って，問題となるような不適応行動に対する音楽療法の効果を評価することが

できる。
(2) 脳機能検査
①Continuous Performance Test（CPT）　　持続処理課題などと訳されるが，訳語は未確定のようである。注意の強度を一定の時間維持する能力を調べる検査で，画面上にランダムに表れる図形や記号の中から目的とするものが出現したときだけボタンなどを押して反応するという課題を行う。不注意や注意が持続しない程度を反応時間，誤反応，無反応，前半と後半の成績の差などを指標に判定できるので，音楽療法群と対照群による変化の違いを比較して介入効果を評価できる。

②遂行（実行）機能（executive function）検査　　日常生活においてある行動を行うためには，目標の設定，計画の立案，計画の実行，効果的な行動，が必要になる。これらを行うのに必要な機能が遂行（実行）機能といわれるものであり，注意欠陥多動性障害や自閉症スペクトラムでは遂行（実行）機能の障害がみられるといわれている。

　遂行（実行）機能の検査には，ウィスコンシンカード分類課題，ストループ課題，流暢性課題，迷路課題など様々なものがあり，これらを使って介入の効果を評価できる可能性がある。

③脳血流検査　　機能的MRI検査や近赤外光を使った脳機能検査などの進歩によって，脳内の血流の変化で特定の脳機能（表情の認知，他者の意図の理解など）を局在することができるようになってきた。これを利用して，自閉症スペクトラムや注意欠陥多動性障害では，特定の脳機能が定型発達とは異なるパターンを示すことが報告されている。この方法で，音楽療法による介入の効果を評価できる可能性がある。

第5節　医学的音楽療法の実施上の留意点，工夫

1. 自閉症スペクトラム
(1) セッションの頻度とセラピストの人数
　アメリカ小児科学会などでは，介入方法にかかわらず，自閉症スペクトラムが考慮された段階（診断が確定した段階でなく）から，1日5時間，週に25時間の介入を行うことが重要であると述べている（Myers & Johnson, 2007）。これを日本の環境で実行することはなかなか難しいが，日本で一般的に行われているように，月に1～2回の音楽療法という頻度では，対象者の知的障害が重ければ重いほど効果が得られにくいと考えられる。海外の音楽療法士と話した経験では，週に1回のセッションでもなかなか厳しいという意見を聞く。したがって，できるだけ頻度を増やし，保護者にもセッションに参加してもらって同じような取り組みを家庭でも実施してもらうことが必要になる。

　また，対象者と介入者の比率は1～2対1が望ましいといわれているので，グルー

プ療法の場合には，この比率を標準にスタッフを配置するように心がける。

(2) 特異な感覚に注意

自閉症スペクトラムでは42〜88％で感覚の処理機構に特異性がみられ，感覚過敏や感覚鈍麻，あるいは外部からの刺激に対して奇異な反応を示すことが知られている（Filipek et al., 2000）。先に述べた聴覚過敏（p.168）もその1つである。

対象者が奇妙な反応や不適切な行動をしている場合，外部から与えられている刺激が本人にとって嫌な刺激や過剰な刺激になっていないか，それがそういう反応や行動の原因になっていないか，改めて点検してみる必要がある。通常では問題にならないような当たり前の感覚刺激でも，自閉症スペクトラムの人には過剰な嫌な刺激になっていることもあるので，自分の感覚を判断基準にせず，1つひとつ吟味してくことが大切である。与えられている刺激を1つずつ減らしてみて，対象者の反応や行動に変化がないか観察してみることが必要である。

また，自閉症スペクトラムでは，細部の細かい特徴は敏感にとらえるが，全体を包括的にとらえることが苦手という特徴がある。例えば，リンゴと言って実物を差し出しても，リンゴの端の芯棒をリンゴという語と結びつけて理解する可能性がある。したがって，対象者の反応を見ながら，理解していないように思われる場合には，できるだけ単純にわかりやすく提示するように留意する。

(3) 活動内容に含める必要のある事項

自閉症スペクトラムに対する介入方法には様々なものが提案され実施されているが，介入方法のいかんにかかわらず，以下のような点が成功に導く方策と言われている（Weissman & Bridgemohan, 2013）。音楽療法を行う際も，できるだけこれらの条件を満たすように心がけることが大切である。

---

①活動が予期できるようにスケジュールを視覚的に提示したり，定番化した活動を一部含めるようにしたりする
②高度に援助的教育的な環境を提供し，構造化された環境を整備する
　活動の場所を決めると，①で述べた活動を予期することにもつながる
③不適応行動の意味を考える
④注意（アテンション），模倣，コミュニケーション，遊び，社会的交流に力点を置いた活動を行う
⑤実施している活動内容の評価と修正を適宜行う
⑥対象者の必要性の変化に注意し活動内容を合わせていく
⑦家族の関与

2. 注意欠陥多動性障害
(1) 行動改善のための方法
　注意欠陥多動性障害の行動を指導し改善させていく際に注意するべきといわれている事項を以下に示す（Krull, 2013）。音楽療法を行う際も，これらに留意しながら，できるだけ活動の中に取り入れていくことが大切である。

---
①予定やスケジュールを示してそれを実行するようにする
②気をそらすものを最小限にし，選択肢を限定する
　例えば，楽器をたくさん部屋に並べておくのではなく，使用する楽器だけを取り出し，終わったらかたづけてから次の楽器を出すようにする。
③物（おもちゃや服など）を置く適切な場所を決める
　楽器をしまう場所を決め，使用後は決められた場所にかたづけるようにする。
④達成可能な小さな目標を設定し，成功できるようにする
⑤望ましい行動に報酬と強化を与える
　例えば，ほめる，○を付ける，○が3つでシールを与える，といった簡単な報酬で，またやってみようという気持ちにさせる。
⑥望ましくない行動には，規律をうながす穏やかな対応を行う
　あまり懲罰的な対応はよくないといわれているので，例えば，○が3つでシールをもらえるというルールで活動し，望ましくない行動には○を1つ減らす，イエローカードやレッドカードで活動への参加資格を制限するといった，比較的穏やかな方法で規律を守るようにうながす対応を行う。
⑦チェックリストや一覧表を使って活動を継続できるようにする

---

(2) 過剰な刺激にならないように
　過剰な刺激は落ち着きをなくし多動を誘発する可能性があるので，注意が必要である。特にグループでの集団音楽療法では，大きな音が出る，様々な種類の音が入り乱れる，楽器がたくさん並ぶなど，刺激過剰になりやすい。既成概念にとらわれず，落ち着きがない児がいたら，例えばピアノ伴奏なしで合唱してみる，楽器の種類を減らして演奏してみる，音を小さくしてみるといった刺激の調整を行って変化をみてみることも大切である。

第6節　エビデンスと先行研究

　コクラン・ライブラリーやUp To Dateでは，自閉症スペクトラムに対する音楽療法は言語および身振り（ジェスチャー）によるコミュニケーション能力を改善するが行動面には影響がない，もっと多くの症例を対象とした研究や長期の経過観察が必要

である，と評価されている（Gold et al., 2006）。

　注意欠陥多動性障害の音楽療法については，コクラン・ライブラリーで2012年に評価のためのプロトコール（手順）が発表され，2013年現在，まだ解析中である（Zang, 2012）。

　学習障害については，そのサブタイプの1つである（特異的）読字障害の読字能力に対する音楽教育の効果について，無作為（ランダム）化対照試験（RCT）を行った論文がないため効果は不明というのがコクラン・ライブラリーの評価である（Cogo-Moreira et al., 2012）。また，Up To Dateでは，学習障害児の自己評価や社会的な能力が学校外での活動（スポーツ，音楽，演劇，美術や工作など）を通じて高められるとしている（Hahn, 2013）。

　自閉症スペクトラム，注意欠陥多動性障害，学習障害に対する音楽療法の研究の多くは，少数での症例報告や対照群を設定していない研究，短期的効果についての報告が多く，今後はRCTや中長期の効果についての研究が必要である。

第 20 章 知的障害（精神遅滞）

呉　東進

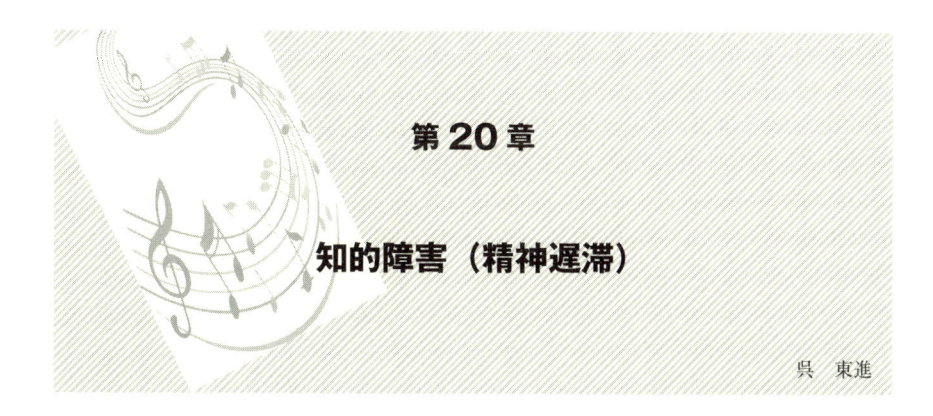

第 1 節　定義と特徴

1. 定義
(1) 定義
　アメリカ精神医学会の分類「精神疾患の診断・統計マニュアル第 5 版」(*Diagnostic and Statistical Manual of Mental Disorder 5th Edition*: DSM-5)（APA, 2013）では，以下のように定義されている。

> ①全般的な知的能力が低い
> ②日常生活や社会的な生活面での適応能力にも制限がある
> ③小児または思春期までの発達過程で発症する

　知的能力や適応能力の獲得そのものがうまくできないのが知的障害であり，認知症では一度獲得された知的能力が失われる，という点が異なる（第 15 章 p.119 参照）。ただし，例えば，知的障害の人が頭部外傷の後に，それまでできていたことができなくなって認知症を合併するということはありうる。

(2) 用語
　医学的には精神遅滞（mental retardation），教育関連の分野では知的障害（intellectual disability）という用語が使われる傾向にあったが，DSM でも第 4 版では前者を使用していたのが第 5 版から後者を使うようになるなど，近年は医学の分野でも後者の使用が主になってきている。以下，この章では知的障害という用語を用いる。

(3) 診断
　知的障害の診断は，臨床的な評価と知的能力・適応能力の両方の標準的な検査に基

づいて行われる。知的能力は個別の知能検査で判定され，知能指数（IQ）によって表20-1のように判定される。知能検査には多くの種類があり，後述する（p.184）。適応能力にも国際的には標準的な検査が開発され利用されているが，日本ではまだ標準化されたものができていないのが現状である。

◐ 表20-1　知的能力の判定基準
(Pivalizza, 2013)

知的障害の程度	知能指数（IQ）
正常	≧ 85
境界	70 ～ 85
軽度	50 ～ 70
中等度	35 ～ 50
重度	20 ～ 35
最重度	< 20

±5は誤差範囲とみなされる。
通常，境界域は知的障害（精神遅滞）には含まれない。

2. 重症度とその特徴

知的障害は全人口の約1％に発生すると報告されている（Szymanski & King, 1999）。重症度の決定は，必要な援助の程度を決定するのは適応能力であるという理由から，知的能力よりも適応能力に基づいて行うべきであるとされている（DSM-5）。しかし，先に述べたように，日本では標準化された適応能力の尺度が存在しないので，知的能力に基づいて行われているのが現状である。

(1) 軽度

知的障害の約85％が該当する。小学校入学までにコミュニケーションや社会的な能力が発達し，就学までは定型発達児と区別がつかない場合もある。就学後は，読み書き計算，時間や金銭の理解などに援助が必要となる。加えて，成人では，抽象的な思考，計画性，優先順位の設定，短期記憶などに困難がある。

日常生活は自立しているが，複雑なことには援助が必要である。成人では，高度な技術を必要としない仕事に就くことができるが，金銭や栄養・健康の管理，法的な決定，子育てなどに援助が必要である。また，社会的な状況での危険の理解に乏しく，だまされやすいという危険がある（DSM-5/APA, 2013）。

(2) 中等度

知的障害の約10％が該当する。概念の理解は高度に遅れ，就学前の言語の発達は遅い。就学後は，読み書き計算，時間や金銭の理解には高度な制約があり，成人になっても小学校のレベルに留まる。毎日の生活や仕事に継続的な援助が必要である。

食事，衣服の着脱，排泄，衛生面などの自立は，長期間の教育やうながしによって，成人になるまでに獲得できる場合がある。同僚や上司の援助があれば，簡単な職業につくことが可能な場合もある。問題行動がみられることがある（DSM-5/APA, 2013）。

(3) 重度，最重度

知的障害の5％が該当する。概念の理解には制限があり，文字や数量，時間や金銭の理解は難しく，生涯にわたって援助が必要である。簡単な言葉やしぐさの理解は可能であるが，発語は単語やフレーズに限られる。

食事，衣服の着脱，入浴，排泄など，すべての日常生活に援助が必要である。どんなことでも，できるようになるには長期間の教育と継続的な援助が必要である。自傷や問題行動がみられることがある（DSM-5/APA, 2013）。

3. 主な原因とその特徴

原因の発生する時期から，出生前，周産期，出生後の3つの群に分類されることが多いが，医学の進歩にもかかわらず，知的障害の約60％は今でも原因が不明である（Pivalizza, 2013）。

(1) 出生前

①遺伝子・染色体の異常や先天性代謝異常症　遺伝子の異常による多くの先天性代謝異常症や，染色体の異常によるダウン症候群，脆弱X症候群，アンジェルマン症候群などが代表例である。

ダウン症候群は1万出生あたり4.6人に発生するもっとも頻度が多い染色体異常で，21番染色体の過剰が原因である。21番染色体の過剰のパターンによって3つに分類されている（図20-1）。知的障害の他に特徴的な顔貌，低身長で肥満，心臓や消化管の奇形，難聴などの合併頻度が高く，30～50代でアルツハイマー病様の記憶障害や人格の変化などが発現し始めることがある。

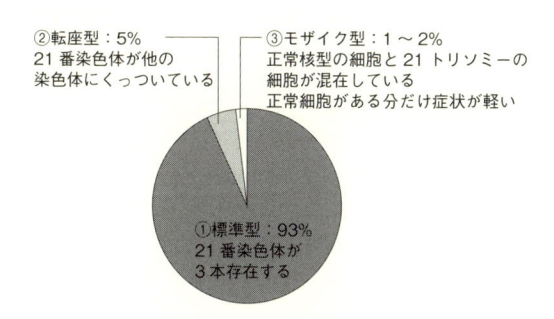

● 図20-1　ダウン症候群のタイプ

②胎児期の感染症や薬剤　妊娠初期の風疹やサイトメガロウィルスなどの感染，母体の飲酒による先天性アルコール症候群，鉛やメチル水銀などへの暴露などが代表例である。

(2) 周産期

新生児仮死（出生時に呼吸が円滑に開始できない状態），重度の黄疸，低出生体重児などが代表的な原因である。

(3) 出生後

髄膜炎や脳炎，頭部外傷や虐待などによる脳損傷などが代表例である。

第2節　医学的音楽療法の適応

知的障害の程度が強いと，例えばキーボードを使って音楽活動を行うと，キーボードを弾かない時間が長くなる，弾く場合には同じ音を長く持続させる，音の強弱の差が少ない，などといった特徴がみられる（Luck et al., 2006）。しかし，重度であっても，反応の頻度は中等度や軽度の場合と比べて大きな差はないと報告されているので（表20-2, Luck et al., 2006），知的障害の程度によって音楽療法の適応に変わりはなく，軽度から重度までのすべてが適応になる。

● 表20-2　知的障害の程度と即興演奏の回数
（Luck et al., 2006 より改変）

知的レベル	人数	即興演奏の回数
正常	9	5.78 ± 8.94
軽度知的障害	18	2.78 ± 2.24
中等度知的障害	9	5.22 ± 6.57
重度知的障害	14	4.79 ± 7.27
計	50	4.32 ± 6.11

キーボードを使った対象者の即興演奏の回数（平均±標準偏差）。
音楽療法士との個別の活動から数えたもの。
正常の対象者は，知的障害とは別の理由で音楽療法を受けている。

第3節　医学的音楽療法の目的と方法

一般に，知的障害に対する基本的な対応は，以下の点に集約される（Pivalizza, 2013）。

> ①知的能力や適応能力のさらなる低下を防いで最小限にする
> ②苦手なところを少しでも強化する
> ③社会の中での適応を促進する
> ④家族へのサポート

そのためには多くの分野が共同して援助することが必要になる。早期からの継続的な援助によって適応能力の改善が期待できる（Pivalizza, 2013）。音楽療法もその1つの介入手段である。

1. 認知能力の維持と促進
(1) 音や楽器による学習
第4章で述べたように（p.19参照），音楽や楽器は，予備学習不要で楽しめるとい

う特質がある。また，楽器は，単に押したり振ったりたたいたり吹いたりといった単純な操作だけでも，その行為に応じた音という結果が得られるという利点もある。出た音がきれいだったり面白かったりすると，喜びという報酬まで付いてくる。同じ楽器でも，演奏の仕方を変えると，結果として得られる音も様々に変化するので，いろいろと試行錯誤をして楽しむことで物事の因果関係を学習することができる。いつも同じ方法でしか演奏しない場合には，楽器の使い方，演奏の仕方を変えると出てくる音が変化することを実演してみせて，やってみようという意欲を引き出すようにする。

(2) 概念の理解

音楽を使って抽象的な概念の理解を促進することができる。例えば，同じ音楽を早く演奏したり遅く演奏したりすることで，速さという概念が理解できる。

音楽に他の感覚や運動を連動させると，理解がさらに容易になる。例えば，演奏の速度に体を連動させて，速い演奏に合わせて素早く体を動かし，演奏が遅くなったら動きをゆっくりにしてみることで，速さという概念がさらにわかりやすくなる。大小という概念を音量の変化や音量と視覚の連動によって理解を促進させることもできる。

こういう音楽の利用は，定型発達の子どもの保育や教育の現場で昔から日常的に行われていることであり，対象者の知的レベルに合わせて，同じことが知的障害の対象者にも適用できる。

(3) 空間推理能力

総論で述べたように，音楽を聞くことで空間推理能力が一時的に高まる（第2章p.10参照）ので，好きな音楽を聞きながら（あるいは聞いた後で），身の回りの物の整理をする，かたづけをする，絵や字を書く，物を作る，といったことを行うと，少し効率がよくなる可能性がある。

(4) 記憶の促進

メロディーを付けて九九を覚えるように，覚える必要のあることや学習内容に簡単なメロディーを付けて即興の歌にしたり，好きな歌の歌詞に入れて替え歌にしたりすると記憶が容易になる可能性がある（第2章 p.10参照）。

2. 社会的な適応能力の獲得

例えば，感染予防のために子どもに手を洗うという習慣をつけさせようとしても，なかなか遊びや他のことに気を取られて身につかないことがある。単に手を洗いなさいと口を酸っぱくして何度も言うより，手洗い歌を作って歌ったり，子どもの好きな歌の歌詞を手洗いの替え歌にして歌ったりすることで，手洗いが遊びのようになって実行が容易になることがある。実際に学校や行政，ユニセフ（世界手洗いの日のキャンペーン・ソング，You Tubeに掲載されている http://www.youtube.com/

watch?v=iDe3wmOLvk0 ）などがこの方法を利用して手洗いを奨励して効果を上げている。歌に動作やダンスなどを組み合わせるとさらに有効性が向上することが期待できる。

同じ手法を使って，歯磨き，入浴などの個人の日常生活の習慣の獲得や社会生活上必要なことを身に付けることが可能である。

3. 言語能力の促進

発語や言語の理解が難しくても，歌の歌詞なら歌える場合がある。子どもが訳もわからずに文語体の歌詞の唱歌を歌うことはよく知られている。好きな歌を使い，歌詞を対象者の名前や好きなキャラクターの名前などに置き換えて歌うことで，言語の理解と表出をうながすことができる。

また，メロディーのような節を付けると，言葉自体も記憶しやすくなる（第2章 p.10 参照）。発声そのものに困難がある場合には，第21章（p.192）を参照。

4. コミュニケーションや行動異常の改善

中等度以上の知的障害があると，意志の伝達がうまくできないために，自分の欲求が実現できないことが増えてくる。それが原因となって，問題行動や不適応行動がみられるようにもなる（p.180参照）。音楽による活動を行うことで，鬱積した不満を発散させることができる。第21章（p.192）を参照。

第4節　医学的音楽療法の評価方法

1. 知的能力の評価

知的能力の評価法には様々な発達検査や知能検査が開発されている。各検査法では，全般的な発達指数や知能指数の他に，それぞれの検査項目をいくつかに細分化して分野別の指数も合わせて算出していることが多い。これらの指数が，音楽による介入の前後でどう変化するかで，介入の効果を評価することができる。代表的なものを以下にあげる。

(1) 新版K式発達検査

日本で開発された発達検査で，対象年齢は0歳～成人である。①姿勢・運動，②認知・適応，③言語・社会の3分野に分けて発達を評価し，各分野および全領域の発達指数を算出する。乳幼児の発達検査として日本でよく利用されている。

(2) ウェクスラー式知能検査

アメリカで開発された知能検査で，全世界で広く用いられている。年齢別に3種類の検査があり，WPPSI（Wechsler Preschool and Primary Scale of Intelligence）は

3〜7歳，WISC（Wechsler Intelligence Scale for Children）は5〜16歳，WAIS（Wechsler Adult Intelligence Scale）は16歳以上に使用される。それぞれの最新版はWPPSI-Ⅲ，WISC-Ⅳ，WAIS-Ⅲで日本語版も刊行されているが，WPPSIの日本語版は初版のみである。全検査IQの他に，WISC-Ⅳでは①言語理解，②知覚推理，③ワーキングメモリー，④処理速度の4つの指標別の指数が，WAIS-Ⅲでは①言語性IQと②動作性IQや，言語理解，知覚統合，注意記憶，処理速度という4つの群指数が，それぞれ算出される。

(3) 田中ビネー知能検査

日本で開発された知能検査で，フランスのビネーが開発した方式に基づいたもの。最新版はⅤ版で，対象年齢は2歳（1歳以下は発達チェック）〜成人である。日本でよく利用されている。

2. 適応能力の評価

国際的には，Vineland Adaptive Behavior Scale（VABS）第2版，アメリカ知的・発達障害協会（American Association on Intellectual and Developmental Disabilities: AAIDD）のDiagnostic Adaptive Behavior Scale（DABS, 2013年）などが使用されているが，いずれも日本語版がまだ標準化されていないので，現状では英語版を翻訳し，日本の実情に合わせて一部修正して使用するしかない。

実際的な生活面での能力の評価には，脳性麻痺の頁に記載したPEDI（Pediatric Evaluation of Disability Inventory）リハビリテーションのための子どもの能力低下評価法（第21章 p.193参照）を使用することができる。

3. 言語発達の評価

言語発達の評価方法には多くの種類があり，国際標準となるような決定版はないようである。詳細は，第21章（p.193）参照。

4. その他の指標

(1) 行動の異常の評価

異常行動チェックリスト日本語版（Aberrant Behavior Checklist: ABC-J, Aman & Singh, 1986）は，知的障害児者の行動を評価し薬物療法の効果を判定するために開発された尺度である。質問は58項目で構成され，①興奮性，②無気力，③常同行動，④多動，⑤不適切な言語，という5つの領域に細分化されている。各項目を0〜3の4段階（0＝なし，1＝軽度，2＝中度，3＝顕著）で評価する。現在，対象は発達障害など他の障害にともなう行動異常や薬物療法以外の介入方法の効果の判定などにも拡大され，世界中で広く利用されている。

(2) 生理学的指標

ストレスの評価には，唾液中のコルチゾール，心拍数，心拍変動（心拍のゆらぎ），呼吸数，血中酸素濃度，血圧，皮膚温などの生体信号や生理活性物質の測定が使用できる。脳波や脳血流の測定（機能的 MRI 検査など）などの脳機能検査を使うことも可能である。

第5節　医学的音楽療法の実施上の留意点，工夫

知的障害に脳性麻痺や自閉症スペクトラムを合併する場合は，それぞれの章も参照のこと。

1. 好きなものをみつける

どんな人でも，嫌いなことはできればやりたくない。子どもが低年齢であればあるほど，知的障害が重度であればあるほど，その傾向は強い。逆に，好きなことは放っておいても勝手にやる。飽きずにいつまでもやっていることが多い。対象者の反応や保護者からの聞き取りで，好きなこと，嫌いじゃないことを見つけ，それに関連した音楽の活動を工夫して行うことが大切である。漫画やテレビのキャラクター，おもちゃ，動物，食べ物など，何でもいいので，そのテーマソングを使う，替え歌の歌詞にする，楽器にキャラクターのシールをつける，などがその例である。

好きなことに少しでも関連していれば，活動に参加する可能性が高くなる。集中度や持続時間も長くなり，その分，上達していくことが期待できる。発達段階が低ければ低いほど，こじ付け気味の関連でも喜んで活動を行う可能性が高くなる。好きなことがわからないこともあるので，いろいろなことを経験することも大切である。

2. 得意なものをみつける

ヒトの能力にはいろいろな側面があり，一般的な発達検査や知能検査ですべての能力が測定できるわけではなく，あくまで1つの指標である。全般的な知能は低くても，ある分野は正常域にあったり，むしろ優れていたりすることがある。日常生活や発達検査・知能検査の中の分野別・指標別の結果から，そういう得意なものを見つけ出し，それをさらに伸ばしていくことが大切である。

得意なことは本人も好きなことが多く，練習を嫌がらずにできるので，さらに上達する可能性がある。逆に，苦手なところは嫌いなことが多く，練習もやりたがらないし，頑張って練習してもなかなか上達しないので効率が悪い。上手にできれば満足感や達成感が得られるため，ますます進歩していくことが期待される。さらに，練習の過程で，関連した分野も少し練習することになるので，そこも少しずつ伸びてくるこ

とが期待できる。

　得意分野が将来の仕事につながっていけば，本人や保護者にとって大きな喜びになる。そこまでいかなくても，気分転換やリラクゼーションの手段になれば，社会的な適応能力が大きく向上する。

　得意なものがなかなかわからないことも多いので，音や音楽，楽器を使った様々な活動を行って，いろいろなことを経験してみることがプラスになると思われる。

第6節　エビデンスと先行研究

　知的障害に対する音楽療法の研究はまだ少なく，症例報告的なものがほとんどである。今後の研究が期待される。

第 21 章

脳性麻痺

呉　東進

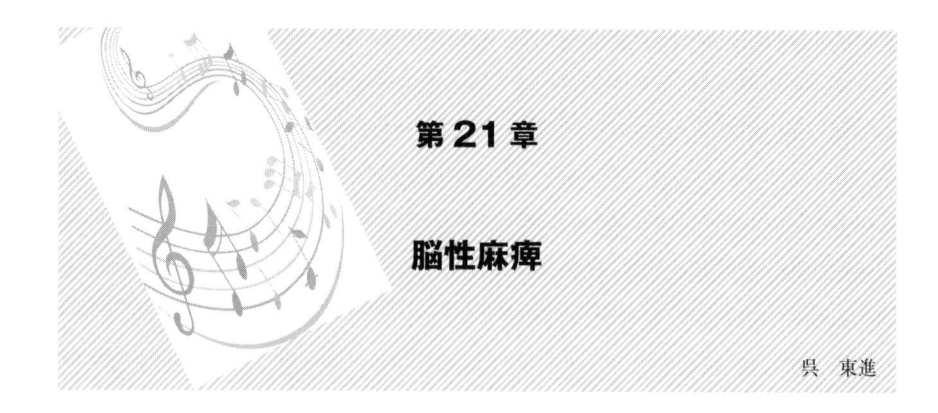

第1節　定義と特徴

1. 定義

　脳性麻痺は，妊娠，出産，生後早期の何らかの脳障害によって，非進行性・非伝染性の運動や姿勢の異常をきたす疾患群の総称である。原因は胎児期の脳の形成異常や血管障害（脳出血，脳梗塞など），分娩時の障害（仮死など），生後早期の脳炎や髄膜炎など非常に多岐にわたり，原因不明のことも多い。障害の程度は，軽度の運動障害だけのものから重度の知的障害をともなって寝たきりのもの，感覚障害やてんかんを合併するものなど，様々である（Miller, 2013）。

　生後いつまでの障害を脳性麻痺に含めるかについては，日本では厚生省の研究班（昭和43年）が生後4週までとしているが，諸外国ではもう少し長く，場合によっては1歳前後まで含めて考えることもある。

2. 主な病型と特徴

　運動発達の遅れ，筋緊張・姿勢・運動の異常，関節の拘縮（動きにくくなって可動範囲が狭くなり，場合によっては変形をきたすこと）などの症状がみられ，発生頻度は1000人に2～3人である（Miller, 2013）。周産期医療の進歩によってリスクの高い早期産児が救命されるようになったため，発生頻度はあまり減少していない。

　おもな病型と特徴は以下の通りである（Miller, 2013）。

(1) 痙性両麻痺

　両側の下肢の麻痺で筋緊張は亢進する。上肢にも麻痺を認めることはあるが下肢より軽い。在胎32週未満の早期産児に発症した脳室周囲白質軟化症（脳室の周辺にある運動神経の線維が障害を受ける疾患で，早期産児に好発する）が原因のことが多く，知的障害はないか軽度である。

(2) 痙性片麻痺

体の半側の上下肢の麻痺で筋緊張は亢進する。上肢の麻痺が下肢より重いことが多い。脳血管障害がおもな原因である。知的障害はないか軽度である。成人の脳血管障害による痙性片麻痺と似たような病像を呈する。

(3) 四肢麻痺

広汎な脳障害によって全身の麻痺，姿勢の異常，知的障害をきたしたもの。視覚や聴覚の障害，てんかんをともなうこともある。寝たきりで全介助を要することが多い。

(4) アテトーゼ型脳性麻痺

大脳基底核（脳の中心部にあって運動の調節を行なっている部位）の障害で，四肢や体幹のねじれや突っ張るような動き（アテトーゼ）が特徴である。アテトーゼは体を動かそうとしたり，精神的な緊張で増強する。発語も困難なことが多く，聴覚障害の頻度も高い。知能は正常範囲であるのが普通である。

(5) 低緊張型脳性麻痺

筋緊張や筋力が著名に低下し，姿勢の保持も困難である。

第2節　医学的音楽療法の適応

前節で述べたように，脳性麻痺の主症状は運動や姿勢の異常であるが，以下のような合併症をともなう場合がある。これらがあっても必ずしも音や音楽を使った介入が不可能ではないが，ない場合に比べると何らかの制約や限界を認める場合がある。音や音楽の受容や認知，使用方法などを障害の程度に合わせて十分に検討することが必要である。

1. てんかん

(1) 脳性麻痺とてんかんの合併

脳性麻痺では15〜60%にてんかんを合併すると報告されており（Aicardi, 1994），一般人のてんかん罹患率が0.5〜0.9%であるのに比べるとかなりの高率である。脳性麻痺の中では，四肢麻痺でもっとも頻度が高く，痙性両麻痺やアテトーゼ型では頻度が低い（Hagberg et al., 1975）。また，知的障害をともなう場合にもてんかんの合併が多くなる（Miller, 2013）。

てんかんを合併する脳性麻痺患者も音楽療法の対象になるが，薬物療法によっても発作が充分にコントロールされていないケースでは，セラピー中にてんかん発作を起こすこともある。発作が起こったことに気づかずにセラピーを続けてしまうことがないよう，対象者のてんかん発作の症状と特徴をよく理解して，対処方法を習得するこ

(2) てんかん発作の種類と対処方法

てんかんの発作には様々な種類があり，体の一部や全身が強直したりピクピクしたりするもの，意識がくもって反応がなくなるだけで筋肉の強直やピクピクがないもの，手足が一瞬ピクンとするだけで意識は清明なものなどがあり，ある発作で始まり次第に別の発作に移っていく場合もある。1人の患者で複数の種類の発作を併せ持っていることもある。

てんかん発作が起こった場合に，以下の点に注意してケアを行う。

①刺激をせずに安静にする　顔をたたいたり体をゆすったり筋肉の強直やピクピクを止めようとしたりすると，刺激によってかえって発作が長引くこともあるので，できるだけ刺激をしないのが原則である。

②口には何も入れない　舌をかまないようにタオルなどを口にかませると，かえって気道をふさいで窒息の危険があるので，口に物を入れてはいけない。

③呼吸を保つ　全身を強直させる発作では呼吸が止まったり不規則になったりすることがあるので，胸元を緩めて呼吸を楽にし，呼吸の妨げになるようなものは取り除く。

④事故の防止　転倒したり物にぶつかったりする可能性がある場合には，平坦で固くないところに寝かせ（嘔吐して吐物を誤嚥しないように側臥位にする），周囲の事物をかたづけて安全を確保する。

⑤発作が止まらない場合　発作は数分で止まることが多いが，まれに10〜30分以上続く場合もある。数分で止まらない，止まってもまたすぐに発作を繰り返す場合には，医療機関内では医師や看護師を，それ以外では救急車を呼ぶ。

⑥発作後　発作が数分以内に止まった場合には，しばらく様子を観察し，発作の再発がなく発作前と同じ状態に戻ったことが確認できたら，刺激の少ない音や音楽で音楽療法を再開してもよい。意識がもうろうとしていたり，呼吸に乱れがある場合には，音楽療法は中止にする。

2. 難聴

脳性麻痺の10〜20％に難聴があると報告されている（Novak et al., 2012）。両側性に重度の難聴があると，音や音楽の受容が困難になる。補聴器の使用によって聴力が改善する場合は，補聴器を装着して音楽療法を行う。回数を重ねて音や音楽が記憶・学習されると，実際には音は聞こえていなくても聞いている場合と同じような効果が期待できることもある。

補聴器によっても改善しないタイプの難聴では，音を振動として感じることはできても，音や音楽による介入は大きな制約を受ける。人工内耳の埋め込み手術による聴覚の回復が期待される。

3. 知的障害

知的障害は脳性麻痺の約50%に合併すると報告されている（Novak et al., 2012）。脳性麻痺の病型によって合併率が異なり，四肢麻痺や低緊張型に多く，痙性両麻痺や痙性片麻痺，アテトーゼ型では少ない（第20章 p.179を参照）。

第3節　医学的音楽療法の目的と方法

1. 麻痺や運動状態の改善

（1）麻痺した四肢の動きをうながす

成人は痛みや苦しみがあっても，麻痺した四肢を意識的に使って麻痺を改善しようと頑張るが，子どもや重度の知的障害者は，普通，そういう努力はしない。面白いことがあって，やってみたいなという気持ちがわき，それが動きにくい麻痺した四肢を使う困難さより強くなって初めて動かそうとする。そのため，対象者の興味や意欲を強くそそるような活動（遊び）を工夫することが必要になる。

具体的には，両手を使わないと演奏できない・遊べない・持てない楽器や遊具を利用したり，麻痺した側の近くに楽器やおもちゃを差し出したり，麻痺していない手足を使えないように（手をつなぐ，など）したりして，麻痺した四肢の動きをうながす。例えば，2つのマラカスをたたき合わせて鳴らすためには，両手でマラカスを保持しなければならない。しばらく打ち鳴らした後で，麻痺していないほうの手を保持して動かないようにしたり，麻痺したほうの手の動きを少し介助したりして，麻痺した手の動きをうながす。あるいは，大きなビニールボールの中に入った鈴を鳴らすには，両手でボールを持って振らないと鳴らない。ボールの保持が難しい場合は少し介助を行う，などである。マラカスやボールに動物や好きなものの絵を描いたり，マラカスやボールの中が見えるように透明にしたりして工夫を凝らすと，さらに効果的かもしれない。

楽器は，単にたたいたり振ったり押したりするだけでも音が出るので，特に演奏方法の練習や学習をしなくても，レベルに応じて楽しむことができるという点で，麻痺のある患者には有用である。

（2）移動（寝返り，はいはい，歩行など）運動の改善

音や音楽の単純なリズムを聞くことが運動の合図となり，脳が運動準備状態に入って（第2章 p.11参照），はいはいや歩行などの移動運動の促進，移動の速度や幅・円滑さが改善する。メトロノームで拍を刻むだけでも成人や年長児では効果が期待できるが，乳幼児では馴化（第2章 p.9参照）のために音への注意がすぐに低下してしまうかもしれない。そういう場合には，乳幼児が興味を示す曲の中で拍，音の高低，音量，音色などの規則的な変化を強調してリズム刺激とする方法もある。理学療法を行

(3) 筋力や関節可動域の改善

　四肢や体幹の屈伸，手の開閉などのように，関節の伸展や屈曲をともなう運動は，音や音楽に合わせて行うとより円滑になり容易になる。例えば，音程の上昇に合わせて関節を伸ばし，音程の下降に合わせて関節を曲げる。同様に，音量の漸増に合わせて関節を伸ばし漸減に合わせて曲げる，音の速度が次第に速くなるのに合わせて関節を伸ばし，遅くなるのに合わせて曲げる，などを行う。単純な音階でも，何かの曲を編曲して使うこともできる。

　成人や年長児の場合は，音楽療法士による音楽療法として実施するだけでなく，あらかじめ調整して録音しておいた音階や音楽に合わせて1人で行うことも可能である。また，自力で運動ができない場合には，そういう音階や音楽に合わせて理学療法士や介助者が他動的に関節運動などを行うこともできる。

2. 発声や発語をうながす

(1) 歌

　言語発達に遅れがあり発語や発声が困難な場合には，歌をゆっくり歌うことが発声や発語，それに関わる筋肉の動き，呼吸との調整などの訓練になる。言語聴覚士が訓練の際に歌を使ったり，音楽療法士と一緒にセラピーを行ったりすることも有効である。

(2) 呼気と吸気の調整

　発声の前提として呼吸の調節がうまくできない場合には，吹いても（呼気）吸っても（吸気）音が出る笛やラッパ，呼気と吸気で異なる音が出るクワイヤホーンや，回ると音が出る風車などを使って呼気と吸気の調整の練習を行なうのもよい。

3. コミュニケーションや行動異常の改善

　障害が重度であればあるほど，まわりの人とのコミュニケーションの手段が制限され，意志や感情の疎通が悪くなって，泣き叫んだり，物を投げたりといった行動で要求や不満を伝達しようとすることがある。また，楽しみや喜びを体感できる活動を行う機会や手段も制限される。

　総論で述べたように，音や音楽に対する反応は脳に重度の障害があっても保たれており（第2章 p.7参照），特別なルールを学習しなくても楽しむことができる（第4章 p.19参照）ので，周囲の人と音楽や楽器の活動で交わり，それによってストレスが緩和されたり感情や行動が穏やかになることが期待される。

第4節　医学的音楽療法の評価方法

以下のような指標を使って，音楽による介入を評価することができる。

1. 運動能力の評価

脳性麻痺の全般的な粗大運動能力を評価し治療効果を判定する尺度として粗大運動能力尺度（Gross Motor Function Measure: GMFM）がある（表21-1）。粗大運動を5つの領域に分け，各領域を細分化して合計88項目について，その能力を0～3の4段階で評価するもので，5歳の定型発達児ならすべて可能な項目から構成されている。日本語版のマニュアルに従って実施することで，検者間のばらつきが少なく鋭敏性にも優れていると報告されている（丸石ら, 2005）。一部を省略した66項目のGMFM-66も考案されている。また，目的とする領域だけの評価の変化を短期的な治療効果の判定に用いることも可能と思われる。

もう少し限定的な運動能力に絞って評価する場合には，移動の速度や距離，関節可動域や角度，麻痺した四肢を使用した回数や時間などを計測して指標とすることもできる。

● 表21-1　粗大運動能力尺度（GMFM）の概要

評価する領域
A：臥位と寝返り（17項目） B：座位（20項目） C：四つ這いと膝立ち（14項目） D：立位（13項目） E：歩行，走行とジャンプ（24項目） 合計88項目

評価基準
0：全くできない 1：開始できる（ほんの少し動く） 2：部分的にできる（1より多く動く） 3：完全にできる

2. 生活能力の評価

日常生活能力の尺度には，リハビリテーションのための子どもの能力低下評価法（Pediatric Evaluation of Disability Inventory: PEDI，日本語版あり）がある（表21-2, Haleye et al., 1992）。生活能力を3つの領域に分け，それぞれを本人の能力を評価する機能的スキル，どの程度援助する必要があるかを評価する介護者による援助尺度，実施するにあたって何に依存しているかを表す調整尺度で評価する。対象は6か月から7.5歳までで，機能的スキルや援助尺度の変化で介入の効果を評価できる。

3. 言語発達の評価

言語の通常の発達には様々なバリエーションがあるので，何らかの介入を行ってその効果を1例で短期的に評価することは難しい。また，言語発達の評価方法にも多くの種類があって，国際的に標準となるような決まった尺度はないようである。したがって，各種の知能・発達検査（p.184～185参照）の言語性の指数や言語発達検査

● 表 21-2　リハビリテーションのための子どもの能力低下評価法（PEDI）の概要

Ⅰ．機能的スキル

　　できる：1，できない：0 で評価
　（1）セルフケア領域：食物，食器，歯磨きなど全部で 73 項目
　　　A．食物
　　　・裏ごし／混ぜた／濾した食べ物を食べる
　　　・きざんだ／厚切りの食べ物を食べる
　　　・あらゆる形態の食べ物を食べる
　　　など
　（2）移動領域：トイレ，椅子，ベッドなど全部で 59 項目
　　　A．トイレ
　　　・器具または介護者に支えられれば座れる
　　　・トイレまたはおまるに支えなしで座れる
　　　・低いトイレまたはおまるに乗り降りする
　　　など
　（3）社会的機能領域：言葉，遊びなど全部で 65 項目
　　　A．言葉
　　　・音に定位する
　　　・「だめ」も反応し，自分の名前や親しい人の名前を認識する
　　　・10 語を理解する
　　　など

Ⅱ．介護者による援助尺度

　　自立:5，見守り:4，最少介助:3，中等度介助:2，最大介助:1，全介助:0 で評価
　（1）セルフケア領域：食事，トイレ，入浴など全部で 8 項目
　（2）移動領域：椅子，車，ベッドなど全部で 7 項目
　（3）社会的機能領域：要求や指図の理解，表出など全部で 5 項目

Ⅲ．調整尺度：項目はⅡと同じ，評価方法は省略

の指数の中から使いやすいものを選択し，対照群と介入群で中長期的な変化の差を比較するのが望ましい評価方法といえる．なお，日本では，言語発達の評価方法として，国リハ式＜S－S法＞言語発達遅滞検査（改訂第4版）が言語聴覚士によく使用されている．

4．その他の指標

(1) 行動の異常の評価

　脳性麻痺にともなう行動上の問題を評価するには，知的障害児者用に開発された異常行動チェックリスト日本語版（Aberrant Behavior Checklist, ABC-J）を使うことができる（第20章　p.185 参照）．

(2) 生理学的指標

　リラクゼーションや脳活動を各種の生体信号を使って評価することができる（p.186，p.195 参照）．

第5節　医学的音楽療法の実施上の留意点，工夫

1. 反応がない場合に気をつけること

　障害が重ければ重いほど，反応がないのは対象者の身体機能が低下しているためと考えがちになるが，本当にそうだろうか。注意（アテンション）が向かないだけではないのか，馴化しているのではないか，反応が遅いのではないか，反応を見落としているのではないか，と疑問を持ってみることが大切である。

（1）注意（アテンション）

　同じような障害があっても，同じ刺激に対する反応が異なることがある。同じ対象者でも，似たような音に対して違った反応をすることがある。どんな音・音楽・楽器をどういう風に演奏すると対象者の注意（アテンション）を強く引き付けることができるのか，個々の対象者の身体機能・成育歴・個性（好み）などをよく検討し，試行錯誤を繰り返して対象者の反応を観察することで，何によく注意を向けるのかを見つけていくことが大切である。

　また，反応がないと，音を大きくしたり楽器の種類を増やしたりと，つい刺激が過剰になりがちであるが，認知機能が低下している場合には多くの刺激を同時に分離して処理できないので，複数の楽器の演奏から1つの楽器にする，無伴奏で歌う，音量を小さくするといった刺激の量や種類の整理が必要なこともある。

（2）馴化

　反応がないのは，反応できないのではなくて，刺激に飽きているのかもしれない，と考えてみることが必要である。詳細は，第2章　p.8を参照のこと。

（3）反応には時間がかかる

　障害が重度であればあるほど，刺激が神経を伝わっていく速度（神経伝導速度）が低下するので，刺激の受容に時間がかかる。反応が返ってくるまでにはさらに時間が必要なので，忍耐強く反応を待ちながら，一定時間あるいは一定期間，働きかけを続けることが必要である。

（4）反応を見落とさない：生理的指標の活用

　障害が重度であればあるほど，反応は非常にわずかでとらえにくいこともある。ちょっとした反応を見落とさないように注意深く観察することが大切である。また，随意的な運動や行動として表出するのが困難な場合でも，例えば心拍数や血圧の変化のような生体信号の変化，あるいはコルチゾールの分泌のような生理的な反応として現れる場合もあるので，行動による指標で変化が明らかでない場合には，生理的な指標も合わせて検討してみるとよい。

2. 音楽てんかん

　外部からの知覚刺激によっててんかん発作が誘発されることがあり，反射性てんかん発作といわれる。てんかん患者の5～6%にみられ，TV番組「ポケットモンスター」で強い光を見た人に多数の光過敏性てんかん発作がみられたのがその代表例である。音や音楽の刺激で誘発されるてんかん発作もあり，音楽てんかん（の発作）といわれる。正確な頻度は不明であるが極めてまれで，1000万人に1人と推定されている（Maguire, 2012）。最年少の報告例は6か月で（Lin et al., 2003），発症平均年齢は28歳，男性より女性に多く，音楽性の高い人に多いと報告されている（Maguire, 2012）。

　多くは音楽を聞くことで発作が誘発されるが，演奏したり，単に思い浮かべたり，夢みたり，音楽にともなう感情によって誘発される場合もあると報告されている。誘発する音や音楽も多様で，ある楽器の音，ある特定の周波数の音，ある曲の特定のメロディといった特異性の高い場合もあれば，どんな音楽でもいい場合，即興演奏しているときなどが報告されている（Maguire, 2012）。通常，このような音楽的な刺激によって気分が悪くなったり，興奮したり，心拍や呼吸が速くなったりして，数秒くらいの経過で次第に意識がくもったり四肢が強直したりする発作につながっていくようである。多くの例では，音楽によって誘発される発作の他に，自然に起こるけいれん発作も併せて持っている（Maguire, 2012）。

　音楽療法中にけいれん発作が起きた場合は，通常のけいれん発作か（いつもの発作がたまたま音楽療法中に起こった），音楽てんかんの発作かを鑑別する必要がある。同じ種類の音や音楽，音楽活動にともなって起こる場合は音楽てんかんの発作であり，以後はそれを避けるようにすれば，音楽てんかんがあっても音楽療法が実施できる。

　音楽は，音楽てんかんの発作のように，必ずしもけいれん発作を誘発するばかりでなく，発作を抑制する場合もあることが報告されている（Miranda et al., 2010）。音楽が，けいれん発作の誘因にもなれば抑制的にも働くのは，音楽の受容や演奏に脳内の多くの部位が関与しているためでもあり，そのメカニズムの解明は今後の課題である。現状では，音楽はけいれん発作に対してプラスにもマイナスにも作用する可能性のあることを認識して，音や音楽の反応を注意深く観察しながら介入を行うことが大切である。

3. 代替機器の利用

　身体機能の低下によって楽器を演奏することが困難になっても，様々なスイッチと連動させた楽器を使うことで演奏が可能になり，個人やグループでの演奏活動に参加することができる（Go, 2007）。適当な市販のスイッチがない場合には，作業療法士

やリハビリテーション・エンジニアなどの専門家に相談して，対象者に適したものを製作してもらうとよい。

　パソコンなどの電子情報機器の発達は目覚ましく，わずかな残存機能，自分の意志や脳波の活動，視線などで楽器の演奏が可能になっていくことが今後，期待される。

第6節　エビデンスと先行研究

　脳性麻痺に対する音楽療法の研究はまだ少なく，コクラン・ライブラリーやUp To Dateといった権威のある文献ではこの分野のレビューや評価はまだない。最近，次に述べるような屈伸運動や移動運動に対するリズム聴覚刺激の効果を検討した報告がいくつか発表されている。

　屈伸運動に対するリズム聴覚刺激の効果の研究では，5～12歳の痙性両麻痺患者23名に荷重を負荷して座位から立ち上がる訓練を行い，無作為に音楽群と無音楽群に分けて即時的な効果を比較すると，臀部や足首の筋肉の伸展力に差はみられなかったが，膝の筋肉の伸展力や移動時間の短縮への効果は音楽群で有意に大きかったと報告されている（Peng et al., 2011）。同様の訓練を5～13歳の痙性両麻痺患者36名に家庭で週に3回，6週間行って運動能力（p.193に記載したGMFMの立位と歩行）と生活能力（表21-2, p.194に記載したPEDI）に対する効果を音楽群と無音楽群で訓練後12週間まで比較した研究では，両群でGMFMやPEDIの改善がみられ，GMFMの立位の改善は音楽群のほうが有意に高く訓練後12週間まで効果は持続したが，GMFMの歩行やPEDIは両群で差がみられなかった（Wang et al., 2013）。

　リズム聴覚刺激に合わせた歩行訓練の研究では，成人（平均年齢27歳）の脳性麻痺患者28名を音楽療法（メトロノームおよびそれに合わせてキーボードで単純なリズムを聞かせる）群と理学療法群に無作為に分け，1回30分，週に3回，3週間の訓練を行って効果を比較すると，歩行速度・歩幅などは両群で改善がみられたが音楽療法群で有意に改善度が大きく，関節可動域は両群で異なる部位の改善がみられたと報告されている（Kim et al., 2012）。

　今後は，もっと低年齢の脳性麻痺患者，より重度で移動能力の低い患者，発声や行動面といった運動能力以外の効果，長期的な効果などを検討した研究などが期待される。

第22章 レット症候群

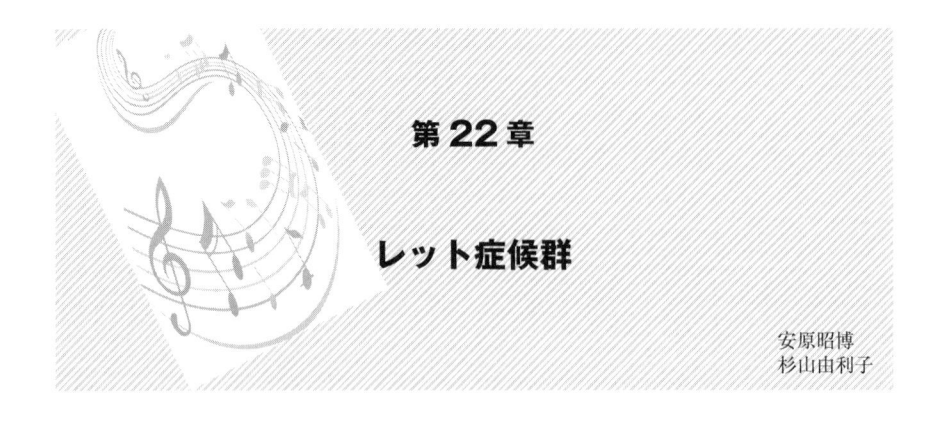

安原昭博
杉山由利子

第1節 レット症候群について

1. レット症候群とは
(1) レット症候群とは
　1996年にウィーンの小児神経科の医師である Rett, A. によって発表された神経疾患である。発症率は 10000 〜 15000 人に 1 人とされており，主に女児に発症する。発症は乳児期とされ，特異な精神運動発達遅滞と特有な症状が年齢依存的に出現する（表22-1）発達障害の一種とされる。レット症候群の原因は X 染色体上の MeCP2 遺伝子の異常と同定されているが，詳しい機構はまだわかっておらず，現在も解析が進んでいる。

● 表22-1　レット症候群の症状出現（野村ら，2011）

乳児期早期（初発症状）…姿勢筋緊張低下，自閉傾向
乳児期後期…ロコモーションの障害，頭囲停滞
早期小児期…目的を持った手の運動機能の消失，常同運動の出現
筋緊張亢進，ジストニー，側彎，奇異呼吸，てんかん，精神遅滞
後期小児期〜成人…安定？

(2) レット症候群の診断基準（NPO 法人レット症候群支援機構，レット症候群診断基準改訂版 2010 年版より）

①典型的レット症候群の診断要件　　回復期や安定期が後続する退行期があること。すべての主要診断基準（表22-2）を満たすこと。明らかな原因のある脳障害と生後 6 か月までに出現した精神運動発達の明らかな異常は除外される。支持的診断基準（表22-3）は必須ではないが，典型的レット症候群では認められることは多い。

②非典型的レット症候群の診断要件　　回復期や安定期が後続する退行期があること。主要診断基準 4 項目のうち 2 つ以上を満たすこと。支持的診断基準 11 項目のうち 5 つ以上を満たすこと。

表 22-2　主要診断基準

1. 目的のある手の運動機能を習得した後に，その機能を部分的，あるいは完全に喪失すること
2. 音声言語を習得後に，その機能を部分的，あるいは完全に喪失すること
3. 歩行異常：歩行障害，歩行失行
4. 手の常同運動：手をねじる・絞る，手を叩く・鳴らす，口に入れる，手を洗ったりこすったりするような自動運動

表 22-3　非典型的レット症候群診断のための支持的診断基準

1. 覚醒時の呼吸異常
2. 覚醒時の歯ぎしり
3. 睡眠リズム障害
4. 筋緊張異常
5. 末梢血管運動反射異常
6. 側弯・前弯
7. 成長障害
8. 小さく冷たい手足
9. 不適切な笑い・叫び
10. 痛覚への反応の鈍麻
11. 目によるコミュニケーション，じっと目を見るしぐさ

2. レット症候群の特徴

(1) 粗大運動

ロコモーション（はいはい，歩行など）の機能が障害される。歩行可能な場合もあるが，歩行困難をともなうことが多い。また側弯の問題も多く，座位の姿勢をまっすぐに保てるような補助具や車椅子が必要となる。

(2) 手の運動機能

レット症候群（以下，RTT と記す）特有の症状ともいえるのが，目的を持った手の運動機能の消失である。同時に，手もみ，手をたたく，手を口に手をやるなどの常同運動が出現し，さらに手の使用を困難にしている。また，手を使おうと意識すると筋緊張亢進が起こって動かなくなったり，まったく違う方向に動いてしまうことが多い。

(3) 協応運動

例えば目と手の協応のように，2つのことを同時に行うことが困難である。目で見ることと手を動かすことは別々の動きとなるため，1つの刺激に対する反応は遅れる傾向にある。

(4) 言語発達

RTT を持つ人の中には，ごく稀に単語を話せる人がいるようだが，ほとんどは言葉を持たない。喃語はみられ，「うん」「いや」などの言いやすい言葉であれば，表出できることがある。言語の表出困難の一方で内言語は豊かであるとされ，他者が話す内容をある程度理解すると考えられている。

(5) コミュニケーション

アメリカ精神医学会の診断基準 DSM-5（APA, 2013）では自閉症領域から削除された。RTT は乳児期に一時的な自閉的傾向を示すものの，その後は人や外界に関心

を示す傾向にある。コミュニケーションは視線，表情，手で机などをたたく，発声などで行われ，これらの方法でYes/Noおよび簡単な意志を伝えることができる。

(6) 音楽性

レット博士は，RTT児を初めて診察した頃から，彼女らが音楽に非常によく反応することに気づいていた。RTT児は音楽に関心を持ち，癇癪が激しいときでも音楽を聴けば機嫌が直ることや，歌うように語りかけることで意志疎通が円滑になることなどが知られている。レット博士が，音楽療法がRTT児に対して有効であると認めたこともあり，音楽療法はRTT児の治療として重要視されている。

(7) 治療

けいれんに対する投薬治療のほか，理学療法，作業療法，言語療法，水治療法，音楽療法，動作法，乗馬療法など，精神運動発達のための様々な療法が行われている。

第2節　医学的音楽療法の適応

RTT児はけいれんが多発することがあるので，医師によるけいれんのコントロールがなされていること，いつでも医師に相談できる環境の中で行うことが前提となる。音刺激は脳の活性化を促進するが，一方でけいれんを誘発する可能性もあり，頻回にけいれん発作が発現する場合は音楽療法の対象とならないこともある。

第3節　レット症候群に対する音楽療法とコミュニケーション的音楽性

コミュニケーション的音楽性（Communicative Musicality）は，RTT児に対する音楽療法の必要性を明らかにしてくれる。近年の早期母子関係の研究から，Stern（1985）は，乳児と母親が互いの情動の輪郭などをとらえ，共感し情動を調律し合うという，「情動調律」の概念を打ち出した。そのような中，大脳生理学者で間主観性の研究者でもあるTrevarthen（1999）と音響学者のMalloch（1999）は，新生児と母親のやりとりの音声画像記録を解析し，その相互交流に時間的な規則性と相互性，周波数の推移に類似性を認めたと報告している。それらは，pulse（脈動），quality（質），narrative（起承転結）の3要素から構成されているとし，Trevarthenらはこれらを「コミュニケーション的音楽性」と名付けた。Malloch（1999）はこれについて，「他者と共感的に動くことのできる内的な能力から成り立っている」と述べている。橋本（2004-2005）も，同じ方法で出生直後の新生児と母親とのコミュニケーション的音楽性を詳細に検討しているので，具体例を紹介したい。

> [満期正常出産の新生児と母親にみられたコミュニケーション的音楽性]
> 生後9分。新生児が「アッ」と発声した0.76秒後に母親が「アッアッ」と発声して新生児の発声を待っている。新生児からの発声はないが，母親はその1.48秒後に同じピッチで「アッアッ」と言う。するとその0.82秒後に新生児が「アウ」と発声し，その0.76秒後に母親が「アーウ」と上がって下がるピッチ系で答えている。ここでは0.76秒を一小節とする短いフレーズが，まるで二重奏のように歌われており，おもに母親が新生児の発声やピッチに合わせる形で進行した。

また Malloch（1999）は，生後6週の乳児と母親のコミュニケーション的音楽性を報告しているが，乳児が母親の発声に対してかなり正確に音程とリズムを調和させていることを見出している。

驚くべきことに，コミュニケーション的音楽性にみられる新生児と母親の歌い合いは，能動的音楽療法個人セッションにおける言葉を持たない発達障害児とセラピスト（以下 Th と記す）の歌の即興に近似している。これは，Trevarthen と Malloch が，音楽療法に深い関心を持っていることからも窺える。情動調律やコミュニケーション的音楽性は，乳児に母子一体感のような安心を与え，次第に外界との共感・調律を通して，自己感をつくり上げていく。RTT 児は，乳児期早期に一時的な自閉傾向があるとともに，上手く外界に働きかけられないもどかしさがある。しかし音楽療法の空間では，乳児期のような場面を再現することが可能であり，Th との間でコミュニケーション的音楽性を発揮して，乳児期に必要だったコミュニケーションを経験し直すことができると考えられる。さらに，情動調律やコミュニケーション的音楽性は，生涯にわたって作用するとされており，言語表出の難しい RTT 児にとって，音楽療法が生涯にわたって内的な成長を支える可能性を持っている。内的な成長とは，社会とのつながり中で自分を認めつつ肯定的に生きていくことであり，モチベーションを高めることからも，すべての発達につながると考えられる。

第4節　レット症候群に対する医学的音楽療法の目的と方法

1. 目的
(1) 心身のリズムを整える

RTT 児には，睡眠覚醒リズム，呼吸リズム，心電図，脳波，運動系のリズムなど，様々なリズムの乱れがみられる。音楽の持つ法則性は，自律神経系に影響を与え，均衡（ホメオスタシス）の崩れからの回復を援助すると考えられている。音楽活動の中で安定したリズムを体感し，自律神経系をはじめとする様々な心身リズムの回復と安定を図る。

(2) 粗大運動機能の維持と発達

RTT児は，音楽に合わせて自然に身体を動かすことがよく観察される。身体の動きと音楽を合わせることで，粗大運動の維持と発達を図る。

(3) 目的を持った手の運動機能の維持と発達

音楽や音に親和性があることが知られているRTT児は，手を有目的に動かすことが困難であるにもかかわらず，集中して楽器に手を伸ばそうとする。様々な楽器を演奏することで，目的を持った手の運動機能の維持と発達を図る。

(4) 協応運動の向上と反応時間の短縮

楽器の演奏や，絵を見ながらの即興演奏などを通して，耳と目の協応，目と手の協応などの協応活動の促進を図り，即興演奏などを通して反応時間（意図してから動作まで）の短縮を図る。

(5) 発声・発語の維持と発達

歌い合うセッションを行うことで，発声の強さや長さのコントロール，また発声・発語の種類の増加を図る。

(6) 自己表現の発達

RTTは，内言語を持っていることが知られているが，それを表出することが難しい。音楽，視線，手の動き，または発声で，自分の意志を表出することを目的とする。また，音楽はすぐれて非言語的に感情を表現することができるので，音楽活動を通して感情表出を図る。

(7) ストレスの緩和・リラクゼーション・楽しみとしての音楽

意図した通りに身体が動かないRTT児は，常にストレスを感じていると思われる。音や声を出して感情を表出することはストレスの緩和をもたらし，心身にリラクゼーションをもたらす。また，音楽を純粋に楽しむことは，すべての人々に共通して深い幸福をもたらす。RTT児が生涯にわたって，音楽活動を楽しめるように導くことも目的の1つである。

2. 方法

(1) 音楽を聴く

能動的音楽療法を始める前のウォーミングアップや，クールダウンで音楽を聴くという活動を行う。また強いリズムの音楽は，RTT児の身体運動を誘発することがあり，その場合は児の動きに即興的に合わせ，自然に能動的なセッションへ移行することがある。

使用する曲は，各RTT症候群児の好みの曲の他，世界各国の民族音楽や子守唄などが用いられる。伝統的な民族音楽は，テンポもリズムも様々であり，世界の昔話を聞くのと同じような効果があるとされている。また，音楽を聴くという活動は深い感

動を呼び起こし，内面を成長させると思われる。次に，音楽を聴くセッションにおける，RTT児の内面の成長を窺わせる事例を紹介する。

> ［事例1］
> 　9歳のあるRTT児は，日頃から讃美歌が好きでセラピストが弾き語りするのを毎回嬉しそうに聴いていた。しかしある日，讃美歌を聴きながら泣き出した。「今日は違う気分？じゃあどれにする？」とThが尋ねて曲を選択してもらうが，讃美歌の本を見る。しかし讃美歌を歌うとまた泣く。もう一度尋ねるが，また讃美歌を選ぶ。結局3曲の讃美歌を聴いたが，ずっと泣いていた。後で母親に聞くと，何日か前に学校で仲の良い友人が亡くなったのだという。このRTT児は，音楽を聴く時間を使って友人へのお祈りをしていたと思われる。

　また，身体の状態が思わしくない場合や気乗りのしない場合は，能動的音楽療法を控え，受動的音楽療法に切りかえることがある。能動的なセッションにこだわらず，ゆとりある時間を一緒に楽しむ余裕がThにあると，RTT児をリラックスさせるとともに，自己受容を促進することにもなると考えられる。音楽療法は，能動的に関わらなくても"聴く"という重要な活動ができるという，とても珍しい特徴を持っている。それを最大限活かしたい。

(2) 楽器を演奏する

　楽器はいろいろな音色や形を揃え，RTT児に選んでもらうようにする。ピアノやキーボードでは，手を出す，手で押すなどの運動が促進され，ベルなど持ち手のある楽器や太鼓などのバチは，把握，縦や横に振る運動が促進される。

　即興演奏を用いて，RTT児の演奏する音や，児の動きを観察しながら合わせていくが，あまりTh側がたくさんの音を出すと，音楽好きの彼女らは，音楽に聴き入って手を止めてしまう。そのため，音量や伴奏の音の数を最小限に留め，児の演奏が浮き上がるように工夫する。またRTT児は，筋緊張亢進や協応運動の難しさから，手を動かしたいと意図してから手が動くまでの反応時間が遅れる傾向にあるため，通常の即興セッションよりも多めに"間"を取ることが求められる。

　楽器やバチなどを把握できない場合は，児の手の上からThが介助し，RTT児の手がピクッと反応したときに，動きを援助する方法を繰り返す。このことで，自分の思い通りに手が動く体験をすることができる。こうした活動を繰り返すうちに，「自分で楽器を持って音を鳴らしたい」という気持ちが芽生えてくるようだ。

> ［事例2］
> 　図22-1に示したのは，ある5歳のRTT児の初回から40回目までの把握回数と把握時間である。RTT児は，ミュージックベルを片手に持って即興で演奏している。

18回目までは，把握時間の伸びは少ないものの，手を使おうとする試みは急激に伸びている。40回に近づくと把握時間が長くなっているため把握回数が減っている。25回で急激に落ち込んでいるのは，母親の出産の影響とみられ，RTT児にとって，心理的な問題が活動に及ぼす影響が大きいことが窺える。

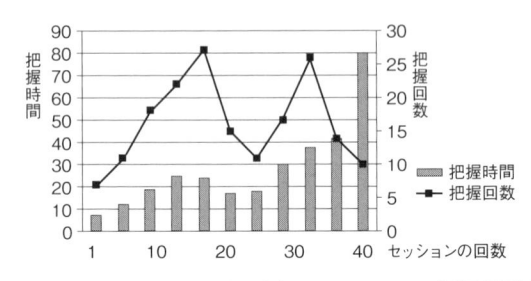

● 図22-1 5歳のRTT児による楽器演奏のセッションでの把握時間と把握回数

(3) 歌を歌う

　RTT児には，発音の模倣がみられることが少ないが，音程の模倣は幼少期から観察される。前述のコミュニケーション的音楽性の発達によるものであると考えられるが，これを用いて歌の即興セッションを行うことができる。口腔や声帯の筋肉をコントロールすることが困難であるにもかかわらず，年長になるほど，歌による即興のセッションが好まれる傾向にあるようだ。歌は，楽器よりも話すコミュニケーションに近く，直接的な表現が可能であるからではないかと思われる。幼少期には，単音を合わせてくることが多いが，年長になると4，5音が連なるメロディを歌うことができる。

　RTT児が発声する音程を，Thが繰り返しながら即興していき，楽器の演奏と同じように長めの"間"を取る。彼女らの歌声は小さいことが多いことと，たくさんの音があると聴くほうに集中するため，伴奏は単音など極力少なくする必要がある。拍子に縛られずに自由に即興していくと，セラピストの歌の模倣や終止の音を正確に歌って終わるなどの，音楽セッションが可能となる。次に，歌のセッションにおける即興演奏の一部を紹介する。

［事例3］
　17歳のあるRTT患者は，幼少期から音程を正確に歌えていたが，年長になるとメロディを歌うようになった。

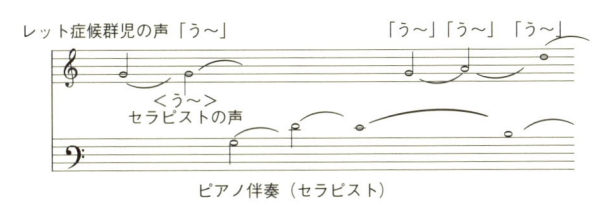

● 図 22-2　17 歳の RTT 患者による歌の即興

(4) 物語と即興演奏

　絵本を見ながら，即興演奏する。昔話などの物語の中には，生きていく上で必要な様々なものが盛り込まれているが，内言語を有する RTT 児は，物語を理解し感じたことを音楽で表現することができる。絵本の絵を見ながら，物語を簡潔にした歌詞を Th が歌い，RTT 児には好きな所で音や声を出してもらう。見ることと演奏することを同時に行うことは，彼女らには難しいことであるが，夢中になって活動しているうちにできるようになっていく。絵本の代わりに，RTT 児と一緒に描いた絵を用いることもある。

(5) プレイセラピー的な音楽療法

　歌いながら，絵を描いたり，踊ったり，追いかけっこをしたり，人形遊びをしたり，ままごとをしたりなど，プレイセラピーで行うような遊びを取り入れる。特に幼少期の RTT 児には，好まれる方法である。次に，プレイセラピー的に行われた音楽劇の一部を紹介する。

> [事例 4]
> 　音楽人形劇「赤ずきんちゃん」を行うために，オオカミが食べたぬいぐるみがお腹のビニール袋に溜まるような仕掛けを用意した。6 歳のある RTT 児は，ぬいぐるみを落とさないように持っている。オオカミ役の Th が「ガオー！」とぬいぐるみを食べると，怖がりながらも笑って「きゃー！」と言う。最後のシーンでオオカミのお腹からぬいぐるみを取り出すのも彼女の役割で，頑張ってぬいぐるみを引っ張り出し，Th が「助かった―！ありがとう！」と言うと満面の笑みで「あはは！」と笑う。このセッションはこの女児に好まれ，毎回繰り返された。

　幼少期には，具体物を通したほうが理解を得られやすく，プレイセラピー的な音楽療法が有効であると考えられる。

第5節　医学的音楽療法の評価方法

1. 一般的な評価方法
　一般的な評価法を用いる場合は，一般的な発達を念頭に入れつつ，RTT児の特異な発達と表出の特徴をとらえ，細かく観察できる技術が必要になる。

2. 音楽療法で使用できるその他の評価方法
　松井（1991）による「音楽行動チェックリスト（MCL）」は，評価方法の1つとしてあげられるが，一般的な評価方と同様に，RTTの特異な発達と表出の特徴をとらえながらの評価が望まれる。

　他には，把握時間や反応時間，継続して歌えるメロディなどを個別に抽出する方法が考えられるが，音楽療法の記録，両親や学校からの生活の変化をおり込んだ，質的研究法も重要な位置を占めると考える。

第6節　医学的音楽療法の実施上の留意点，工夫

1. けいれんや息止めに注意する
　働きかけに反応がない場合，欠神発作である場合や，息止めを長くしていることがある。反応に注意し，異常が感じられた場合はいったん中止して様子をみる。改善された場合は注意しつつ再開するが，改善がみられなかった場合は音楽療法を中断し，医師に連絡する。

2. 転倒に注意する
　立位でも座位でも，けいれんや息止めによって急に姿勢が崩れる場合がある。転倒しないよう，安全面に気をつけながらセッションを進めなければならない。楽器演奏などに集中する場合は，座位がしっかりと保持される車椅子などの使用が望まれる。

3. 楽器の持ち手やバチの工夫
　楽器の持ち手やバチが細い場合，RTT児には把握しにくいことが多いので，テーピングテープを巻くなどして適度な太さに調節する。鍵盤を弾くことの難しい場合は，スイッチキーボードなどを用意する。

4. 片方の腕を押さえる介助
　常同運動によって両方の腕が動いてしまう場合は，片方の動きに集中できるように，もう片方の腕をセラピストが押さえることがある。この介助をする場合は，本人

になぜ押さえるかを説明すること。

5. 即興の際には，間を開けて十分待つこと

前述のように，通常の即興セッションよりも長い間を開けて，反応できるまで待つことが重要である。

6. 意思の表出に敏感であること

RTT児は目で語るといわれている通り，いろいろなことを目で伝えてくる。目での選択やYes/Noの意思表示が可能であるが，やはり反応するまでに時間がかかり，一瞬見てすぐに違うところを見てしまい，また見つめ直すといった具合になりやすく，見逃されやすい。また，手で机をたたいたり，指さしのように手で示したり，音声で「うん」と言うなど，様々な方法で意志を伝えてくるので，1人ひとりの表情を含めた全体を把握しながら，敏感にやりとりすることが望まれる。

第7節　エビデンスと先行研究

RTTに対する音楽療法について，Up To Dateには2論文が掲載されている。2つとも，手の有目的な運動とコミュニケーションが，音楽療法によってどのように発達するかを評価，研究したものである（Yasuhara & Sugiyama, 2001; Wigram & Lawrence, 2005）。

第23章 低出生体重児

呉　東進

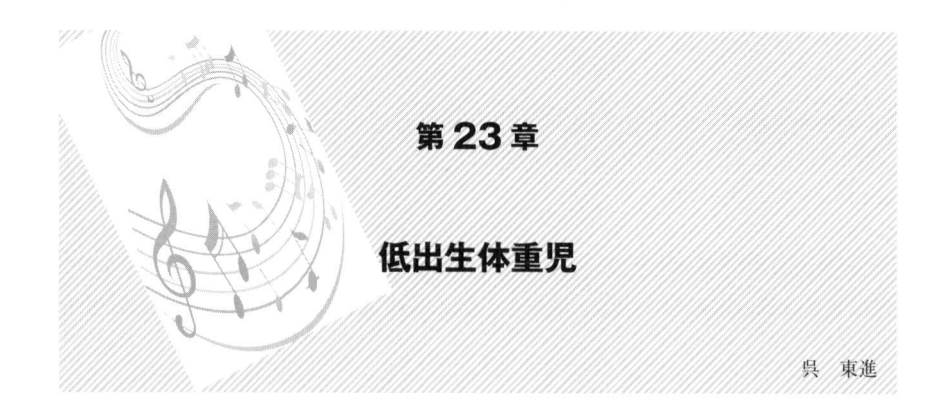

第1節　定義と特徴

1. 定義

小さく早く生まれた新生児を以前は未熟児と呼んでいたが，最近は低出生体重児と総称されるようになり，以下のような分類が用いられている。

(1) 出生体重による分類

表23-1のように分類する。

日本の出生率は世界でも有数の低値であるが，低出生体重児は1980年頃を境に出生数・率とも急速な増加傾向にあり，現在，ほぼ10人に1人が低出生体重児である（図23-1）。

● 表23-1　出生体重による新生児の分類

分類	出生体重
低出生体重児	< 2500 g
極低出生体重児	< 1500 g
超低出生体重児	< 1000 g
巨大児	> 4000 g
超巨大児	> 4500 g
正常出生体重児	≧ 2500 g, ≦ 4000 g

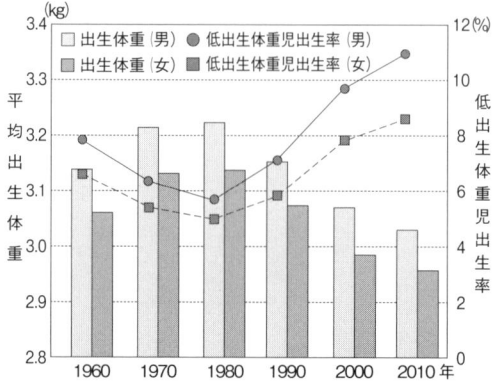

● 図23-1　低出生体重児出生率と平均出生体重の年次推移
（厚生労働省の人口動態統計より改変）

(2) 出生時期による分類

表23-2のように分類する。

なお，早期産児の発達は，暦年齢（実際の出生日から数えた年齢）ではなく修正年齢（本来の予定日に出生したと仮定した場合の年齢）で判断する。

● 表23-2 在胎週数による新生児の分類

在胎週数
早期産 < 37週
37週 ≦ 正期産 ≦ 42週
過期産 > 42週

(3) 在胎週数と身長・体重のバランスによる分類

出生時に在胎週数相当の身長と体重がある新生児をAGA（Appropriate for Gestational Age）という。妊娠週数相当の体重と身長の10パーセンタイル（小さい順に並べたときに前から何パーセント目になるかを表す）未満の新生児をSGA（Small for Gestational Age）またはSFD（Small For Date），在胎週数相当の体重と身長の90パーセンタイルを超えるとLGA（Large for Gestational Age）またはLFD（Large For Date）という（図23-2）。

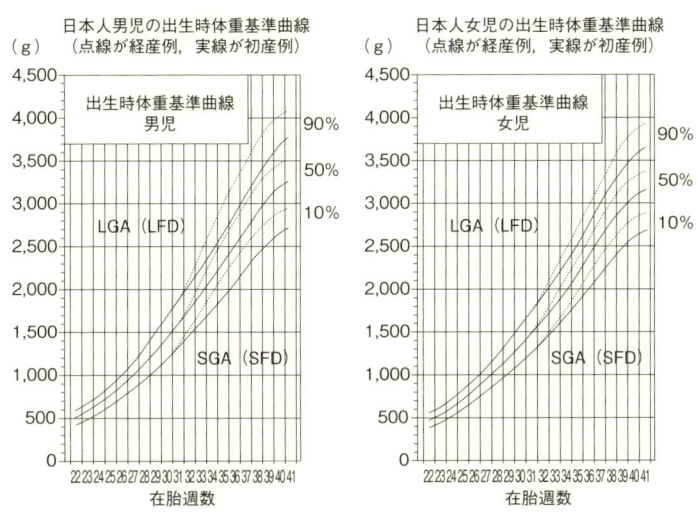

● 図23-2 在胎週数と体重・身長

2. 特徴

低出生体重児は，生命の維持にとって必須の体温・哺乳・呼吸などのコントロールが安定してできるようになるまで，新生児集中治療室（Neonatal Intensive Care Unit: NICU, 図23-3）で保育器に収容され，多くの医療機器や監視装置を装着されて24時間，医学的管理下に置かれることが多い。本来は子宮内で過剰な刺激から隔離されて穏やかに過ごしている妊娠後期を，NICU内の騒音・照明・重力（胎内では羊水に浮かんでいるため，重力の影響は緩和される）・母体との交流の途絶・医療処

置による疼痛などにさらされて生活することになる。そういう環境で24時間，場合によっては退院まで何か月にもわたって過ごすことで，大きなストレスにさらされることになる。それが，短期的には体重増加の不良や睡眠リズムの乱れ，長期的には筋緊張や姿勢，神経系の発達や行動などの精神発達に悪い影響を与えるのではないかと懸念されている（呉，2009）。

また，家庭では，児が泣くと保護者があやしたり，母乳やミルクを与えたり，おむつを替えたりして反応するが，NICUでは児が泣いてもすぐに反応が返ってくるとは限らない。そういう相互関係の希薄さも発達の阻害要因になるのではないかと考えられる。

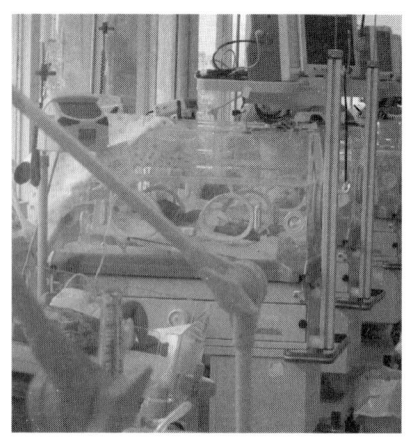

低出生体重児が収容された保育器が並んでいる。
◐ 図23-3　NICUの様子

近年，NICUに入院中の低出生体重児に対し，照明や騒音の低減，疼痛緩和，ポジショニング（子宮内の体位に近い姿勢にする），医療的処置の集約化などを行って，ストレスや発達に対する悪影響を軽減しようという発達ケア（ディベロップメンタルケア）が実施されるようになってきた。音楽や音楽療法もその1つの方法である（呉，2009）。

第2節　医学的音楽療法の適応

1. 医学的状態の安定

生命の危機を脱して医学的に安定した低出生体重児が音楽療法の対象となる。逆に，呼吸や循環動態が安定していない場合は，できるだけ余分な刺激を与えないほうがよいので，音楽療法の対象にはならない。早期産児の肺は未熟なため，通常，在胎32週に達するまでは，人工呼吸器の装着や酸素の投与といった何らかの呼吸の補助が必要になることが多い。呼吸の補助が行われていても，不安定でなければ音楽療法の適応になる場合もある。後に述べるように，呼吸状態を改善するという効果が期待できるからである。

2. 音が聞こえ始める時期

耳は在胎8週頃から胎内で形成が始まり，在胎25週頃に一応の完成をみるので，この頃から音が聞こえ始めると考えられている。在胎28週頃に胎外から音を聞かせ

ると，胎児の脳で聴性脳幹反応（音に対する中脳・橋・延髄の電気的な反応）や磁気的な反応が記録できることが報告されているので（図23-4，Draganova et al., 2007），この時期には間違いなく音が聞こえている。

ただし，この頃はまだ聴覚閾値（音を感じるために必要な最低の音の大きさ）が高く，大きな音にしか反応がない。それでも，在胎28週の胎児に大きな音を聞かせると，胎児の血圧，呼吸，腸管運動，血中酸素濃度といった自律神経の活動が変動することが観察されている。その後，次第に胎児の聴覚閾値が低下し，出生時には，ささやき声程度の音（35デシベル）も聞こえるようになっている。

3. 適応となる在胎週数

以上のことから，音楽療法の適応になる最少の在胎週数は28週である。

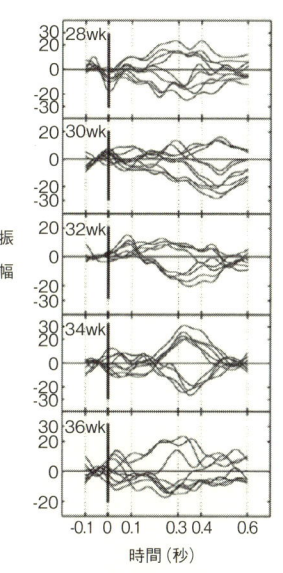

◐ 図23-4 在胎週数と音に対する脳磁図の反応
(Draganova et al., 2007)

第3節　医学的音楽療法の目的と方法

1. 目的

(1) ストレスの軽減

ストレスがかかると副腎皮質ホルモンが分泌され，生体内の各組織で様々な反応が起こってストレスに対処する仕組みになっている。しかし，ストレスが過大になると副腎皮質ホルモンの分泌も過剰になって，脳の神経細胞の成長が阻害されることが報告されている（図23-5，Watanabe et al., 1992）。

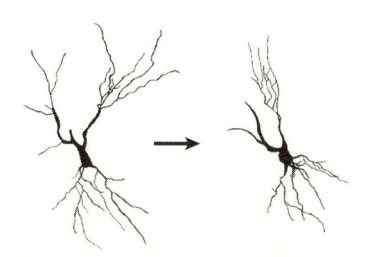

ストレスによって神経細胞が矢印のように萎縮する。

◐ 図23-5　ストレスによる神経細胞の変化
(Watanabe et al., 1992)

馴染んだ音や穏やかな音楽を聞くことで，過剰な刺激やストレスが軽減し，副腎皮質ホルモンの過剰な分泌も抑制される。もがいたり泣いたりすることによる無駄な酸素やエネルギーの浪費も減少し，治療として投与された酸素や摂取した栄養（母乳やミルク）が有効に利用されるため，血中酸素飽和度や体重が増加する。その結果，投与する酸素濃度の低下が可能になり，入院日数も短縮する（図

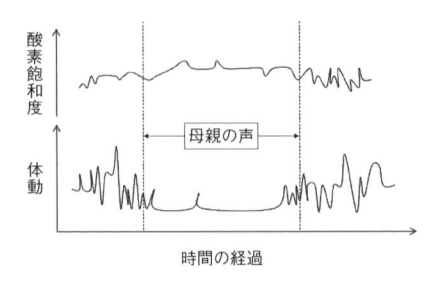

在胎 26～30 週，780～1270g で出生した低出生体重児に母親の声を聞かせると、体動が減っておとなしくなり、血中酸素飽和度も少し上昇する。

◐ 図 23-6　母親の声に対する低出生体重児の反応
（Nocker-Ribaupierre, 2004）

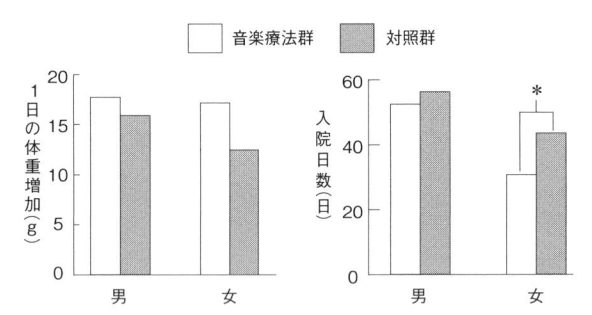

男児は女児より音に対する感受性が弱いので、有意差が出にくい。＊：$p < 0.05$
◐ 図 23-7　音楽療法による体重と入院日数の変化（Standley, 2003）

23-6，Nocker-Ribaupierre, 2004；図 23-7，Standley, 2003）。

　高濃度酸素は未熟児網膜症の発症原因の1つであるので、投与する酸素濃度を低くできるのは発生予防の観点から大きなメリットである。また、入院日数が短くなると、より早く家庭に帰ることができるので、母子関係の向上や入院費の軽減も期待できる。

(2) 神経系の成長と発達の促進

　言葉を聞く機会を増やすことで長期的な言語理解能力の向上を図る。在胎 24～30 週、650～1270g で出生した低出生体重児に、母親の声を1回30分、1日に5回、平均9週間聞かせると、生後半年～6歳までの間の言語理解が有意に上昇したという報告がある（Nocker-Ribaupierre, 2004）。

(3) 哺乳力の強化

　おしゃぶりを吸うと子守唄が聞こえるという装置（Pacifier Activated Lullaby:

PAL，図23-8）を使うと，子守唄を聞こうとして児がおしゃぶりを吸う回数が増えると報告されている（図23-9，Standley, 2003）。この現象を利用して哺乳力の弱い低出生体重児の哺乳力の強化を図る。

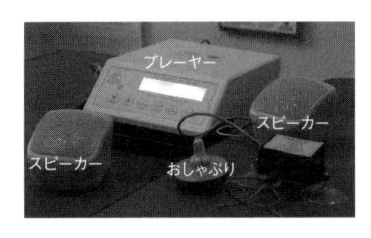

おしゃぶりを吸うと，吸っているという信号がプレーヤーに伝わり，スピーカーから子守唄が流れるという装置。

◐ **図 23-8　PAL**

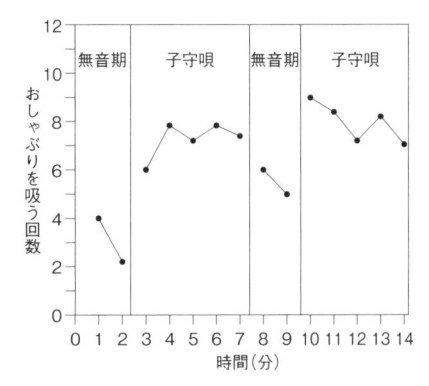

図23-8の装置（PAL）を使い，おしゃぶりを吸ってもスピーカーから何も聞こえない設定と吸ったら子守唄が聞こえる設定を交互に繰り返すと，子守唄が聞こえる設定のときに，おしゃぶりを吸う回数が増加した。

◐ **図 23-9　子守唄とおしゃぶりを吸う回数**
(Standley, 2003)

（4）呼吸状態の安定

馴染んだ音や穏やかな音楽を聞くと副交感神経系の活動が高まり，心拍や呼吸が安定する。低出生体重児は，呼吸中枢の未熟性のため無呼吸の発作を起こすことがあるが，子守唄を聞かせると呼吸状態が安定し無呼吸発作が減少すると報告されている（図23-10，Standley, 2003）。

（5）保護者への心理的作用

低出生体重児を出産した母親は，満期まで妊娠を継続できなかったこと，児の体重が少なかったことに対して罪悪感を抱いている場合がある。また，児の未熟性や不安定性のため，保護者の育児に対する不安も強い。保護者に音や音楽で児と交わる方法を教えることで子との関係が強化され，罪悪感や育児不安が改善すると報告されている（Standley, 2003）。

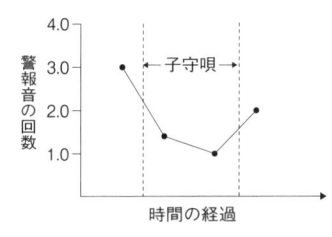

無呼吸発作によって血中酸素飽和度が87％未満になったら警報音が鳴るように監視装置を設定して子守唄を聞かせると，警報音の回数が減少し，子守唄をやめると警報音の回数が再び少し増加した。

◐ **図 23-10　子守唄と無呼吸発作**
(Standley, 2003)

2．方法
（1）使用する音や音楽

できるだけ録音された音楽ではなく生の音や音楽を使う。そうすることで，児の反

応に応じて音や音楽をすぐに調整できるので，児との間に相互関係が生まれる。使用する音楽は，変化が少なくできるだけ単純で覚醒反応の少ないものを用いる（表23-3，Standley, 2003）。また，言語発達の促進のためには人の声を使用するのがよい。どの文化圏の子守唄もこのような基準に当てはま

◐ 表23-3　覚醒反応の少ない音楽
(Standley, 2003)

1. ハミング
2. 伴奏なしの声，または声と伴奏楽器が1つだけ
3. リズムが一定で強調が少ない
4. 音量が一定
5. 乳児が最もよく聞く，やや高い音の旋律
6. 女性の歌声（または子どもの歌声）
7. 繰り返しが多い

り，言語の発達をうながすことができる。元来，子守唄としてつくられた曲でなくても，表23-3のようなスタイルに変化させて使うことができる。

新生児はノイズにも反応することが知られているが，ノイズの使用によって聴覚野のトノトピー（どの音の高さにどの部位が反応するかという神経細胞の分布）に乱れが生じるという報告があるので（Zhoux et al., 2011），ノイズは使用しない。代わりに胎内音（子宮内で胎児が聞いていた音，呉，2009）に似せた楽器（心音に似せた打楽器など）を使う（Loewy et al., 2013）。

音の大きさは55〜65デシベルとし，65デシベルを超えないようにする（Graven, 2000; Loewy et al., 2013）。

(2) 警報装置（モニター）や反応の観察

NICUに入院中の低出生体重児は，呼吸，心拍，血圧，血中酸素飽和度などのモニターを装着されている場合が多い。音楽療法による介入を行うことで，それらの値が大きく変動したり，表23-4のような望ましくない反応がみられたりした場合には介入を休止（15秒を目安にする）する。休止によって児の状態がもとに戻れば介入を再開する。休止しても改善しない場合には介入は終了し，翌日にまた試みる。逆に，微笑み，気持ちよさそうな発声，アイコンタクトの成立，呼吸や心拍などの変動が少ない場合には，適正な刺激が行われていると判断する。

◐ 表23-4　望ましくない反応（Standley, 2003）

(1) 行動の指標
 1. 手を強く突っ張る
 2. 顔を大きくしかめる
 3. 顔面の紅潮
 4. 激しく泣く
 5. 驚愕反応
 6. しゃっくり
 7. 嘔吐
 8. 目をぎゅっと閉じる
(2) 生理的指標
 1. 酸素飽和度：86％未満に低下
 2. 心拍数：100未満または200以上になる，その前の状態から20％以上増加
 3. 呼吸数：20％以上増加
 4. 無呼吸や徐脈

(3) 介入の手順（web映像参照（http://www.kitaohji.com/index.html）：GCU（Growing Care Unit）での音楽療法の様子）

まず，児を衣服などで軽くくるみ，保育器などから出して抱く（図23-11）。児の

第23章　低出生体重児

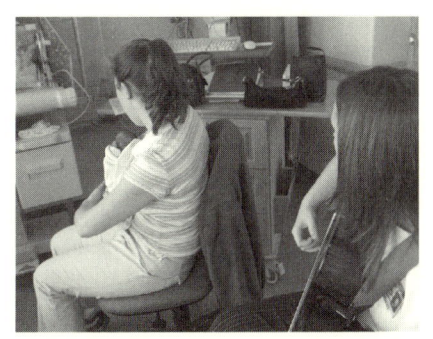

左側の音楽療法士が児を抱いて、歌や触覚刺激を与えている。右側の音楽療法士はギターで伴奏している。

◐ 図23-11　NICU内での音楽療法の様子

状態が安定したら、表23-3に示した覚醒刺激の少ない音楽を聞かせる。音楽はもっとも単純なものから始めて、1つずつ刺激の種類を加えていく。例えば、歌はハミングで開始し次に歌詞のある歌へ、伴奏なしから始めて次に楽器の伴奏を加える、という順序で進めていく。

音楽で聴覚刺激を与えても児に表23-4のような望ましくない反応がなければ、音楽刺激に加えて、マッサージによる触覚刺激や児を抱いたまま軽く揺らせて運動感覚の刺激を追加してもよい（Standley, 2003）。児の様子を観察しながら、退院までの間、次第に刺激の種類を変化させたり、追加したりして継続していく。

また、このような音楽での介入の様子を保護者に見てもらったり、保護者自身に音楽で児に働きかける方法を教えたりする。カンガルーケア（母または父が児と裸の肌を直接接触させて胸に抱くケアの仕方）と併用してもよい。

第4節　医学的音楽療法の評価方法

1. 短期的な評価方法

一般的に、低出生体重児に何らかの介入を行って評価を行う際には、表23-5のような基準を用いることが多い。音楽療法の場合も、麻痺の有無や薬物の影響を考慮しながら、これらを使って即時的な効果を評価できる。

2. 中長期的な評価方法

もう少し中期的な効果をみるには、体重の増加や入院日数（図23-7）、酸素の投与濃度や投与日数などを用いるとよい。さらに長期的な発達への効果判定には、様々な発達テスト（新版K式, WPPSI, WISCなど, p.184〜185参照）が利用できる。

◐ 表23-5　評価の基準

（1）生理的指標
1. 心拍数, 心拍変動（心拍のゆらぎ）
2. 呼吸数
3. 血圧
4. 酸素飽和度
5. 手掌の発汗
6. 血中コルチゾール
7. 血中カテコールアミン（アドレナリン, ノルアドレナリン, ドーパミンなど）
など

（2）行動指標
1. 表情
2. 体動
3. 泣き
など

3. その他の指標

保護者に対する効果の評価には，保護者の NICU 訪問回数や心理状態の検査（STAI：状態特性不安検査など）などを使用する。

第5節　医学的音楽療法の実施上の留意点，工夫

1. 過剰な刺激を避ける

過剰な刺激を加えないように注意する。表23-4のような望ましくない反応があるのに無理に音楽刺激を続けると，音楽が不快な感覚と結びついて学習・記憶されてしまう。そうなると逆効果である。音楽が児の快適な感覚と一体になるように留意する。

2. なだめる方法

低出生体重児は，音楽に限らず，何らかの新たな刺激を加えられると，むずかったり泣いたりすることがよくある。それをなだめるには，胸のあたりを軽くトントンとたたいたり，おくるみでくるんだり，抱いたまま軽く揺らしたり，おしゃぶりをくわえさせたり，少量の砂糖水をふくませたりすると，おとなしくなることが知られている。音楽療法で刺激を加えたり変化させたりした際にむずかる場合には，まずこれらの方法を試してみるとよい。それでも変化がないか，ますますひどくなって表23-4のような望ましくない反応にまで発展した場合には，音楽療法を休止する。

第6節　エビデンスと先行研究

アメリカやヨーロッパの一部の病院では，約20年前から低出生体重児に対する音楽療法についての研究と実践が行われており，音楽療法によって児の無呼吸発作の減少や哺乳力の増強，体重の増加や入院日数の短縮などの効果が報告されている（Standley, 2003；Nocker-Ribaupierre, 2004）。しかし，これらの研究は，まだ症例数が少なくエビデンスのレベルが充分でないため，コクラン・ライブラリーやUp To Dateといった権威のある文献ではこの分野のレビューや評価はまだない。

最近，アメリカのNICUが11施設共同で行った，低出生体重児に対する楽器や子守唄の生演奏による音楽療法の効果が発表された（Loewy et al., 2013）。在胎30 ± 2.9週，体重1321 ± 495gで出生し，呼吸窮迫症候群，敗血症，SGA（p.209参照）のいずれかに該当した272名の低出生体重児が修正32週（p.209参照）以上になったときから，週に3回の音楽療法を2週間，合計6回行って，音楽療法と同じ日に設定した対照時間のデータと比較したもので，音楽療法時には対照時に比べて有意に心拍数が低下し睡眠時間が長くなったが，呼吸，酸素飽和度，哺乳の差異は少なく，音楽

療法で使った子守唄の種類や楽器の種類によって効果に多少の違いがみられた,と報告されている。合わせて,音楽療法後に母親のストレスが軽減したことも報告されている。これだけ多数の症例で低出生体重児に対する音楽療法の有用性を示した研究は他になく,今後も同様の報告が出てくることが期待される。

　また,低出生体重児のその後の発達や学習面への影響といった,もっと長期的な音楽療法の効果について検討した報告はまだなく,今後の課題である。

第24章

手術，医療処置，検査への音楽療法と音楽ベースの介入

Claire M. Ghetti
小沼愛子（訳）

第1節 はじめに

　医療処置や手術は，身体的影響のみならず，恐怖，不安という感情，また痛みを引き起こし，精神的に大きな影響を与えることがある。患者が医療処置を前に不安の高まりを経験する場合，実際の処置中により多くの抗不安薬を必要とする可能性がある（Goldberger et al., 1997）。より多くの抗不安剤の必要性は，より高額な医療費と副作用の増大に通じることにつながるかもしれない。さらには，非常に高いレベルで苦痛を感じている患者は行動的に解離状態に陥る，もしくはすべての処置を拒否することもあり得る（Goldberger et al., 1997）。ネガティブな感情状態は免疫系の調節不全の原因となり，結果として感染症の長期化や創傷治癒の遅滞が生じることもある（Kiecolt-Glaser et al., 2002）。さらに，もし術後期の痛みが十分に治療されなければ，それは回復の長期化の一因となり，入院の長期化，費用増大，そして患者の満足度を低下させることもある（Shang & Gan, 2003）。音楽療法のような非薬理学的な手段は，患者のポジティブな感情状態を増進させ苦痛を減少させる見込みがあり，医療行為の経験に有益な影響を与え，全体的な治療効果を向上させる可能性がある（Ghetti, 2013）。

第2節 医療行為への医学的音楽療法の適用性

　1800年代後期の蓄音機の発明は，あらかじめ録音された音楽の医療現場での利用を可能にした（Moris & Linos, 2013）。手術中の蓄音機使用の最も初期の報告の1つは，1914年の *Journal of the American Medical Association* の中で，編集者への手紙という形で登場した。その手紙を書いた外科医は，蓄音機を使い「心地よい音」を提供し不安を減少させたこと，そして全身麻酔の導入とそれに続く手術の間に，患者の

意識の代替焦点として音楽を使用したことを説明した（Kane, 1914）。興味深いことに，この短い臨床報告で外科医が評価している，彼の麻酔医が患者の嗜好と気質を読み取り，巧みに音楽の選択を行ったことは，現代の音楽療法臨床の根本理念の概念として存続しているのである。

1. 効用

枠組みのある音楽鑑賞の手法をエビデンスに基づく補助として用いることは手術中と術後の痛みを減少させ（Cepeda et al., 2006），処置や手術前の不安を減少させる（Bradt et al., 2013）。より柔軟性ある音楽療法の手法では，不安や痛みを減少させるために音楽療法士が実際の対話を行うことがあり，それは苦痛をともなう処置中に意識のある患者にとって適切な使用法となる可能性がある（Tan et al., 2010），もしくは，医療行為に先立っての患者の難しい感情を能動的に改善方向に向かわせることを補助する（Ghetti, 2013）。音楽療法士が実際にその場で対話する手法では，療法士が，音楽や療法的アプローチを患者のニーズの変化に合わせて変容することが可能となる。

不安が高く，知覚的な注視力（刺激という知覚に精神を集中し焦点を合わせる能力）の高い患者たちの多くは，音楽鑑賞の手法によって痛みの軽減を得られるタイプの患者であることが多い（Bradshaw et al., 2011）。さらに，苦痛，不安を高いレベルで認識する，もしくは楽観的情動の低い状態にある患者たちには，心臓カテーテル法などの処置の待つ間の対話型音楽療法が有益であるかもしれない（Ghetti, 2013）。

2. 音楽選択のための考察

患者の好む音楽は処置の段階によって移り変わることが考えられるため，患者のニーズの変化と嗜好をもとに，融通性と適応性を備えた臨床対応ができることが最も効果的であろう。使われる音楽が，トレーニングを受けた音楽療法士によってライブ提供されているか，または事前に音楽療法士または医療スタッフによって録音されているかにかかわらず，音楽の質については慎重に考慮する必要がある。臨床家は，特別に強い音楽との結びつきがみられる可能性はもちろん，音楽の精神物理的な見地を熟考する必要がある。研究を基盤にすることは，どの音楽が最も有益であるかを考慮する上で良好な出発点として役立つ。高いポジティブ価（快感）をともなう録音された音楽は，中性あるいはネガティブ価をともなう音楽よりもより強く痛みを減少させる（Roy et al., 2008）。したがって，どの音楽が一定の時間に患者を最も心地よくすることができるかを特定するために，臨床家は患者を個別に査定するべきである。音楽療法臨床家と研究者は，音色が患者の痛みの感覚に与える影響の強さや耐痛限界の程度など，選択した音楽の音響学的特徴を検討する必要がある（Knox et al., 2011）。

一般的なガイドラインは，録音された音楽が使われることが有益であると示している。エビデンスに基づいたものとして一貫性を持たせるためには，音楽家ではない患者たちが強く好む音楽や親しみ深い音楽を自宅から持ち込むことが推奨されるべきであり（Tan et al., 2012），そのように自宅から持ち込んだ音楽は感情のコントロールや耐痛性を向上させることができる（Mitchell & MacDonald, 2006）。訓練された音楽家にとっては，よく知る音楽によるリラックス効果は少ないこともあり，彼らの特別に強い音楽との結びつきがリラックス作用を妨害することもある（Tan et al., 2012）。それゆえ，訓練された音楽家は，必ずしも親しみ深い音楽でなくとも，強く好む音楽から最も高いリラックス効果を得ることがある。Tan らは連続した3つの研究を通して，以下を高いリラックス効果のある音楽の一般的特性として確認した（Tan et al., 2012）。

①1分間におよそ60拍のテンポ
②範囲の定められた強弱の変化
③中程度の音の高さ，中央ドよりも一オクターブ高いド（C5）の周辺
④通常，歌詞や声は含まれない
⑤長調，おもにダイアトニック
⑥旋律的形態が上昇または下降する
⑦シンセサイザーや弦楽器の使用
⑧比較的単純なリズム構造

　ここで述べられるべきことは，すべての人々に一律に特定の音楽が処方できることはなく，特定の音楽によって同じ効果，また予測可能な結果が得られるわけではない，ということである。選択された音楽の個人への影響は，音楽的な特性による要素もあるが，その個人の過去の経験，音楽的な連想，付随する想い出，そして音楽の嗜好にもよる（Thaut & Davis, 1993）。トレーニングされた音楽療法士は，最初に提供された音楽が患者に有益ではない場合，ライブ音楽をより効果的なものとするため，必要に応じてその要素を変容させる技術を持ち備えている。加えて，患者は状況によって音楽に対して異なる受け止め方をする可能性があり，そのため，ある状況ではリラックスすると感じる音楽が，違った状況では苛立たしく気が散るものとして感じることもある。録音された音楽を使用することにつきもののリスクは，時間が経つにつれて起こり得る状況による個人のニーズの変化に合わせて音楽を変容できないことである。録音された音楽が処置前の補助として使われるとき，時間経過の中で起こる患者の経験を訓練されたスタッフが観察し，その患者のニーズにより適切な変容を提供できるようにすることが推奨される。

3. 禁忌

　一定の状況下では，音楽を用いた介入を望まない患者がいる可能性がある。Kwekkeboom（2003）は，処置中に患者がヘッドフォンを使って音楽を聴くことは，医師の声を聞くことができないために不安を増大させ，この音声断絶が痛みの感覚を助長することを発見した。Kwekkeboomの研究の参加者は当時癌と診断され，診断初期の精密検査を受けている成人たちだった。多くの参加者が，医師を待つ間にヘッドフォンを通して録音された音楽を聴くことを何か他に集中するものを与えられたととらえ，助けになると感じた。これに反して，処置中には同一の音楽が医師の声やモニタリング推移が聞こえない状態をつくり出す障害となり，患者たちの助けにはならなかった。Kwekkeboom（2003）は，特にこのような早期治療段階において，患者たちが医療処置から注意をそらすことを望まなかった可能性がある，と仮定した。

第3節　音楽療法と音楽を用いた介入の目的と方法

1. 目的

　音楽療法士は，不安の生まれを経験する，もしくは痛みをともなう医療処置を受ける患者に，様々な感情レベルでの支援，対処についての支援を提供する。意図的な「処置補助としての音楽療法」の利用は，「音楽の使用と療法的関係の様相が健康的な対処を促進し，医療処置を受ける個人の苦痛を減少させる」と定義されている（Ghetti, 2012）。音楽療法士は，音楽，心理学，療法的精神力学の広範囲のトレーニングを経て，患者の処置または外傷性の医療事象の準備，経験，過程の全段階を通した再教育的かつ心理療法的な支援ができる能力を備えている。処置中とその後の患者の支援をしたいと願う医師や看護師を含めた他の医療スタッフは，自身の受けたトレーニングの範囲内で音楽を実用的な補助として利用することができるであろう。例えば，医師や看護師は，録音された音楽を，患者をリラックスさせるため，環境騒音をカバーするため，そして医療現場において心地よく親しみやすい感覚をつくり出すために利用することが可能であろう。

2. 方法

　以下は，臨床上の処置補助としての音楽療法利用のために選択された手法の簡潔な説明である。一般に，医師や看護師が音楽鑑賞の介入を使った音楽的補助によるリラクゼーションを提供することは有限である一方，通常，音楽療法士はこの中で記述されたすべての手法を持ち備えている。

（1）音楽補助によるリラクゼーション

　様々な形でのライブ音楽や録音された音楽は，処置や手術前，その最中，そしてそ

の後のリラクゼーション促進と不安減少を目的に利用することができる。音楽補助によるリラクゼーション（Music-assisted relaxation: MAR）は，意図的に音楽を用い，生理的覚醒を減少させ，リラクゼーションへの反応を促進する要素を含んでいる。興奮を抑え人を落ち着かせる特性を持った音楽は，患者の呼吸速度や一般的な覚醒レベルに合わせることが可能であり，その音楽を徐々にゆっくりとした速さ，和らいだ旋律，より複雑さの少ないリズムや和声の動きへと変化させることができる。ゆえに，「同調化」が供給されるとき，音楽療法士は音楽を患者の呼吸速度や他の生理学的要因に同期化させ，その後で鎮静効果を促進する方向に音楽的要素を変容するのである。療法士は，唄うこと，もしくは口頭での合図を使うことによって深い呼吸法や段階的筋弛緩法を支援し，イメージ法の経験を促進することもできる（Bishop et al., 1996）。生理的覚醒の軽減促進を目的とした音楽の使用は，筋肉の緊張を減少させることで痛みの感知を縮小することができる。リラクゼーションのための音楽を患者のために選択する，もしくは音楽選択について患者にアドバイスを与える臨床家は，「音楽選択のための考察」のセクションにあげられている，Tanら（2012）のリラクゼーション音楽のガイドラインを利用できるであろう。ライブ音楽，録音された音楽のどちらが使われるか，臨床家はその音楽が患者のニーズを援助することを確実にするために，患者の行動と情動反応を欠かさず査定する必要がある。

(2) 音楽ベースのイメージ法

音楽ベースのイメージ法（Music-based imagery: MBI）は，音楽補助によるリラクゼーションの形の1つで，音楽療法士は，患者が最も好む「安全でリラックスできる場所」を心に思い浮かべることをうながすための口頭による導きを行う（Tan et al., 2010）。音楽療法士は，患者の呼吸を整えるため，そして患者のリラックス体験の吸収力を高めるために，リラクゼーションのイメージを促進する即興音楽，そして唄うことあるいは口頭による合図を用いる。

(3) 代替エンゲージメントとしての音楽

代替エンゲージメント（Music as Alternate Engagement: MAE，精神的なつながりを持つことの代替）は，様々なライブ音楽を用いた介入であり，枠組みのある音楽鑑賞など中程度に受動的な手法から，療法的な楽器演奏や即興など完全に能動的なものに及ぶ。MAEの目的は，「患者の痛みや不安煽動となる刺激への意識を縮小し，音楽刺激と療法士との能動的なエンゲージメントを誘因，構築することである」（Ghetti, 2012）。多様な音楽的かつ療法的な技術を通して，療法士は患者が意識を音楽に集中させることを補助する。MAEを行う間，療法士は，手短に医療処置を済ませることを欲する患者，医療関係者と話すことを強く欲する患者を，徐々に音楽を通した相互交流へと向け直す形で支援できる。患者は，処置に影響のない範囲内で希望に応じて，能動的な音楽づくりを通した相互交流の中で，精神的なつながりを持つこ

とを促進される。したがって、患者は MAE の間に療法士とともに好きな歌を唄うことや楽器を奏でることがある。音楽療法士は患者の音楽嗜好，物事への対処の傾向，そして精神療法的なニーズを取り入れ，音楽療法の過程の中で最大限に患者との精神的な結びつきが持てるアプローチとなるよう努める。

(4) インテグレーション

インテグレーション（Integration，統合，一体化すること）は MAE の代替として利用される，処置や痛みの経験に関連した体内感覚への意識集中を促進するものである。患者は，自身の呼吸，心拍数，情動経験，感覚を意識することを支援され，その後，音楽を通して感情表出を解放することで，それらの要素を外に向かわせる（Loewy et al., 1997）。例えば，やけどのドレッシング（ガーゼなど傷を保護するもの）の交換など痛みをともなう処置を繰り返し経験する患者は，ドレッシング交換の痛みの内的体験と感覚を深い吸入時に統合させるよううながされ，その後パーカッションをたたき発散させながら痛みの経験を十分に表現するという，外面化した行動に移す。このように，MAE が内的経験から注意をそらすことに貢献するのに対し，インテグレーションは集中することに重点を置き，それから痛みを解放する（Loewy et al., 1997）。インテグレーションを通して患者は，感覚的，そして感情的な痛みの要素について，またそのような要因が互いにどう影響するのかについて，多角的な痛みの経験にからより高い自覚を得る（Ghetti, 2012）。自身の痛みに対する複雑な反応や不安をよりよく理解している患者は，より強い自己コントロール感覚を持っていることがあり，それゆえに，痛みの経験を統合するために音楽を用いることが代替刺激に焦点を当てる方法よりもより力強い方略を与えることがある（Tuden, 2001）。インテグレーションの音楽的な過程を患者のニーズの変化に繊細に合わせるために，この手法には臨床的即興音楽が必須である。同様に，この手法では，療法的関係は音楽を用いるのと同等に重要である，ゆえに，インテグレーションをうまく実地するためには精神療法的に訓練された音楽療法士が必要である。

第4節　音楽療法の医的診断と音楽ベースの介入

1. 生理的パラメータ

生理的パラメータによる継続観察が可能な場合，心拍数，呼吸速度，酸素飽和度，血圧の計測を通して患者の不安と痛みのレベルを洞察することができる。Bradt と Dileo（2009）は，生理的パラメータの利用を，患者の医療処置前と最中の不安レベルの指標の一部として推奨している。もし医療処理中に，心拍数，呼吸速度，血圧の増加がみられる患者が音楽ベースの介入を受けているのなら，パラメータ上に有益な変化があることを目標に音楽の介入は変容する，もしくは中止することができる。音

楽療法の研究の中で，生理的結果の測定において心拍変動の利用への興味は高まってきているが，多くの研究でそのような測定は少数に留まり，結論はまだ描かれるに至っていない。

2. 自己報告による測定

大人と8歳以上の子どもの痛みのレベルは，数値評価スケール（Numeric Rating Scale: 痛みの強度を0～10の数字で自己申告するもの），もしくはWong-Baker FACES Pain Rating Scale（Wong & Whaley, 1986）とよばれる，視覚的アナログスケール（VAS）（第26章 図26-2 p.248参照）を使って査定することができる。不安感情の査定には，視覚的アナログスケール，数値評価スケール（NRS），そして状態-特性不安検査（State-Trait Anxiety Inventory: STAI）を利用することができる。ネガティブとポジティブな情動状態はPANAS（Positive and Negative Affect Schedule, Watson et al., 1988）によって測定することができる。

3. 施設の評価

病院の管理者たちがたびたび患者の満足度のスコアを重要と考えるのは，患者の満足度の評価の高さが，よりランキングの高い競争力ある施設へと成長することに貢献できるからである。音楽ベース介入を用いる臨床家と研究家は，患者の満足度を測り，そしてその介入が提供されることによる対費用効果を算出することを考慮する必要がある。

Walworth（2005）は，CTスキャン，心エコーなどを含む非侵襲性の医療処置を受ける小児科患者のための，音楽療法による対費用効果のエビデンスを提供している。大人に対する医療処置補助としての，また，非侵襲性処置のための音楽療法の対費用効果算出についての研究は未だ入手できないのが現状である。

第5節　留意点と創意

1. 量的効果

医療処置のための音楽ベース介入の利用について，いくつかのコクラン・レビューの結果は，最適の治療頻度と持続時間については特定していない（Bradt & Dileo, 2009; Bradt et al., 2011）。手術前から手術日にまで延長され連続した音楽療法の介入は，単独のセッションより大きな利益をもたらすことができる。術前不安のためへの音楽療法の介入についてのコクラン・レビューの中で，Bradtら（2013）は，少数の研究が複数回の音楽介入が単独介入に比べて高いレベルの不安減少を示していることを発見した。それはおそらく，患者が複数回の音楽介入を受けるとき，彼等はリラク

ゼーションの方法を反復して実行し，効果を最大限にすることができるからであろう。同様に，複数回の音楽療法セッションは療法士と患者の療法的関係の構築を助け，患者の満足度と感情的な恩恵に前向きな影響を与えるだろう。将来の研究では，処置頻度の効果への影響と，処置の長さやタイミングが結果にどう影響するかを考察する必要がある。

2. 実地（導入）についての考察

　音楽療法や音楽ベースの介入が外科的処置の行われる日に用いられる際，それは手術前の入院や精密検査などの過程が終了した後に始められるべきであり，手術の時間まで継続されるべきである（Pittman & Kridli, 2011）。もし患者の好みの音楽が使われるなら，患者は介入前のリラクゼーションのために使用するものとして，親しみ深い好みの音楽を自宅から持ってくることを勧められるべきである（Pittman & Kridli, 2011）。トレーニングされたスタッフはイヤホン・ヘッドフォンが快適であるか，選択された音楽すべてにおいて音量が比較的一定であるかを確かめる必要がある。処置前に音楽を聴く患者は，処置中に音楽を聴き続けるか止めるかの選択肢を与えられ，たとえ音楽を使わない選択をしても，患者の物事への対処方法の選択は尊重されるべきである（Kwekkeboom, 2003）。処置中の補助として音楽療法を提供することを計画する音楽療法士は，信頼関係を築くために処置前に患者に会い，音楽の嗜好，対処方法，性格などを査定（アセスメント）する必要がある（Loewy et al., 1997）。

3. スタッフへの影響

　手術中の共有空間での音楽利用についてのスタッフの意識調査では，音楽はスタッフ間でのコミュニケーションに悪影響があり，職務への注意の妨げになる，もしくは重要なアラーム音などが聞こえなくなる可能性があると多くの医療スタッフが考えていることが示されている（Moris & Linos, 2013）。いくつかの研究の調査した MorisとLinos（2013）は，外科医以外の多くの医療チームメンバーが，手術室の共有空間での音楽使用を集中の妨げになると考えている，という結論を出した。麻酔医がそのような音楽は特に邪魔になると感じるのに対し，外科医は手術室共有空間での音楽を評価しているようである。共有空間での音楽は，障害とならない限りは外科医の仕事効率を上げ，生理的反応を減少させることができる（Moris & Linos, 2013）。したがって，一定のタイプの音楽が外科医の仕事効率を上げる一方，そのような音楽は麻酔医や他の医療スタッフ，そして鎮静状態の患者に不利益になることがある。手術室の共有空間での音楽使用は注意深く考慮されるべきであり，すべての関係者に対する影響は綿密に観察されるべきである。

第6節　医療処置へのエビデンスベースが補助する音楽療法と音楽介入方法

　現段階では少数の音楽療法研究資料しかないことから，意味を持った統計学的比較は不可能であり，音楽療法と音楽を聴く介入方法の効果を有意的に比較するのは難しい（Bradt et al., 2011）。手術と医療処置を受ける患者への音楽の影響の研究の大半が音楽鑑賞を唯一の治療介入として用いてきたのは，実施することの容易さからではないだろうか。

1. 音楽鑑賞という介入方法

　Cepedaら（2006）は，医療現場における大人と子どもの鎮痛を目的とした音楽鑑賞の介入について，51のランダム化比較試験のコクラン・レビューを行った。そこに言語制限はなかったが，それらが「複合プロトコル」と分類されていたために音楽療法の介入は除外されていた。51の研究のうち28は，大腸内視鏡検査と砕石術を含む診断上もしくは治療上の処置中の痛みについての調査で，うち14が痛みと術後の鎮痛剤の必要性の査定であった。メタ分析の結果，31の研究にわたって疼痛の減少が測定され，研究者あるいは患者の選択した音楽いずれにおいても同様の影響がみられた。音楽鑑賞を与えられた患者は，70％より高い確立で，少なくとも50％の疼痛緩和があった。手術中と術後の痛みが小さかったと測定した多くの研究を通して，Cepedaらは，音楽鑑賞の介入を受けた患者はオピオイドの必要性が減少し処置中のオピオイドの使用量がより少ない傾向があり，術後2時間のモルヒネの使用量は18％少なく，術後24時間のモルヒネ使用量は15％少ないことを発見した。Cepedaら（2006）は，音楽鑑賞の介入は，痛みの強さを減少させ，少なくとも50％の疼痛緩和を経験した患者を増加させ，術後のオピオイドの使用を減少させると結論づけた。Cepedaら（2006）は，患者のニーズの変化にその場で機敏に反応し対応できる臨床家を取り入れた音楽療法のような処置法（治療法）は，痛みの結果に「相乗効果」をもたらすことができると認めている。この著者たちは，音楽ベースの介入と音楽療法は術中とその後の疼痛のための一次的な治療方法とはみなされないが，そのような介入方法は対費用効果が高く安全な方法として最適な結果へと働きかけるものであると結果づけた（Cepeda et al., 2006）。

　音楽ベースの介入の効果は，大人の外科手術患者の術前不安においての音楽鑑賞プロトコルは，最近のコクラン・レビューによる分析でも支持されている（Bradt et al., 2013）。総計2051人の参加者，26のメタ分析研究において，外科的処置前の音楽鑑賞セッションの統計的に有意な不安の減少が論証されている（STAIにおいて5.72ユニット，他の標準化された不安測定において0.60標準化ユニット）（Bradt et al., 2013)。一貫したパターン，また，生理的測定において系統立った影響はみられなかった。Bradt ら（2013）は，「音楽の介入は，手術前の不安の低減において鎮痛剤と抗不安剤の実行可能な代替として提供できるかもしれない」と推論し，これは過去のメタ分析と一致している（Dileo & Bradt, 2005）。Pittman と Kridli（2011）による統合的な審査の結果は，STAI によって測定された音楽鑑賞介入を受けた大人の外科的処置時における不安認知の低減と類似していた。

手術中に音楽ベース介入を用いた研究は（手術前，手術後の音楽の介入に比較して）最も少ない。手術中の音楽利用は，不安低減，手術室の騒音遮蔽，処置時間の減少，鎮痛剤や麻酔剤の必要量縮小に貢献することができる（Gooding et al., 2012; Rudin et al., 2007）。

2. 複合音楽療法介入方法

確実に苦痛をともない不安を生む医療処置においては，処置の様々な過程での患者のニーズに適切に対処するために，複数の手法を使うことが必要であろう。例えば，重いやけどを経験した患者のケースでは，処置段階の変化に応じて，受動的と能動的音楽療法の手法を使用することを過去の研究は支持している（Tan et al., 2010）。音楽ベースのイメージ法などの音楽療法士による受動的手法を用いたセッションはドレッシング交換の前と後に使われ，その一方で，相互関係をうながす音楽は代替エンゲージメントとしてドレッシングの交換中に使用されている。MBI はドレッシング交換前の疼痛を低減させたが，不安低下には至らなかった（Tan et al., 2010）。ここで最も注目すべき点は，最も苦痛をともなうドレッシングの交換中に MAE を使った音楽療法が有意に疼痛と筋緊張を低減させたことである。

3. 勧告

音楽療法と音楽ベース介入の，手術，医療処置，医療検査における利用についての研究継続が強く必要とされる。中でも，十分な統計的検出，厳密なランダム化，割り付けの隠匿の利用，（適切な場合において）査定者の盲検の包括を可能とする，より大きなサンプル量を含むランダム化臨床試験が必要とされている。音楽療法研究者は，方法論的な質の反復と適切なアセスメントを可能にするために，使用される音楽，実施の介入手順とそれらの特定の方法について十分に記述する必要がある。さらには，同調化，同質の原理，そして音楽を感情表現のコンテナとしての役割を提供することを含めた，音楽療法分野特有の療法的なメカニズムについて検証するより多くの研究が必要である（Ghetti, 2012）。それらの重要なメカニズムについてより深い理解を有する音楽療法士と医療的音楽の施術者が，処置上の補助のために，いつ，誰にために，どのような事例の中で一定の種類の手法を用いるかを特定できることが最も

効果的となるであろう（Ghetti, 2012）。

第7節　まとめ

　音楽療法士，医師，看護師，そして他の多職種チームのメンバーは，医療処置を受ける患者に最も高いレベルのケアを保証するために，協力し合って働いている。多分野にまたがるコミュニケーションと協力は，患者の入院期間のすべての段階においての音楽の療法的可能性を確実にして最大限に高める。看護師や医師が音楽鑑賞を通した音楽補助によるリラクゼーションの提供をすることが，費用効率の高い合理化された手法となるときが来るであろう。その一方，患者のニーズを満たすために，広く深いトレーニングを受けた音楽療法士の持つ柔軟性こそが，複雑な医療と心理療法における患者のニーズを満たす特定の状況もあるだろう。自身が受けたトレーニングの領域内で従事する臨床家こそが，人々を力づけ人間味あるケアを提供するために倫理上健全なサービスを提供することができるのである。

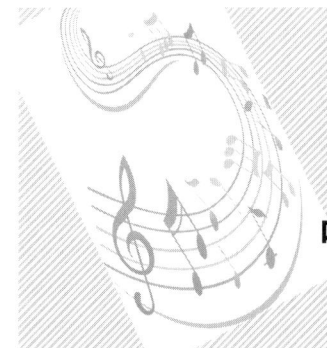

第25章 呼吸器疾患患者

福田正悟

第1節　慢性呼吸器疾患の特徴

呼吸器疾患は急性期と慢性期の2つに大きく分けることができる。呼吸リハビリテーションが治療に関与するのは，慢性期の呼吸器疾患，特に慢性呼吸不全をともなう場合が主体となる。多くはタバコの煙や有害ガス，粉粒子などの長期間吸入で生じた慢性気管支炎，肺気腫などのCOPD（慢性閉塞性肺疾患），また，原因不明も多くあるが同様に粉粒子や有害ガスの吸入や膠原病などにて生じた肺線維症，さらに肺結核の後遺症で慢性呼吸不全が加齢にともない増悪して生じる場合などである。これらは呼吸機能的に拘束性と閉塞性の2つに分別される。

1．拘束性

肺活量を年齢・性別での標準値の肺活量で割った商を％肺活量（％VC）というが，これが80％以下になったものが拘束性肺疾患となる。

拘束性肺疾患は肺胞壁の間質部に炎症が繰り返され肺全体が縮小して固くなり弾力性が低下した肺線維症，肺コンプライアンスの低下した肺水腫，肺容量の低下した肺結核後遺症が代表的3疾患である。

2．閉塞性

1秒間に呼出される量を肺活量で割った商を1秒率（FEV1.0％）というが，これが70％以下になったものが閉塞性肺疾患となる。

閉塞性肺疾患は肺の肺胞や呼吸細気管支が破壊され弾性収縮力が低下し，肺が大きく膨らんだ状態となった肺気腫と末梢気道の痰や炎症による狭窄を認める慢性気管支炎が代表的な慢性閉塞性肺疾患（Chronic Obstructive Pulmonary Disease: COPD）である。肺気腫，慢性気管支炎は病理形態学的な咳・痰などの症候をもとにした病名

であり，これらに呼吸機能検査を用い，呼吸生理学的に定義した病名を COPD というため，臨床現場では COPD，肺気腫，慢性気管支炎は区別せずに用いられるのが現状である。

COPD は 2013 年 4 月にガイドライン改正があり第 4 版となった。定義の変更が行われ以下の通りとなった。

COPD の定義

「タバコ煙を主体とする有害物質を長期に吸入曝露することで生じた肺の炎症性疾患である。呼吸機能検査で正常に復することのない気流閉塞を示す。気流閉塞は末梢気道病変と気腫性病変がさまざまな割合で複合的に作用することにより起こり，通常は進行性である。臨床的には徐々の生じる労作時の呼吸困難や慢性の咳，痰を特徴とするが，これらの症状に乏しいこともある」(日本呼吸器学会，2013)

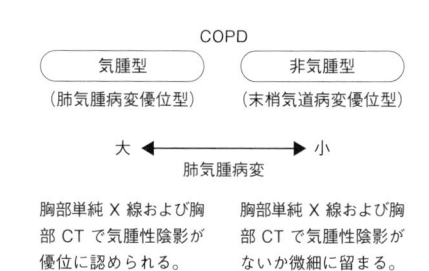

COPD
気腫型（肺気腫病変優位型） 非気腫型（末梢気道病変優位型）
大 ←肺気腫病変→ 小

胸部単純 X 線および胸部 CT で気腫性陰影が優位に認められる。　　胸部単純 X 線および胸部 CT で気腫性陰影がないか微細に留まる。

● 図 25-1　COPD の病型

第 2 節　医学的音楽療法の適応

先に述べたように，呼吸リハビリテーションとして効果的な呼吸器疾患は慢性呼吸不全を伴う慢性期呼吸器疾患である。急性期呼吸器疾患の多くは感染症と好酸球性肺炎などのアレルギー性疾患であり，抗菌剤やステロイド剤，抗アレルギー剤の投与が初期から必要となり，呼吸リハビリテーションとしては排痰が中心となるため，音楽療法としてはこのような急性期に関与することは難しく，また呼吸困難を増長する可能性もあり行うべきでない。また病状のコントロール目的での気管支喘息の場合も現在ガイドラインが 2012 年版に出ており，吸入ステロイド剤でほぼコントロールが可能であり，安定期は別として　急性増悪期には行うべきでないと思われる。音楽療法は慢性期呼吸不全の呼吸困難感の改善に効果を求める治療法として考えるべきである (Lord et al., 2010)。

> **音楽療法の対象となる呼吸器疾患**
> ① COPD
> ② 肺線維症
> ③ 肺結核後遺症
> ④ 気管支喘息の安定期や慢性呼吸不全をともなう痰の比較的少ないその他の慢性呼吸器疾患

第3節　医学的音楽療法の目的と方法

　慢性呼吸不全を伴う呼吸器疾患患者に対しての音楽療法の目的は呼吸困難感の軽減であり，QOL，ADL の改善である（Engen, 2006; Brooks et al., 2003）。
音楽療法には音楽を聴いて行う受動的音楽療法と，自分で楽器や歌唱を行う能動的音楽療法とがある。
　受動的音楽療法には，CDやレコードからの音楽を聞きながら歩行訓練や筋力トレーニングなどの呼吸リハビリテーションを行う方法（Pfister et al., 1998; Liu et al., 2008），患者個人あるいは患者集団に音楽療法士がプログラムを創作し，ピアノなどの生演奏を行う方法などがある（Engen, 2006; Brooks et al., 2003）。いずれも息切れ，精神的うつの改善する目的で行い，良好な結果を出している（McBride et al., 1999; Wong et al., 2001）。
　能動的音楽療法は，慢性呼吸不全の呼吸器疾患患者にとって，横隔膜を含め呼吸関連筋群や胸郭（肋骨を含め）の可動域の拡大により，換気量，肺活量の増加を目的とする呼吸リハビリテーションである。つまり，能動的音楽療法そのものが呼吸リハビリテーションになるということである（Proctor, 1980）。
　フルートやトランペットなどの本格的な楽器は慢性呼吸器疾患患者，特にCOPDでは残気量が多く，有効な肺活量が少なく，口元の口腔内圧が上がりすぎて適度な口腔内圧以上となり，苦しくて吹けず練習困難にすぐなるため，患者の呼吸機能に合せて無理なく吹ける呼気のみのリードを持つクワイヤホーンを使用しての練習は患者個々の病状に合わせて良好な練習方法と思われる。
　ハーモニカも練習に使用する楽器の1つではあるが，慢性呼吸不全の呼吸器疾患患者は高齢者が多く，我々の経験では吹く吸うの手技がうまくできず，呼吸苦が強く継続困難でよい結果は出ていない。
　練習は選曲，呼吸比，リズム，音域を音楽療法士と主治医が患者の呼吸機能，病状からカンファレンスを行って決定することから始めることが大切である。我々は豊郷病院呼吸リハビリセンターのCOPD患者9名と健康成人3名で呼吸比，リズムを検

● 表 25-1　対象症例 COPD 患者 9 名および健康成人 3 名

		年齢（歳）	身長（cm）	体重（kg）	BMI	%FEV1.0
NO 1	COPD	67	162	62	23.6	40.5
NO 2	COPD	81	162	45	17.1	25.3
NO 3	COPD	67	162	45	17.1	26.7
NO 4	COPD	78	159	37	14.6	32.0
NO 5	COPD	73	157	42	17.0	26.0
NO 6	COPD	71	168	55	19.5	48.0
NO 7	COPD	74	156	56	23.0	86.8
NO 8	COPD	71	164	59	21.9	51.1
NO 9	COPD	82	155	36	23.3	20.1
NO 10	健康成人	35	166	63	22.9	91.0
NO 11	健康成人	52	164	58	21.6	120.0
NO 12	健康成人	50	161	55	21.2	128.0

対象 COPD 患者　男性 9 名
　　　　　　　　平均年齢 73, 78 歳

対象健康成人　　男性 2 名
　　　　　　　　女性 1 名

COPD 病期分類　Ⅰ期 1 名
　　　　　　　　Ⅱ期 1 名
　　　　　　　　Ⅲ期 3 名
　　　　　　　　Ⅳ期 4 名

討した（表 25-1）。

　クワイヤホーンでの呼吸比（呼気時間：吸気時間）は呼気時間が長いほうがゆっくりリード圧が末梢気道に陽圧としてかかり末梢気道が開くため，口すぼめ呼吸と同程度の圧で楽に吹くことができる。

　また，歌唱の呼吸比は歌詞によるが，我々は童謡歌（うさぎとかめ）を中心に行っていたため，固定リズム 60／分で 7：1 が適した呼吸比となった。歌唱は固定リズムで呼吸比は呼気時間が比較的長いものを選択したほうがよいと思われる。（図 25-2, 図 25-3）

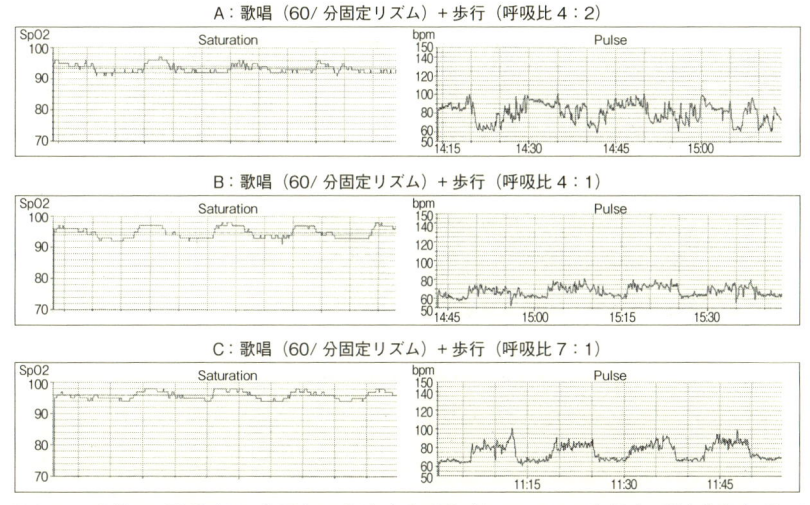

● 図 25-2　症例 1　歌唱（60/ 分固定リズム）と各呼吸パターンによる歩行時の酸素飽和度（SpO$_2$）および息切れ度

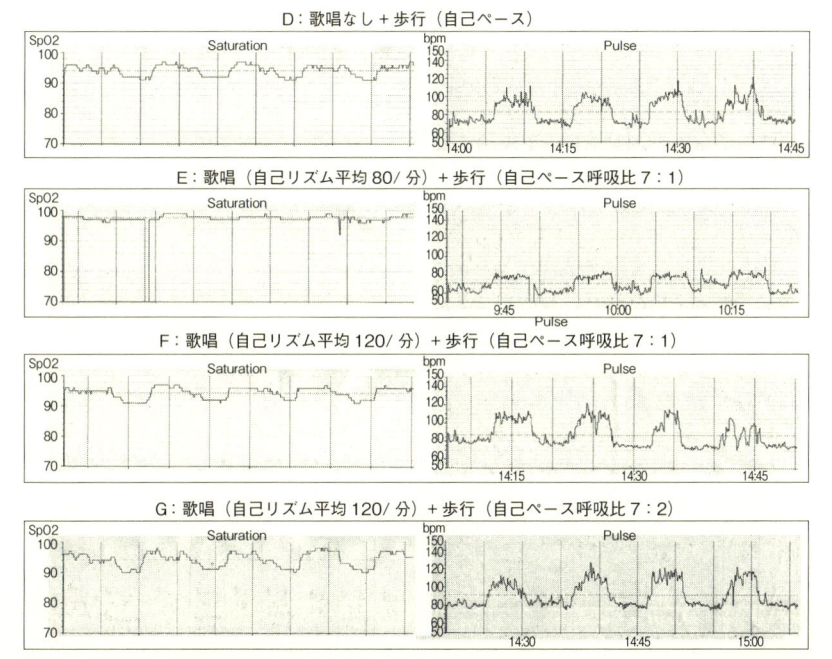

● 図 25-3　症例 1　歌唱なし，歌唱（自己リズム）ありと各呼吸パターンによる歩行時の酸素飽和度および息切れ度

症例1は％FEV1.0（％1秒量）が40.5％の中等症のCOPD患者であるが，図25-2，図25-3で示すように自己のリズムに任せるとペースが速くなる傾向にあり，酸素飽和度，心拍数とも固定リズム60/分呼吸比7：1で行ったほうが安定した結果であった．

楽器の訓練ではクワイヤホーンによる訓練は効果的ではあるが，楽器がない環境で口唇の形状と発声でその代用ができないかを同様のCOPD患者9名と健康成人3名で検討した．歌唱は（うさぎとかめ），前期歌唱訓練3か月間（呼吸比7：1），クワイヤホーン訓練2か月間（呼吸比3：1）後期歌唱訓練3か月間（呼吸比7：1）で行った．

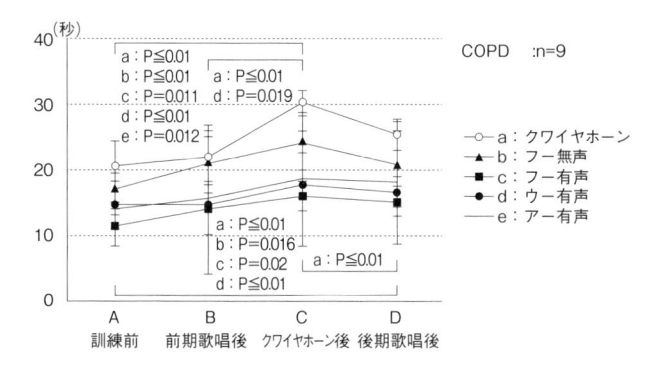

● 図25-4　COPD患者9名の歌唱（前期・後期），クワイヤホーン訓練後のクワイヤホーン，無声，有声での呼気時間測定値の比較

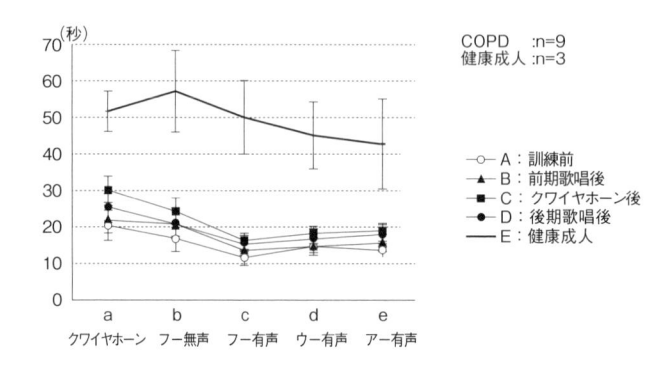

● 図25-5　COPD患者9名と健康成人3名の歌唱（前期・後期），クワイヤホーン訓練後のクワイヤホーン，無声，有声での呼気時間測定値の比較

このように呼気時に一定抵抗をかけたほうがより呼気時間を延ばすことができ，訓練を有効に行うことができた。どの程度の呼気抵抗かは患者個々の肺機能により主治医と音楽療法士による検討が必要である。

歌詞の語数や呼吸比などの呼吸パターンだけでなく開始音域の関係も慢性呼吸不全の呼吸器疾患患者にとって検討が必要である。（図 25 - 6，図 25 - 7，図 25 - 8）

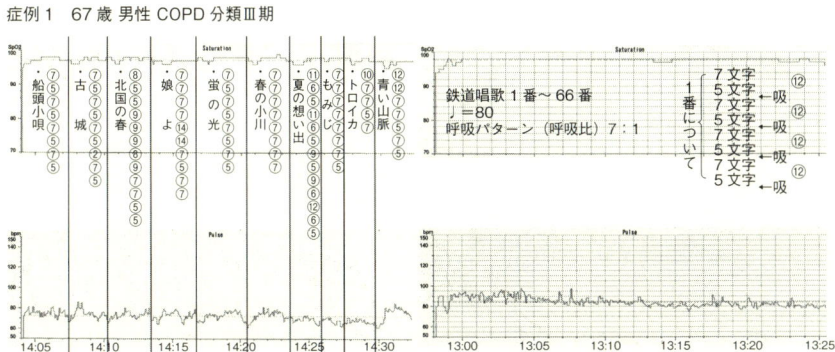

● 図 25-6　歌詞の語数と呼吸パターンにおける酸素飽和度（SpO_2）への影響

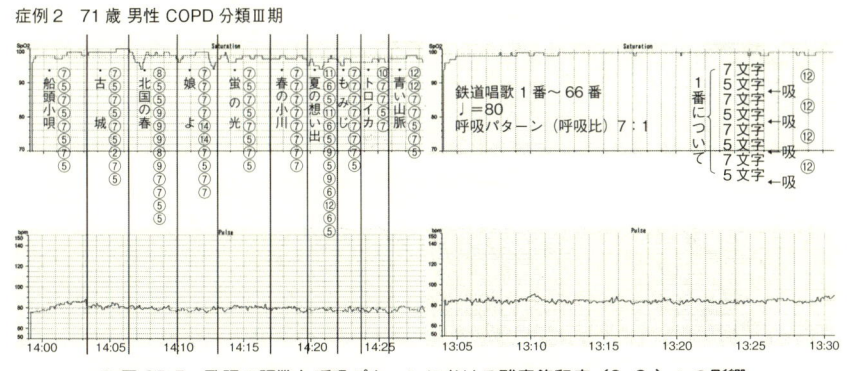

● 図 25-7　歌詞の語数と呼吸パターンにおける酸素飽和度（SpO_2）への影響

67歳 男性 COPD 病気分類 Ⅳ期

月日	10月13日			10月20日			10月27日		
状態	静止	立位歌唱	静止	静止	歌唱＋足踏	静止	静止	歌唱＋歩行	静止
	5分	6分	5分	5分	6分	5分	5分	6分	5分
SpO2	99.24	99.00	99.17	99.03	97.61	99.06	99.35	95.73	
HR	86.28	90.16	84.41	88.09	99.14	90.40	93.16	100.08	

開始音（楽音）

71歳 男性 COPD 病気分類 Ⅲ期

月日	7月7日			8月1日			8月28日		
状態	静止	立位歌唱	静止	静止	歌唱＋足踏	静止	静止	歌唱＋歩行	静止
	5分	6分	5分	5分	6分	5分	5分	6分	5分
SpO2	88.69	88.32	89.92	88.36	79.76	87.54	90.66	80.23	83.70
HR	81.53	100.89	90.66	95.36	105.13	96.75	94.33	109.94	98.71

開始音（楽音）

74歳 男性 COPD 病気分類 Ⅱ期

月日	7月24日			8月18日			9月8日		
状態	静止	立位歌唱	静止	静止	歌唱＋足踏	静止	静止	歌唱＋歩行	静止
	5分	6分	5分	5分	6分	5分	5分	6分	5分
SpO2	97.42	96.49	97.25	97.00	93.55	97.30	96.13	88.24	95.00
HR	69.10	73.79	73.85	68.83	55.15	70.40	63.58	76.05	65.41

開始音（楽音）

◐ 図25-8　COPD 病期分類

　我々は中等症 COPD 1 例（Ⅱ期），重症 COPD 2 例（Ⅲ期，Ⅳ期）で呼吸比 7：1，1分間80のリズムで歌詞の語数，SpO2（酸素飽和度）の変化を測定検討した。結果は七五調での息つぎが一番変動が少なく，開始音域も普通より 1～2 音下げて行うほうが良好な結果を得た。

　このように患者個人に合った歌詞や音域も音楽療法士により検討して音楽療法は実施しなければならない。

第4節　医学的音楽療法の評価方法

音楽療法の評価では，音楽療法前後で①自覚症状の改善，②運動能力の改善，③呼吸生理機能の改善を評価する必要がある。

> ①自覚症状の改善として精神心理検査，STAI（State Trait Anxiety Inventory），SDS（Self-rating Depression Scale），SGRQ（St.George's Respiratory Questionnaire），FS-36（Medical Outcomes Study 36-item Short Form Health Survey），ADL（Activities of Daily Living），QOL（Quality Of Life）など（Brooks et al., 2003）
> ②運動能力の改善として歩行距離測定，呼吸困難感（Volg scale），MRC（Medical Research Council）息切れスケール，6MD（6minutes walk distance：6分間歩行試験），SWT（Shuttle Walking Test）など（Liu et al., 2008）
> ③呼吸生理機能改善として，肺機能検査，呼吸筋力測定，酸素飽和度，心拍数の測定（Pfister et al., 1998）

以上は学会発表時には必要な検査であるが，我々は音楽療法前後の呼気時間測定と歌唱，演奏の遂行度の追加を行っている。

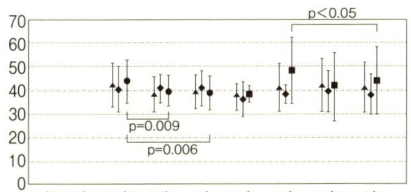

● 図25-9　SDS

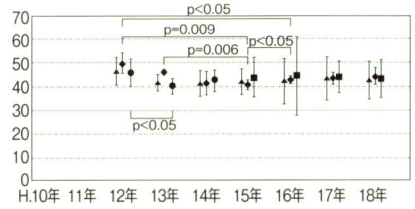

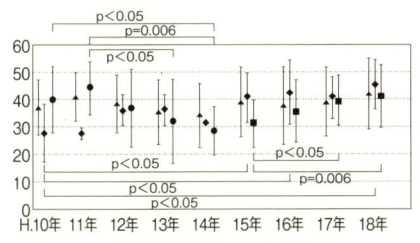

● 図25-10　STAI

● 図25-11　ADL

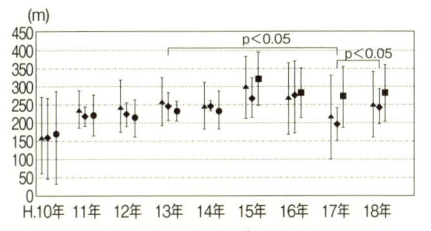

● 図25-12　6MD

◐ 図 25-13　VC（肺活量）

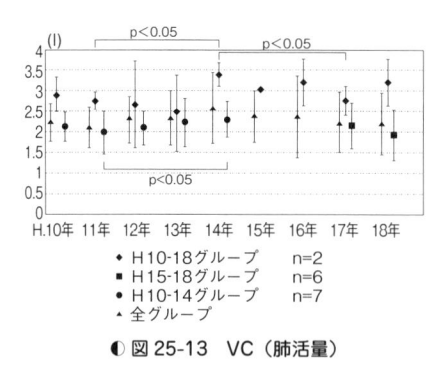

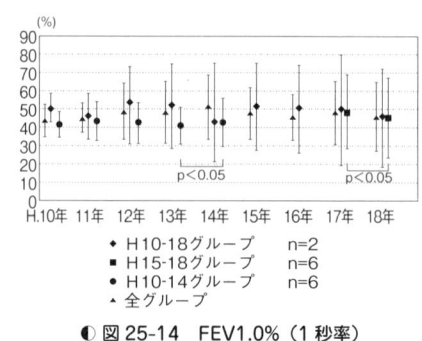

◐ 図 25-14　FEV1.0%（1秒率）

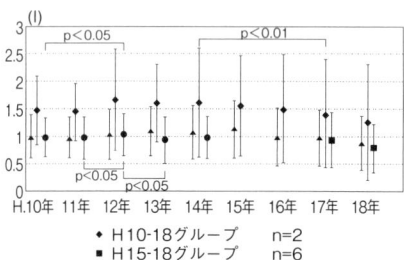

◐ 図 25-15　FEV1.0（1秒量）

第5節　医学的音楽療法の実施上の留意点，工夫

　慢性呼吸不全をともなう慢性呼吸器疾患の患者は，突然の呼吸苦が発生する場合がある。特に気胸合併はいつ生じてもおかしくない。気胸とは気腫肺が破れて患側肺が虚脱しつぶれて息がしにくくなる病態であり，緊急に脱気が必要となる。救急処置しなければ死に至ることもあり，十分注意が必要である。次に，呼気吸気の流速が刺激となり，生じる気管支喘息発作である。軽い場合は呼吸法で対応できても発作が増悪するようなら，投薬が必要となる。いずれの場合も音楽療法実施中には，いつでも医師が対応できる環境といつでも酸素投与できる酸素配管装置のある場でのリハビリテーションでなければならない。

第6節　医学的音楽療法のエビデンス

　日本では現在，呼吸リハビリテーションは日本呼吸器学会，日本呼吸ケア・リハビリテーション学会，日本理学療法士協会の3学会でガイドラインが出てい

る。理学療法は世界的にエビデンスは確立しているが，音楽療法はエビデンスが明らかではなく，邦内では症例報告の域を出ていない程度の研究であり，ACCP（American College of Chest Physicians）と AACVPR（American Association of Cardiovascular Pulmonary Rehabilitation）が Evidence-based medicine から評価しているがまだ，「エビデンスレベルがC：科学的データなし」である。海外文献も2000年頃から出てきてはいるが，pilot study であり（Brooks et al., 2003; Marlene et al., 1999），大規模なスタディはない状況である。ただこの数年 pilot study が多く出てきており，我々の少ない症例研究でも同様の効果を認めており，音楽療法は慢性呼吸器疾患の呼吸リハビリテーションの1つとして有効な手段であると思われる。

第26章

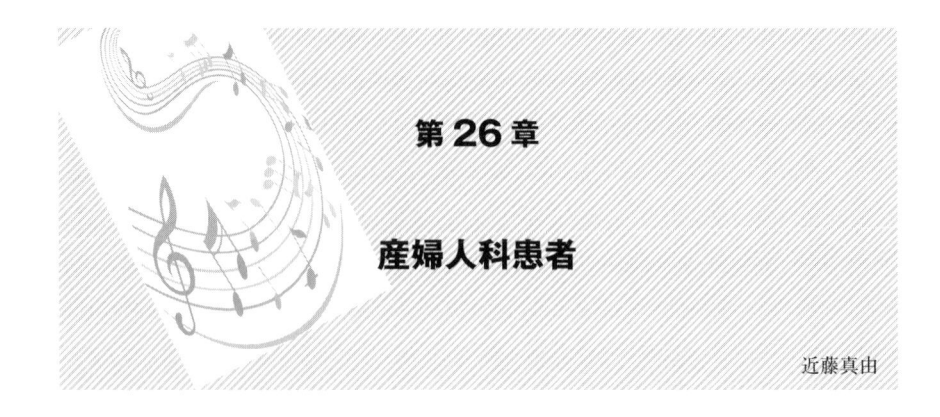

産婦人科患者

近藤真由

第1節　はじめに

　古くより，音楽は，胎教として用いられてきた。現代でも，胎教によいとされるCDが売られていたり，モーツァルトが胎教によいなどといわれるため，胎教を意識して音楽を聴く妊婦も多いのではないか。

　このように，産婦人科領域の音楽療法といえば，まず最初に胎教として用いられる音楽聴取を思い浮かべる人も多いと思われる。しかし，実際に，産婦人科領域で行われる音楽療法は，妊婦に限られたわけではない。そこで，まずは，産婦人科領域の説明から始めたい。

第2節　産婦人科領域およびその対象について

1．産婦人科とは

　産婦人科は，その専門領域によって，大きく「産科」と「婦人科」の部門に分けられている。

(1) 産科領域

　産科では，主に妊娠，出産に関するものが扱われる。妊娠を確定させる診断に始まり，胎児の発育のチェック，母体の健康管理も含め，妊娠期間中は，外来にて定期的な検診を行う。そして，妊娠40週前後で多くの妊婦が出産に至るが，通常の分娩だけではなく，無痛（和痛）分娩などの計画分娩なども行われている。また，外科的に胎児を取り出す帝王切開術なども行われている。さらに，産後の内分泌の急激な変化によって，また，家族構成，役割が変わるなどの環境の変化によって抑うつ状態となるマタニティ・ブルーや産後うつ病なども対象となる。この他には，切迫流産や切迫早産，合併症妊娠などの治療や，人工妊娠中絶などの手術も行われている。

(2) 婦人科領域

　婦人科では，子宮筋腫や子宮頸癌，子宮体癌，卵巣嚢腫，卵巣癌など，女性生殖器の腫瘍性疾患に関する治療が行われる。この他には，月経困難症や月経前緊張症などの月経にまつわるものや，性行為感染症，不妊症，不育症，更年期障害など，直接，生命には関わらないが，女性のQOL（Quality of Life）に影響を与えるような疾患に対する治療も行っている。

　大学病院などの大規模病院では，腫瘍外来，内分泌外来，家族計画外来など，その専門性でさらに細分化されているところもある。

　腫瘍外来では，子宮頸癌，子宮体癌，卵巣癌などの腫瘍性疾患が対象となる。癌には種類があり，悪性度，進行度によって，選択される治療が異なる。一般的には，腫瘍および臓器の摘出手術，抗がん剤による化学療法や放射線治療を受けることになるが，術前に化学療法や放射線治療を行うケースや，術後にそれらの治療が行われるケースもある。内分泌外来では，月経にまつわるものや更年期障害など，家族計画外来では，不妊症や不育症患者の治療を行う。不妊症とは，妊娠を望んでいても，妊娠に至らないケースを指す。この場合，不妊となっている原因を探索し，それによって，妊娠のタイミングを計ったり，体外受精，採卵，移植などの方法がとられる。不育症とは，妊娠を維持，継続できず，習慣的に流産を繰り返す疾患を指し，これらに対する治療も行われている。

　このように，産婦人科とは女性を対象とする診療科ではあるが，妊娠・出産に関するものから，生命を脅かす腫瘍性疾患に対する治療まで，非常に幅広い。そのため，産婦人科を訪れる年代も，受診する理由も実に様々であり，女性の生涯にわたって関わりをもつ診療科といえる。

2. 産婦人科領域での音楽の利用

　一般に，産婦人科領域で用いられている音楽の利用法について述べる。

(1) BGMとして

　産婦人科では，女性生殖器に関する検査や診察，手術などを行う診療科であるゆえ，受診そのものがストレスとなる可能性も少なくない。女性にとっては，「できれば，なるべくかかりたくない」というのが正直なところであろう。したがって，病院側も，女性心理に配慮し，なるべくストレスなく受診できる工夫をしている。そのひとつの手段として，待合室や検査室で，音楽がBGMとして用いられている。

　また，出産時に音楽が用いられるケースも少なくない。この場合，BGMというよりは，もう少し積極的な形で音楽は用いられる。妊婦自身によって選曲されることも多く，出産に対する不安や緊張を紛らわせるのみならず，出産という，一生思い出に

残るイベントを演出するような役割を果たす場合もある。
(2) 胎教として
　先に述べたように，胎教という言葉はよく耳にする言葉であり，古くから，音楽は胎教として用いられてきた。胎児の聴覚は，妊娠28週頃にはすでに外界の音が聞こえているといわれているが，実際には，音楽がどの程度，胎児に届いているのかは明らかではない。しかし，妊婦の精神状態が安定することによって，胎児にも良い影響を与えることから，現代でも胎教として音楽は用いられている。

3. 先行研究紹介
　Standley（1995）は，音楽の医学的，歯学的利用について書かれた129の論文を，メタアナリシス（Meta-analysis）という統計手法を用いて再検討し，音楽の効果量（effect size）を測定した。メタアナリシスとは，複数の臨床試験データを統合して評価する統計学的手法で，もっともエビデンスレベルが高いとされる。その結果，産婦人科領域に関するものは，129文献中13件あり，その効果量は，リラックス度（1.32），陣痛の長さ（0.99），流産・中絶の痛み（0.96），分娩時の痛み（0.90）などであった（カッコ内に示す値が効果量）と報告している。また，Standleyは，これらの研究を基礎として，一般に，音楽の効果は男性よりも女性に大きいと導き出している。このことから，産婦人科領域の対象に音楽療法を行う意義は大きいのではないかと考える。
　しかし，Standleyの研究は1995年以前に出された論文をもとに検討されているため，最新の研究成果とはいえない。そこで，コクラン・ライブラリー（Cochrane Library）で検索した。コクラン・ライブラリーとは，コクラン共同計画（The Cochrane Collaboration）によって編纂された文書集である。コクラン共同計画とは，医療行為の利点と危険性について，レベルの高いエビデンスを系統的に評価して提供する国際プロジェクトである。コクラン・ライブラリーでは，無作為（ランダム）化対照試験（Randomized Controlled Trial: RCT）を中心とした，エビデンスレベルの高い臨床試験の結果を，評価し，分析するシステマティック・レビュー（systematic review）を行い，その結果を，医療関係者や医療政策決定者，一般にも公表している。このコクラン・ライブラリーで，産婦人科領域の音楽に関するレビューを検索すると，分娩に関するもの（Jones et al., 2013），コルポスコピーと呼ばれる婦人科スクリーニング検査に関するもの（Galaal et al., 2011），人工妊娠中絶に関するもの（Renner et al., 2009）などがあり，分娩と音楽に関するレビュー論文はこの他にも数件あった。しかし，どのレビューにおいても，分娩時の音楽利用には，その有効性を客観的に示すエビデンスには不十分であるとされていた。前述のJonesらの報告は，分娩時の疼痛管理に関するシステマティック・レビューのエビデンスを要約したもの

であり，音楽に関するレビューはSmithら（2011）によるレビューを評価している。それによれば，痛みの強さ，帝王切開，疼痛軽減に対する満足度など，いずれもコントロール群と比較し，有意差は得られていない。しかし，ShapiroとCohen（1975）の報告では，人工妊娠中絶手術時の痛みのコントロールに，音楽が有効であったとの報告がなされており，重大な合併症もなかったと報告されている。また，Chanら（2003）によれば，コルポスコピー時に，患者の好みの音楽を聴取することで，受ける患者の不安を軽減させる効果があると報告している。コルポスコピーとは，膣内にコルポスコープとよばれるカメラを挿入し，子宮頸部を拡大して観察する検査で，子宮頸癌などのスクリーニング検査に用いられるが，女性にとってこの検査は，かなりの不安や不快感をともなうものである。音楽は，この検査時の不安の程度を軽減させ（$p = 0.002$），痛みを軽減（$p < 0.001$）させる効果があったと報告している。

これらの先行研究から，音楽の有効性を示す研究はまだ十分とはいえないが，これまでにもこの領域で音楽が用いられ，有効性の検討がされてきたことはうかがえる。

第3節　音楽療法の目的と方法

1. 音楽療法の目的および方法

産婦人科領域における音楽療法のおもな目的と，方法について述べる。

（1）不安，緊張の軽減

産科，婦人科に限らず，医療現場で出会う患者のほとんどは，何らかの不安や緊張を抱えていると予測される。これから出産を迎える妊婦であれば，「無事に産まれてくるだろうか，陣痛の痛みに耐えられるだろうか」などの不安を抱えており，また，婦人科腫瘍の患者であれば，これから行われる手術や治療に対し，「無事，成功するだろうか，痛みや，副作用はどの程度なのだろうか」など，様々な不安や緊張を抱えている。また，癌の転移や再発におびえている患者もいる。このように，個々に置かれた状況は違えど，何らかの不安や緊張はつきものであるため，これらを軽減する目的で音楽療法が行われる。

（2）痛みの軽減

産婦人科領域の患者は，様々な痛みをともなう。分娩時には，相当の痛みがともない，癌患者はまた別の意味での痛みを経験する。腫瘍摘出手術による痛み，癌性疼痛による痛みなど，それらの身体的痛みから，女性器を摘出することによる喪失感にともなう心の痛みまで，多くの痛みを経験する。したがって，病む部位のみではなく，全人的にとらえ，それらすべての痛みを軽減する目的で音楽療法が行われる。したがって，単に鎮痛剤の使用量のみを減らすことを目的とするのではなく，主観的痛みの軽減をも目的とした音楽療法を行う必要がある。

これら，(1) および (2) で示した目的を達成させる方法には，重複する部分も多いため，次に，併せて述べる。

先行研究でも紹介した通り，音楽には痛みや不安を軽減させる効果がある。また，歯科領域で音楽が用いられることも多いが，これは，耳障りな治療器具の音をマスキングする BGM 効果，音楽による鎮痛効果，緊張，不安の軽減効果があるためである。

Standley (1995) によれば，受動的音楽聴取は，麻酔や鎮痛剤などとともに用いることで，鎮痛剤，抗不安剤，鎮静剤の作用を増強し，痛み，不安，ストレスを軽減するのに用いられ，その結果，患者が必要とする薬の量が減ると報告している。

したがって，産婦人科領域においても，帝王切開術などの局所麻酔下で行われる手術時や，腫瘍摘出手術の前など，不安や緊張をともなうような状況で音楽を併用すれば，それらの軽減に有効と考えられる。この場合，患者の好みの音楽を用い，音量などにも注意し，心地よい環境で聴取されることが望ましい。また，音楽によって気を紛らわせる効果によって，痛みや不安が軽減されることは，第11章 でも述べたので，参照されたい。

(3) ストレスの緩和

入院中には，様々なストレスがともなうが，そのストレスを発散する機会は，入院生活の場では決して多くはない。そこで，音楽療法では，負の情動が発散されることを目的に，歌を歌ったり，感情が揺さぶられるような生演奏を聴くことで，入院中のストレス軽減や情動の発散，手術前の不安や緊張の軽減を目指す。音楽は，それらの機会を提供しうると考える。

また，病棟で音楽が流れている環境というのは，場の雰囲気をやわらかくし，患者の家族や見舞い客，また，病棟で働く医療スタッフにとっても，よい影響を与えると考える。

(4) コミュニケーション

Standley (1995) によれば，音楽は，社会的孤独を感じている人の抑うつ，不安を軽減し，幸福感を増すという狙いで，積極的な対人相互作用を促進する目的で用いられるとされる。このことから，集団セッションを行うことによって，同じ境遇の患者が，一体感を感じたり，仲間意識が芽生えることによって，つらさ，苦しみを分かち合い，ともに病気に立ち向かおうという前向きな気持ちにさせるという意義がある。

(5) 免疫力の活性化

音楽には免疫を高める効果があることから，腫瘍患者に対しては，免疫力の活性化を目的としたアプローチをする。笑うことで，免疫力が活性化されることはよく知られているが，音楽にも同様の効果がある。音楽によって発散することで，癌患者の免疫力を活性化させることをめざす。

上記，(3) (4) (5) の目的を達成させる方法として，能動的音楽療法がより有効と

考える。歌を歌う，楽器を鳴らすなど，なんらかのアクションを起こすことによる身体的発散が，情動発散にもつながってストレスの緩和となること，また，単に音楽を聴取するのみの場合よりも，コミュニケーションの機会，きっかけが多くできることなどから，能動的音楽療法のほうが有効と考える。

(6) 胎教

胎教として実施する場合，胎児の神経系の発達を目的に，音楽は快刺激として用いられる。胎児にとって，母親の声や母体の内臓音がもっとも身近な音環境ではあるが，音楽も，母親の腹壁を介して，胎児にも届いており，神経発達がうながされると考えられている。しかし，音楽は，腹壁を通して胎児に届く前に，かなり減衰されると考えられており，直接，胎児に対して影響するというよりは，母親が音楽によってリラックスするなどのよい影響が，胎児にも伝わるものと考える。

したがって，いくら胎教によいとされる音楽でも，その音楽を母親が好きでなければ，意味がない。母親が，無理に我慢して聴くのは，かえってストレスとなり逆効果である。母親の欲する音楽を，欲する形で提供されることが重要となるため，音楽療法の実施方法も，母親の選択にゆだねられる。

また，早産の危険性が高い妊婦は，長期にわたる入院生活を余儀なくされる。その際，妊婦自ら，携帯音楽再生プレイヤーなどを持参し，入院中，イヤホンで音楽を聴いている妊婦も多い。この場合，胎児には直接届いていないと思われるが，それでも音楽聴取が有効とされるのは，先にも述べた通り，妊婦が好みの音楽を聴取し，精神状態が良好となった作用と考えられる。

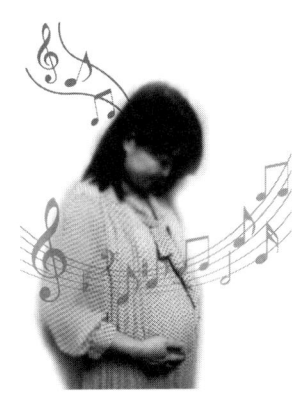

● 図 26-1　音楽による胎教のイメージ

しかし，可能であれば，イヤホンではなく，腹壁を通して胎児にも聞こえる状態で用いられると，なお有効ではないかと思われる。その場合，腹壁，子宮，羊水を介して，胎児は音楽を聴取しているので，高音域の音がかなり減衰していると考えられる。したがって，母親が聴く音楽と同じようには胎児には届いていないだろう。胎児の耳に届くことを意識するのであれば，なるべく低音域の音楽を用いることが望ましいのではないかと考える。

2. 実施上の留意点，工夫

(1) アセスメント

これまでにも述べた通り，産婦人科領域の音楽療法とひとことにいっても，患者一

人ひとりの背景が異なるため，音楽療法を行う目的も大きく異なる。したがって，患者個々の背景をきちんと知った上で音楽療法を行わなくては，有効な音楽療法は行えない。したがって，事前のアセスメントが非常に重要となる。対象となるクライエントがどのような疾患で，現在どのような状態にあるのか，過去から現在に至るまでの既往歴なども含めた身体状況，また，患者個人のパーソナリティに関するものについては，性格や成育歴，教育歴，職歴，音楽歴など，患者の趣味，嗜好なども含め，ていねいにアセスメントを行い，クライエント自身を知った上で，適切な目的を立てることが重要となる。

昔を懐かしみ，郷愁に駆られるような歌は，人によって違う。また，人生の節目や転機をともにした曲も違う。より，患者の心に届く音楽療法を行うには，事前のアセスメントが非常に重要となる。

(2) 目的設定，方法選択

これまで，この領域における音楽の有効性を述べてきたが，音楽療法でなし得ることとなし得ないことがあるので，それらは冷静に見極めなくてはならない。例えば，音楽で癌が消えるかというと，それは難しい。しかし，癌に立ち向かおうとする精神面をサポートすることは可能である。また，音楽によって精神的によい状態になれば，免疫機能も活性されるかもしれない。このように，直接的な効果だけではなく，二次的効果も踏まえ，きちんとした目的設定をすることが重要である。

また，適切な目的を立てたら，次の段階では，その目的を達成させるにもっとも有効な方法は何かを考えなくてはならない。受動的音楽療法か能動的音楽療法か，また，個人セッションか集団セッションか，どの曲を選択することが，その患者にとってもっとも有効かなど，目的を達成するために，最善の方法を考えることが重要である。

(3) 感染予防

毎回，音楽療法の時間を楽しみに待っていてくれる患者を思うと，自分の体調を押してでもセッションを行いたいとの思いを持つセラピストは少なくないであろう。しかし，化学療法（抗がん剤治療）中の患者に接する場合は特に，感染対策に留意しなくてはならない。抗がん剤治療中は，その副作用で白血球などの値が減少している患者も多く，その程度によっては，感染症に対するリスクが非常に高まる。したがって，音楽療法士が菌を持ち込まないなどの感染症対策が必要である。病棟に入る際には手指の消毒を行い，マスクを着用するなど，病棟スタッフの指示に従うことが重要である。また，集団セッションの場合も同様に，患者が直接手にする楽器は消毒を行うなど，徹底した危機管理で感染対策を行っておく必要がある。と同時に，医療現場で働く者として，自己管理を行い，体調を整えて毎回のセッションに挑むことを忘れてはならない。

(4) 患者のニーズ

　患者が音楽を欲しないときにはやらない，押し付けないという姿勢が重要である。例えば，癌と闘っている患者は，日々の体調，精神状態，また抗がん剤治療にともなう副作用などによって，日々の心身の状態は刻々と変わる。音楽療法の約束をしていても，いざ病室に行くと断られるケースももちろんありうる。あくまでも，患者の意思を尊重し，そのニーズに沿うことが大切である。

　選曲についても，同様のことがいえる。いくら胎教にモーツァルトがよいとされていても，妊婦がモーツァルトを好きでなければ効果は薄いと考えられる。妊婦の好みの曲を用いることで，もっとも精神状態は安定し，胎児にもよい影響を及ぼすのではないか。同様に，癌患者に対しても，やはり好みの音楽を用いるほうがよいと考える。その日，その時の気分，体調で欲する音楽は異なるので，それらに臨機応変に対応していくことで音楽療法の有効性を高めたい。

(5) きめ細やかな配慮

　例えば，癌患者は，癌になってしまったショック，腫瘍とともに女性器までをも摘出しなければならない喪失感などを抱えているが，さらに，抗がん剤の治療中であれば，嘔吐や脱毛の副作用にも苦しんでいる。抗がん剤による影響で，肌や爪が変化してしまうこともある。女性として，このような状態であれば，人前に出ることがためらわれる患者心理は想像するにたやすい。したがって，そのような場合には，患者の病室で，個人セッションを行うなどの配慮をすることが望ましい。

　しかし，場合によっては，集団セッションの場に誘い出すことがよいケースもある。1人で病室にこもり，ふさいでいると，ますます気分もふさぎ，ネガティブな思考に陥り，さらに落ち込むなどの悪循環を起こしかねない。音楽療法によって，病室から出る機会をつくれば，同じ疾患と闘う患者との交流の機会となり，心理面，行動面で望ましい変化を起こすなど，病気と闘おうとする気持ちをサポートし，ポジティブ思考となるきっかけの1つになることもある。

第4節　評価

1. 音楽療法で使用できる評価方法

(1) 心理面の評価

　精神状態など，心理面を評価する指標には様々なものがある。不安を測定する尺度として，STAI (State-Trait Anxiety Inventory)，抑うつ尺度として，SDS (Self-rating Depression Scale) や，BDI (Beck Depression Inventory) などが用いられている。また，HADS日本語版 (Hospital Anxiety and Depression scale) もよく用いられる。これは，身体症状を持つ患者の不安と抑うつ状態を評価する質問紙である。

MCL-S (Mood Check List-Short Form) は,「快感情」「リラックス感」「不安感」の3項目を評価するテストである。

(2) 痛みの評価

痛みの評価を客観的に測定できるものには,鎮痛剤,睡眠薬などの服用量,回数などがあげられる。

竹形ら (2011) によれば,産痛の評価に使用される主観的評価尺度には,視覚的アナログスケール (Visual Analogue Scale : VAS),数値式評価スケール (Numerical Rating Scale: NRS),フェイススケール (Face Rating Scale: FRS),口頭式評価スケール (Verbal Rating Scale: VRS),マクギル疼痛質問指標 (Mcgill Pain Questionnaire: MPQ) の Present Pain Intensity (PPI) などがあり,もっともよく用いられるのは,VAS であると報告している。これらは産痛に限らず,痛み全般に使用できる評価指標だと考える。

VAS は,ある質問に対し,100mmの直線の左端を「まったくそうではない」,右端を「今まで経験した中でもっともそうである」とした場合,いま現在の状況にもっとも適していると思われる箇所 (線上) に×印をつけるという簡便な方法である。被験者の示した×印の位置をミリ単位で測定することで,その時に感じている主観の状態を数値として表せるという指標である。図26-2で示す通り,例えば,痛みの程度を評価する場合,左端を「無痛」,右端を「今までに経験した中で最大の痛み」とした場合に,いま現在感じている痛みの程度を線上に×印で記入してもらうことで,その程度を数値化して表現できる方法である。

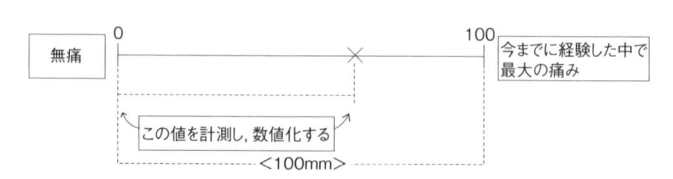

● 図26-2　VAS の一例 (痛みの程度を評価する場合)

また,VASで評価する項目は,痛み以外のものでも,評価可能である。例えば,不安,緊張,ストレス,リラックス度なども,左端を「まったく感じていない」,右端を「今までで経験した中でもっともそう感じている」とすれば,様々な感情側面の評価が行える。これらを,音楽療法の前後で測定し,その変化量で検討すれば,音楽療法という介入の結果,心理面にどう影響を与えたかが,数字で表すことが可能である。しかし,どのぐらいの感情をどの程度と評価するかには個人差があるため,個人間でのばらつきは大きくなる。したがって,音楽療法前後の変化量で評価することが必要となる (第11章 p.82参照)。

(3) ストレス指標

　ストレス負荷時には免疫機能が低下することから，NK細胞活性や免疫グロブリンなどの値もストレス度や，免疫機能を反映する指標となりうる。しかし，血液による検査は，採血というサンプリング行為そのものがストレスとなる可能性があるため，積極的には推奨されない。音楽療法の効果を測定する指標としては，より侵襲性の少ない，唾液検査が適している。唾液検査で可能な指標のうち，クロモグラニンAやコルチゾール，免疫グロブリンAなどが音楽療法の評価に用いるに適していると考える。これらを，音楽療法の前後で測定すれば，音楽療法による介入の影響を客観的数値で比較，検討することができる。

(4) その他の指標

　胎児の状態を評価する指標としては，胎児心拍数，胎動などがある。胎児心拍数や胎動は，胎児の健康状態を客観的に評価できる指標ではあるが，音楽による影響を評価する指標として適しているかには，疑問を感ずる。音楽療法によって，胎児心拍数が減少した，胎動が増えたなどの変化がみられたとしても，それが良い悪いの判断基準にはならないためである。指標の値が増減することによって，音楽療法が有効か否かの判断ができる指標のほうが適していると考える。

2. 客観的指標を用いる重要性

　コクラン・ライブラリーのレビュー論文でも指摘されている通り，音楽療法の研究は，いまだ満足できる段階にない。客観的指標による有効性の評価が少ない，被験者数が少ない，被験者の選択にばらつきがある，長期追跡がされていないなどの研究デザインの問題から，音楽選択の基準があいまいであるなどの介入方法の問題，また，効果を評価する測定手段や指標の信頼性や妥当性の問題もある。さらに，得られた結果も，真に音楽のみによる効果なのか，という疑問が残る。これらを明らかにし，エビデンスを積み重ねていくことが，今後の音楽療法研究には求められる。また，その研究成果が，音楽療法の臨床現場で，実際に活用されること，つまり，エビデンスに基づいた実践が行われることが今後の音楽療法には必要である。

第5節　おわりに

　産婦人科領域で音楽療法を実践してきた中で，患者さんから学んだ2つのエピソードについて触れ，この章を終わりにしたい。
　音楽には，人を楽しい気持ちや前向きな気持ちにしたり，不安や緊張を軽減したり，記憶を呼び起こすなど，様々な効果，影響がある。しかし，その一方で，ある音楽が，図らずして心の琴線に触れ，思い出したくない過去の記憶や，胸の奥が切なく

なってしまうような思い出を呼び起こしてしまうこともある。実際に，音楽療法中，ある曲をきっかけに，涙を流す患者の姿に遭遇することは一度や二度ではなかった。音楽によって，感情が揺さぶられ，情動の発散になっていたのかもしれない。心の奥底にたまっていた感情を発散させることで，心の浄化につながり，前向きな気持ちになっていたのかもしれない。反対に，思い出したくない記憶が呼び起こされ，精神的に思いがけないつらい影響となっていた可能性もありうる。

　一般に，音楽療法では好みの曲や馴染みの曲が用いられる。たとえば認知症患者には，回想をうながす目的で，過去の記憶がよみがえるよう選曲されることも多い。しかし，婦人科腫瘍患者にとって，過去の自分と向き合うきっかけとなる曲を用いることはよいことなのだろうか。現在の自分と過去の自分，そのギャップに，悲しむ患者の姿も多く見てきたからである。癌を患うことにより，子宮や卵巣を摘出することとなった患者は，身体的痛みだけではなく，悲哀，対象喪失など，さらに深い心の痛みを持つ。女性にとって，子宮や卵巣を摘出するということは，女性ではなくなってしまったかのような心の傷も負い，いくつになっても耐え難い痛みである。したがって，過去の，よい時代の自分がよみがえるような曲を選択し，用いることには十分な配慮が必要である。このように，音楽には，両極の作用があることを念頭に，選曲する際には細やかな配慮が必要であると，わたしは婦人科患者との関わりの中で学んだ。

　次に，不妊治療で行われる採卵や移植は，患者にとっては痛みや不安，緊張をともなうものである。この治療を受けていたある患者から，「患者は，病院では常に治療"される"側の立場。いつも，孤独な思いで，1人，闘っている」と言われたことがある。医師やコメディカルなど，「医療職」とよばれる人間と，それに対する「患者」という関係は，ともすれば，なかなか対等とはなりにくい。医療者側にとっては無意識であったとしても，患者にとっては，圧迫感や威圧感，そして，孤独感を感じている可能性もある。そのような思いで治療に挑んでいた患者と，音楽療法士として関わる機会を得た。わたしが行ったことといえば，採卵時，そして，受精卵を子宮に移植する際に，患者とともに処置室に同行し，患者の望む通りに音楽を流す，音量を調節するなど，音楽療法と呼ぶには物足りないと言わざるを得ない程度の関わりをしただけである。用いた音楽は，患者の好みの音楽であった。わたしは，極力，患者側の立場に立ち，音楽を介した精神的サポートを行った。また，患者が，不安に思うことは，その都度，医療職側に，患者の代わりに伝えるなどの役割を持った。その結果，患者から，「いつも，1人の闘いだったけど，今日は1人ではないと思えてうれしかった」などの言葉をいただいた。このとき，わたしは，医療を施す側（医師や看護師などの医療職）と医療を受ける側（患者）の中立の立場になっていたようだ（少なくとも，患者にはそう映っていたようである）。このことから，音楽療法士は，医療者と

患者の中立の立場となり，両者の架け橋となることで，より，患者をサポートできるということを学んだ。医療の現場で，音楽療法士がそのような立ち位置で関わっていくことができたらと，わたしはこの患者との関わりから，その思いを強くしたのである。

　もちろん，これら2つのエピソードから学んだ，選曲に十分，配慮することや，医療者と患者の架け橋となれる音楽療法士をめざすことは，産婦人科領域に限られたことではない。しかし，婦人科腫瘍患者や不妊症患者と関わった経験から，産婦人科領域で音楽療法を行う場合には，特にこのようなこまやかな配慮が必要であると感じたので，最後にこのことを述べ，この章を終わりにしたい。

第 3 部
学会発表や論文にまとめる方法

第27章

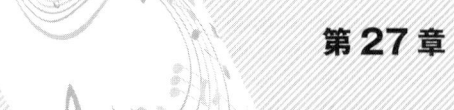

音楽療法の実践を論文にまとめるための基礎

大寺雅子

第1節　はじめに

　本章では，音楽療法の実践を論文にまとめる方法について考えていく。ただし，具体的な論文の書き方については，すぐれた参考図書が多数出版されており，インターネット上でもたくさんの情報が公開されているのでそれらを参考にしていただきたい。その代わりに，本章では論文を書くときに遭遇しがちな問題や役に立つと思われる事柄について取り上げていく。なお，実践の内容やそれに関する考察などをまとめた論文のことを，ここでは実践論文とよぶことをあらかじめお断りしておく。

第2節　症例報告と事例研究

　一般的に実践論文は，医学領域においては症例報告，それ以外の領域においては事例研究[1]とよばれることが多い。河合（2001）は，症例報告と臨床心理学における事例研究の根本的な違いについて，前者が普遍的法則と報告症例の間の差異に関する記述であるのに対して，後者はすべての事例はユニークな存在であり，そうした事例の個別性を記述しようとするものだと述べている。同じように実践に関する論文ではあるが，これら二者は似て非なるものなのでここで比較してみたい。

　まずは症例報告についてだが，症例報告は，医学の実践，研究，教育における有益な情報源であると岸本（2003）は述べている。佐藤（2011）は，「ほかに頼りにすべきエビデンスがほとんどない場合，またはこれまでの報告によるエビデンスを強化したり，新しい知見を加えたり，ときに覆したりするような場合」が，症例報告に値すると述べている。したがって，一般的に珍しい（または新しい）症例，治療法，検査方法

★1　事例報告と事例研究の違いは，前者が事例の経過報告に終始するのに対して，後者は新たな知見の提出を目指しているという点であると津川と遠藤（2011）は述べている。

などが取り上げられることが多い。また，*Lancet, New England Journal of Medicine, British Medical Journal* など海外の一流医学誌では，臨床における問題解決に関する論述や医学教育に資する実践情報なども症例報告として受け付けている。論文の構成は，緒言，症例の概要，所見，検査結果，治療内容，経過，考察というのが一般的である（佐藤，2011）。多くの場合，論文の長さは数ページ程度であり，内容をできるだけ客観的かつ簡潔に伝えるための文章表現が用いられ，画像，グラフ，表などが多用される。

事例研究は，様々な領域で採用されている論文形式であり，研究方法論でもある。なかでも臨床心理学は事例研究を重視している領域なので，ここでは臨床心理学における事例研究を例にあげて説明を行う。

臨床心理学の事例研究では，実践における臨床的事象を様々な理論や仮説に基づき構造化し，記述していく。採用される理論や仮説は，執筆者が依って立つ学派と関係するものであることが少なくない。研究対象となる臨床的事象は，面談室におけるクライエントとセラピストのやりとりから，一般社会における支援活動まで多岐にわたる。単一事例のものがあれば複数事例を扱うものもある。事例研究では，得られた知見を世の中に報告するだけでなく，その知見を実践に還元し，臨床心理学研究における理論や仮説の生成につながることが前提とされている（津川・遠藤，2011）。論文の構成は，問題と目的の設定，事例の概要，アセスメントと援助方針，心理検査所見，経過，考察が一般的である（津川・遠藤，2011）。事例研究の経過では，クライエントに関する記述に終始するのではなく，セラピストの反応を含めたセッションにおける両者のやりとりも記述していく。論文の長さは掲載誌によるが，一般的には数十ページにわたるものも少なくない。

症例報告と事例研究は，いずれも新たな知見の提出と当該領域における学術的知識の蓄積ということをめざしているものの，論文における力点，構成，記述形式において異なる性質を持つ。ここで重要なのは，「医学領域の音楽療法実践の論文＝症例報告」という理解が正しいとは限らないということである。なぜならこれまでに，医学領域の音楽療法実践が，症例報告以外の論文として様々な領域の学術誌や書籍にて発表されてきたからである。こうした状況は，学際的性質を持つ音楽療法においては必然的なことである。論文を書く目的や投稿する領域に合わせて論文のタイプを選び，それに対応する構成や記述形式を採用するという合理的な姿勢が肝要となる。次節では，記述形式の違いについて解説を行う。

実践論文を書くためのポイント（その1）

最初に習った方法が正しい方法として，知らず知らずのうちに自分の中で定着していることは少なくない。しかし，「自分の方法と異なる方法＝間違った方法」であるとは限らない。この視点は，様々な領域が重なり合う音楽療法では非常に重要である。

第3節　記述形式の違いとは

まずは，架空事例（Aさん，70代女性，老年期うつ病で入院）における音楽療法の経過について，以下の2パターンの記述例をみていただきたい。

【記述例1】
　感情表出を目的として，歌唱活動を実施した。歌唱活動の曲は，Aさんにとって馴染みのあるものを使用した。開始当初は，Aさんは体力がないことを理由に歌うことを拒否し，セラピストの歌やキーボードの演奏を聴いているだけだった。しかし，次第に自らも歌唱活動に参加するようになり，歌うことや自分自身についてポジティブな発言をするようになった。病室でもイヤホンで音楽を聴いたり，歌詞本を眺めたりする様子が観察され，看護師にも笑顔を見せるようになった。食欲不振による体重減少が改善傾向にあり，気分の安定も認められたので外泊を試行した。その後の経過は良好だったので退院となった。

【記述例2】
　初回のセッションでは，「歌が好きで地域のコーラスにも入っていたけれど，今はとても歌う体力がなくて。先生の歌を聴かせていただくだけで結構です」「好きな歌や歌手は特にありません」とやや緊張した表情で話す。クライエントとセラピストの間にも緊張した空気が流れる。「おぼろ月夜」や「ふるさと」などをセラピストがキーボードで伴奏しながら歌ってみたところ，「コーラスで歌ったことがあります。よい歌ですね」と少しなごんだ表情で語り，その場の雰囲気も少し和らぐ。3回目のセッションで，「マイウェイ」をセラピストが歌うと「シャンソンはいいですね。越路吹雪さんのコンサートによく行きました」とAさん。「よかったら，一緒に歌ってみませんか？」とセラピストが歌詞カードを渡してみると，ためらいながらも一緒に歌い始める。そして，歌い終わると「久しぶりに声を出して気持ちがよかったです。すっきりしました」と笑顔を見せる。「マイウェイ」はその後，セッションで最初に歌う歌となる。また別のセッションで「川の流れのように」をセラピストが歌うと，亡くなった夫が入院していた病院のコンサートでこれを聴いたときの思い出を語り始める。「夫は肺癌で，とにかく苦しそうで見ているのがつらかったです。それに比べたら私なんてたいしたことないのに」と涙を見せ，それ以来，Aさんは自分の胸の内を語るようになる。「愛燦々」をセラピストと一緒に歌い，「人生ってほんとに不思議なものですね。病院で歌を歌うなんて思いもしませんでしたし，ここで先生とお会いしたのも何かのご縁なんでしょうね」としみじみとした様子で語る。外泊後のセッションでは，外泊中に長女とカラオケで「マイウェイ」を歌ったことや，地域コーラスに復帰したいと思っていることなどが語られる。このセッションを最後に，Aさんは退院となった。

このように同じAさんの音楽療法の経過に関する記述であるにもかかわらず、記述の仕方次第でかなり印象が変わる。【記述例1】には、歌唱活動を用いた個人セッションにおけるAさんの変化が簡潔に書かれているので、音楽療法を実施した結果どうなったのかということをすばやく把握することができる。一方、【記述例2】には、使用した音楽、音楽療法士とAさんのやりとり、Aさんの語りなどが記載されており、音楽療法を行った結果のみならず、セッション中にどのようなことが起こっていたのかということを知ることができる。また、文章表現も各例で微妙に異なっている。ちなみに、【記述例1】は症例報告に、【記述例2】は事例研究にみられる記述形式である。論文のタイプによって異なる記述形式や文章表現がみられるのは、それぞれの論文タイプがどのような情報をどのように知らせたいのかということについて異なる目的を持つからである。

実践論文を書くためのポイント（その2）

岸本（2003）は、医療実践における複眼的視点による記述の重要性を指摘しているが、これは音楽療法にも当てはまることである。上述の2つの記述例は、異なる記述形式によって1つの事例の印象がどのように変わりうるのかということを示した岸本（pp.139-141）の例に倣って書かれたものであるが、いずれの記述形式も事例を理解するために有益な情報をもたらしてくれるものであるという点において変わりはない。

第4節 音楽療法における症例報告や事例研究の意義

医学領域における症例報告の研究的価値は、無作為（ランダム）化対照試験やコホート研究などの臨床疫学的研究のそれよりも低いものとして位置づけられてきた（岸本, 2003; 斎藤, 2008）。また、エビデンス・ベイスド・メディスン（Evidence-based medicine: EBM）のムーブメントの中で、エビデンスの質がランク付けされるようになり、症例報告は臨床疫学的研究よりも下層に位置づけられている。つまり、このことは症例報告が臨床疫学的研究の結果よりもエビデンスとしての質が低いということを示している。ただし、これは症例報告の価値が低いということを意味しているのではなく、ある特定の疾患、障害、症状に対する特定の治療法の効果を問う場合において、臨床疫学的研究の結果が症例報告よりも信頼性が高いことを意味しているにすぎない。そもそもEBMとは、「臨床実践において、エビデンス、患者の意向、臨床能力の三者を統合すること」（Straus et al., 2011, p.1; 斎藤, 2012b, p.3）であり、治療効果の有無だけに注目することを指しているわけではない。それにもかかわらず、EBMをめぐっては様々な誤解や解釈が存在する（斎藤, 2012a, b）。この問題

については斎藤がすぐれた議論を提示しているので，関心のある方は斎藤の著書にあたっていただきたい。

　ここで改めて考えてみたいのが，音楽療法では介入効果のみを関心の対象とするのかという問題である。もちろん，ある介入法の効果の有無に関する情報が重要であることは言うまでもない。しかし，そうした情報だけが尊重されるというわけでもない。クライエントが病いを通じてどのような経験をしているのか，音楽を通じたクライエントとセラピストの関係性がどのように発展していったのか，クライエントの音楽表現がどのようなものだったのか，実践における音楽の意味とは何か，といった問いに関する知見も重要である。なぜなら，それら臨床的事象は介入効果を十分に左右しうる事柄であり，そうした事象に関する知見は効果的な音楽療法の実践に有益だからである。しかし，そのような知見を得るためには臨床疫学的研究手法は不向きであり，質的研究手法が有効となる。質的研究とは，「データとして数字，量以外のもの（多くはテキスト・データ）を用い，主観的／相互交流的な事象を扱い，仮説の検証よりも，仮説の生成・仮説継承を目的とする研究法」（斎藤, 2003, p.73）であり，事例研究はもっとも古典的な質的研究の1つである。

　臨床領域および学術領域としての歴史が浅い音楽療法において，様々な疾患や障害を持つ対象者に関する症例報告の蓄積は重要である。また，音楽療法の多面的な側面をとらえるために，事例研究は有力な研究手法の1つである。したがって，音楽療法にとって有益な情報をもたらしうるという意味においては，臨床疫学的研究と同様に症例報告や事例研究を行う意義を認めることができるのである。

実践論文を書くためのポイント（その3）

　余談になるが，EBMの標準的教科書である *Evidence-Based Medicine : How to Practice and Teach it*（第4版）には，"質的研究は患者の経験や価値観に重きを置いた臨床的事象を理解するために役に立つだろう（筆者訳）" という記載が見られる（Straus et al., 2011, p.110）。EBMにおいて，患者の主観的な経験や意味などが重視されるようになってきたことを斎藤（2012a）は指摘している。

第5節　論文を書く前に気をつけておきたいこと

1. 用語の使い方

　どの領域にも専門用語や慣例となっている言葉遣いや言い回しがあるが，それらは必ずしも他領域で受け入れられているとは限らない。例えば，事例研究を原著論文として受け付けている日本心理臨床学会の学会誌「心理臨床学研究」では，「診断」「治療」「治療者」「患者」「症例」といった医学用語は医療行為に関連する用語であると

して，使用をできる限り避けることが望ましいとしている（日本心理臨床学会学会誌編集委員会，2012）。

　医学領域における「症例」という用語の使い方には注意を要する。Iverson ら (2007) によれば，「『症例 case』とは『ある疾患の特定の例』」のことであり，「『患者 patient』とは『医療を受けている特定の人』」のことをさす。したがって，特定の患者について言及する場合は「症例」ではなく，「患者」という表現が適切である (Iverson et al., 2007; 林，2011)。また，何らかの疾患を抱えていたとしても医療を受けていなければ「患者」ではないという点にもご注意いただきたい。例えば，先ほどの架空事例のAさんが退院後にデイケアに通い始め，そこでの音楽療法に参加する様子を報告する場合，Aさんは「デイケア利用者」であって「患者」ではない。音楽療法では様々な実践場所が想定される。実践論文を書くにあたり，基本的には実践場所に適応する用語を使用し，その上で投稿先である学術誌の規定を参照するとよいだろう。

2. 投稿先を選ぶ

　論文を書く前に，論文の投稿先を決定しておくことをお勧めする。いくら苦労して論文を書き上げたとしても，症例報告や事例研究を受け付けていない学術誌にはその論文を投稿することができないからである。出版可能な論文のタイプについては，各誌の投稿規約をあらかじめ読んで確認しておこう。

3. 論文スタイル

　通常，出版される学術論文は規定の論文スタイルに従って書かれており，採用されているスタイルは学術誌や領域によって異なる。医学系は，バンクーバースタイルとよばれる形式に準拠した論文スタイルが採用されていることが多く，心理学や社会科学系では APA スタイル（米国心理学会規定の論文スタイル）が一般的である。規定の論文スタイルに準拠していないことが，投稿した論文の採否にマイナスに働くこともあるのでくれぐれも注意しよう。また，論文スタイルを自動的に整えてくれるソフトは非常に便利だが，そのようなソフトの仕事も完璧ではなく，ほとんどの場合は手作業による最終的な修正が必要である。

実践論文を書くためのポイント（その4）

　たくさんの決まり事に呆然とするかもしれない。使用する用語や論文スタイルなどを確認するためには，すでに出版された論文を見てみるのが一番手っ取り早い。学術誌の投稿規定が変更されている場合があるので，できるだけ最新の号を参照しよう。

第6節　クライエントへの倫理的配慮

　臨床実践を論文にして公表する場合，倫理規定を遵守する必要がある。倫理規定はそれぞれの学術誌や学会で異なるので，ここで明確な規定や基準を述べることはできない。学術誌や学会の倫理規定以外にも，所持している免許や資格を管轄する団体，所属する組織などによって研究発表に関する倫理規定が設けられていることも忘れてはならない。該当する倫理規定について不明な場合は，投稿先の学術誌や所属機関に相談して問題をクリアにしておくべきである。

　施設や病院などで非常勤職員またはボランティアとして実践を行っている音楽療法士は少なくない。この場合，まずは常勤職員に症例／事例の取り扱いについて相談して指示を仰ぐべきである。こうした確認作業を行うことは，論文に登場するクライエントや家族を守るだけでなく，執筆者本人を守ることにもつながるので留意していただきたい。特に，実践論文ではクライエントのプライバシーに踏み込んだ内容が含まれる可能性が高いので，どのような情報をどの程度記述するのかという点については，かなり慎重になるべき問題である。なお，事例に登場する人物が健常者の場合でも，論文を書くことで特定の人の個人情報を公にさらす危険性や人権侵害の問題が生じる可能性があるので，同様に倫理的配慮が必要である。

> **実践論文を書くためのポイント（その5）**
> 「これぐらいなら大丈夫だろう」という自己判断が落とし穴になるかもしれない。倫理規定を参照する機会を利用して，こうした問題に関する自己理解を点検するようにしよう。

第7節　先行研究を読む理由と探し方

　先行研究を読む理由は2つある。1つ目は，自分が書こうとしている論文のテーマと同じものや似ているものがないかどうかを確認するためである。2つ目は，自分が書こうとしている論文のテーマの学術的裏づけを得るためである。つまり，自分の研究は学術的な新規性と妥当性を兼ね備えており，新しい知見として世の中の役に立つものであるということを主張するために先行研究を読むのである（津川・遠藤，2011）。

　文献の探し方について，津川と遠藤（2011）が「イモヅル式検索法」と「二次資料検索法」を紹介しており，両者の実践を推奨している。前者は，特定の資料を取り寄せて読み，読んだ資料からまた別の資料を探して取り寄せて読む，ということの繰り返しである。後者は，文献データベースにキーワードを入れて，該当しそうな文献を一気に取り寄せる方法である。音楽療法関連の資料は，数が少なかったり，入手困難

であったりすることが少なくないので，自力で資料探しを行うことには限界がある。大学にある図書館の中には一般市民が利用できるものがあるので，そうした図書館のリファレンスサービスを活用することをお勧めする。

> **実践論文を書くためのポイント（その6）**
> 米国音楽療法協会は，同協会が発行する学術誌に掲載された論文をUSBメモリにまとめたものを販売している。音楽療法の文献ソースとしてはもっとも充実したものの1つであり，ホームページから購入可能である。オープンアクセスのオンラインジャーナル Voices: A World Forum for Music Therapy (https://voices.no/index.php/voices) では，様々な国の音楽療法関係者による論文やコラムなどを読むことができる。少数だが日本語の論文も掲載されている。

第8節　論文を書く

1．書き始めの第一歩

論文の一行目を書き始めるのには，意外と気力を要するものである。一般的にいわれているのが，結果から書き始めるとよいということである（佐藤，2011; 津川・遠藤，2011）。結果とは，症例／事例の概要から経過の部分にあたる。結果から書くとよい理由は2つある。1つ目は，結果部分を書いていくうちに，論文の目的や自分が書きたいことが明確になっていくかもしれないからである。すでに書く内容が決まっている場合でも，あらためて経過を文章で書き表してみると，また違ったアイディアが浮かんでくるかもしれない。2つ目は，結果の部分では，ひたすら事実を書けばよいので書き始めやすいという利点があるからである。ただし，経過における事実を書いているつもりで，ついうっかり筆者の考察を織り交ぜてしまうことがある。読者の混乱を避けるためにも，これらはできるだけ分けて書くようにしたい。

2．目的設定

目的を設定するにあたり，多くの人が考えるのは音楽療法がいかに効果的だったかということを訴えることである。しかし実践論文は，効果の有無やその効果が「どれくらい」あったのかということを示すための論文ではないことに注意しなくてはならない。その一方で，実践論文は，症例／事例の中に見出された事象の過程や意味が「どのような」ものであったのかということを明らかにすることを得意とする。例えば，上述のAさんの例では，Aさんの語りやセッションの様子などを分析することで，歌唱活動を通じたAさんとセラピストの関係性が構築されていく過程や，Aさんにとって歌を歌うことの意味がどのようなものだったのかということが明らかにな

るかもしれない。また，こうした知見はうつ病の高齢者を対象とした音楽療法に関する新たな知見の産出につながるかもしれないのである。

　実践論文でよくみられる「○○の経過について報告を行う」という目的設定の仕方には注意を要する（津川・遠藤，2011）。経過について報告を行うこと自体に問題はない。しかし，次の2点について注意する必要がある。まず，そうした経過報告により，どのような知見の提出をめざすのかということを明確に表明するということである。すでに述べた通り，実践論文の目的の1つは新たな知見の提出だが，そのような論文のセールスポイントを読者が自発的に見出してくれるとは限らないからである。次に，新たな知見を提出するにあたり背景となる理論や仮説などを明らかにするということである。実践経過について，「何となく」または「自己流」で分析した結果を学術的知見として提出することはできないので，何らかの理論的裏づけが必要なのである。したがって，目的設定の部分では，症例／事例をどのような視点から検討し，その結果どのような知見の提出をめざしているのかということが明示化されていればよいということになる。

3. 目的を設定したものの…

　設定した目的にそって経過について検討を行い，その内容を書いていくうちに，当初の目的から方向性が微妙にずれていくことはおおいにありうる。ひとたび目的を設定したら，それをプリントアウトして机の前に貼っておくことを西條（2007a）は推奨している。それでも書き進めていくうちに内容が目的からずれてしまった場合は，内容と目的のすりあわせを行い，場合によっては目的を微調整してもよいのである（西條，2007b）。

4. 序論と考察

　序論とは，症例報告の緒言，事例研究の問題と目的の設定の部分が該当する。設定した目的の妥当性を示し，研究の新規性についてアピールする必要があるので，先行研究にふれる必要がある。そこで，序論の部分では，先行研究でこれまでにわかっていることとわかっていないことを整理し，そこから問題点を導出した上で，設定した目的のもとで研究が行われる必要性について記述するのである。考察には，症例／事例の結果から，設定した目的に対してどのような結論が得られるのかということを，序論で引用した文献の内容などと比較しながら記述していく（津川・遠藤，2011）。もちろん，序論で引用した文献以外のものを新たに引用してもかまわない。要注意なのは，序論で提起した問題が，考察においてまったくふれられていない状態に陥った場合である。このようなときには，書き進めている内容が当初の目的からずれ始めている可能性が考えられるので，目的と内容の整合性をチェックする必要がある。大切

なことは，自分が何を伝えようとしているのか，すなわち，自分が提示しようとしている新たな知見に向かって，序論から考察まで首尾一貫して書けているかどうかということなのである。

実践論文を書くためのポイント（その7）

論文の目的設定は，論文執筆におけるキモである。自分が設定した目的を口頭で誰かに説明してみよう。相手がその説明を理解することができただろうか？できたなら，その説明を文章にしてみる。できなかったなら，自分の考えがまとまっておらず，目的が絞り切れていないのかもしれない。「何を明らかにしたいのか」ということを中心に頭の中を整理し直してみよう。

第9節　質的改善研究のススメ

実践論文の知見を臨床実践に活かしていく方法として，斎藤（2008）は質的改善研究という考え方を提唱している。質的改善研究は，「そのフィールドにおける実践をよりよいものに改善するために役立つ『知識』を産出すること」（p.140）を目的としている。斎藤によれば，「知識」には，「仮説」や「モデル」などの理論的な参照枠や「臨床技法」といった技術的方法論が含まれる。そして，実践の中で導き出された何らかの「仮説」「モデル」「臨床技法」を，また別の類似したケースに適用，実践し，その結果不具合がある場合は適用した「仮説」や「モデル」などを修正し，新たな知識を生成していくという循環を繰り返すことで，症例報告や事例研究の知見が臨床に還元されていくことをめざす。この考え方は，事例研究以外の質的研究にも適用可能であり，音楽療法研究においてきわめて有益である。

実践論文を書くためのポイント（その8）

新たな仮説や技法が「秘伝の奥義」になってしまってはもったいない。世の中にそれらを還元するために，まずは論文を書いてみよう！

第10節　おわりに

実践論文は何となく書けるものと思っていても，書いてみると意外に大変なものだということに気がつく。論文を書く前には意識していなかった点が，様々な形でハードルあるいは落とし穴として立ちふさがるからである。また，実践論文の書き方を習う機会があったとしても，用語の意味，実践論文を書く目的，そもそも実践論文とは何かということについて考える機会はあまりない。本章で提供したのは，そうしたス

キマ情報であり（それゆえに通常は語られる機会の少ない情報にあえて焦点を当てている部分もあるので，実際に論文をまとめようとする際に役に立つのではないかと思う），これにより読者の皆さんの実践論文の執筆が少しでもはかどり，かつ実りあるものになることを願っている。なお，本章で引用した文献はどれも実践論文を書くために参考になるものばかりなので参照してほしい。

　本章執筆にあたり，名古屋音楽大学の栗林文雄氏より貴重なアドバイスをいただきました。感謝申し上げます。

◇ブックガイド（☆には，実践論文の具体的な書き方の例が掲載されています）

(1) 医学英語論文の書き方マニュアル　Iverson, C., Christiansen, S., Flanagin, A., Fontanarosa, P. B., Glass, R. M., Gregoline, B.,Young, R. K（編）（2007）．／今西二郎・浦久美子（訳）（2010）．共和書院

(2) *Evidence-based medicine: How to practice and teach EBM*（4th ed.）．Straus, S. E., Glasziou, P., Richardson, W. S., & Haynes, R. B.（2011）．Edinburgh: Churchhill Livingstone Elsevier.

(3) 事例研究の意義　河合隼雄（2001）．臨床心理学，1（1），4-9．

☆(4) 流れがわかる学会発表・論文作成 how to：症例報告，何をどうやって準備する？（改訂版）　佐藤雅昭（2011）．メディカルレビュー社

(5) 事例研究−全体の流れから，A. 事例研究とは　岸本寛史（2003）．In 斎藤清二・岸本寛史：ナラティブ・ベイスト・メディスンの実践．（pp.134-148）．金剛出版

(6) ナラティブ・ベイスド・メディスンの臨床知　斎藤清二（2008）．やまだようこ（編）　質的心理学講座2 人生と病いの語り（pp. 133-164）．東京大学出版会

(7) 医療におけるナラティブとエビデンス：対立から調和へ　斎藤清二（2012a）．遠見書房

(8) 「エビデンスに基づく実践」のハイジャックとその救出　斎藤清二（2012b）．こころの科学，165, 2-8．

(9) NBMにおける研究法　斎藤清二（2003）．In 斎藤清二・岸本寛史：ナラティブ・ベイスド・メディスンの実践　金剛出版

(10) 西條剛央（2007）．ライブ講義 質的研究とは何か SQRMベーシック版　新曜社

☆(11) 初心者のための臨床心理学研究実践マニュアル（第2版）　津川律子・遠藤裕乃（2011）．金剛出版

(12) 心理臨床学研究 論文執筆ガイド　日本心理臨床学会学会誌編集委員会（2012）．

(13) 一流誌にアクセプトされる医学論文執筆のポイント　林 健一（2011）．ライフサイエンス出版

◇コメント

(1) &（13）：医学系雑誌に英語論文を投稿する人は目を通しておきたい。

(2)：EBMの教科書。第2版は日本語版が出版されている。

(3)：「事例研究とは何か」をテーマに，著明な先生方による論考が掲載されている。臨床心理学における事例研究について知りたい方向け。

(4): 医学系の研究論文の書き方やプレゼンテーションの仕方が, 図やイラストを多用して非常にわかりやすく書かれている。
(5) 〜 (9): EBM およびナラティブ・ベイスド・メディスン (NBM) に関心のある方は必読。(5) には, 事例研究に関する詳しい解説あり。
(10): 質的研究の実践についてとてもわかりやすく解説されている。質的研究の入門書として最適。
(11): 心理学系論文を執筆する際は絶対に外せない文献。音楽療法士が読んでも非常にためになる。研究の実施方法や論文の書き方についてステップバイステップで解説されている。
(12): 日本心理臨床学会の会員向けに配布されたマニュアル。

♬♪♫　引用・参考文献　♬♪♫

第1部

♯第1章
呉東進　2009　医学的音楽療法の基礎と臨床　音楽医療研究, 2, 1 - 8.
The Cochrane Library　http://www.thecochranelibrary.com/view/0/index.html
Up To Date　http://www.uptodate.com/home

♯第2章
Bernardi1, L., et al.　2006　Cardiovascular, cerebrovascular, and respiratory changes induced by different types of music in musicians and non-musicians: the importance of silence. *Heart*, **92**, 445-452.
Bernardi1, L., et al.　2009　Dynamic Interactions Between Musical, Cardiovascular, and Cerebral Rhythms in Humans. *Circulation*, **119**, 3171-3180.
Boly, M., et al.　2004　Auditory processing in severely brain injured patients: differences between the minimally conscious state and the persistent vegetative state. *Archives of Neurology*, **61**, 233-238.
Brown, S., et al.　2006　Music and language side by side in the brain: a PET study of the generation of melodies and sentences. *European Journal of Neuroscience*, **23**, 2791-2803.
呉東進　2009a　医学的音楽療法の基礎と臨床　音楽医療研究, 2, 1 - 8.
呉東進　2009b　赤ちゃんは何を聞いているの？―音楽と聴覚からみた乳幼児の発達　北大路書房
Götell, E., et al.　2003　The influence of caregiver singing and background music on posture, movement and sensory awareness in dementia care. *International Psychogeriatrics*, **15**, 411-430.
Grahn, J. A., et al.　2007　Rhythm and Beat Perception in Motor Areas of the Brain. *Journal of Cognitive Neuroscience*, **19**, 893-906.
Hillecke, T., et al.　2005　Scientific perspectives on music therapy. *Annals of the New York Academy of Sciences*, **1060**, 271-282.
Husain, G., et al.　2002　Effects of musical tempo and mode on arousal, mood, and spatial abilities. *Music Perception*, **20**, 151–171.
Jenkins, J. S.　2001　The Mozart effect. *Journal of Royal Society of Medicine*, **94**, 170-172.
Koelsch, S.　2010　Towards a neural basis of music-evoked emotions. *Trends in Cognitive Sciences*, **14**, 131-137.
Koelsch, S. & Siebel, W. A.　2005　Towards a neural basis of music perception. *Trends in Cognitive Sciences*, **9**, 578-584.
Miranda, M., et al.　2010　Refractory nonconvulsive status epilepticus responsive to music as an add-on therapy: a second case. *Epilepsy & Behavior*, **19**, 539-540.
Nakamura, T., et al.　2007　Auditory stimulation affects renal sympathetic nerve activity and blood pressure in rats. *Neuroscience Letter*, **416**, 107-112.
Nakata, T., & Trehub, S. E.　2004　Infants' responsiveness to maternal speech and singing. *Infant Behavior & Development*, **27**, 455-464.
Nilsson, U.　2009　The effect of music intervention in stress response to cardiac surgery in a randomized clinical trial. *Heart & Lung*, **38**, 201-207.
Núñez, M. J., et al.　2002　Music, immunity and cancer. *Life Science*, **71**, 1047-1057.
Panksepp, J., & Bernatzky, G.　2002　Emotional sounds and the brain: the neuro-affective foundations of musical appreciation. *Behavior Processes*, **60**, 133-155.
Rauscher, F. H., et al.　1993　Music and spatial task performance. *Nature*, **365**, 611.

Sacks, O. 2007 *Musicophilia*. New York: Knopf.
Schellenberg, E. G. 2006 Exposure to music: The truth about the consequences. In: G. E. McPherson (Ed.), *The child as musician: A handbook of musical development*. Oxford, UK: Oxford University Press. Pp.111-134.
Schellenberg, E. G., et al. 2005 Music listening and cognitive abilities in 10- and 11-year-olds: the blur effect. *Annals of the New York Academy of Sciences*, **1060**, 202-209.
Schellenberg, E. G., et al. 2007 Exposure to music and cognitive performance: tests of children and adults. *Psychology of Music*, **35**, 5 -19.
Shatin, L. 1970 Alteration of mood via music: a study of the vectoring effect. *J Psychol*, **75**, 81-86.
Starr, A., et al. 1977 Development of auditory function in newborn infants revealed by auditory brainstem potentials. *Pediatrics*, **60**, 831-839.
van der Meulen, I., et al. 2012 Melodic Intonation Therapy: present controversies and future opportunities. *Archives of Physical Medicine and Rehabilitation*, **93**(1 Suppl), S46-52.
Wittwer, J. E., et al. 2013 Rhythmic auditory cueing to improve walking in patients with neurological conditions other than Parkinson's disease – what is the evidence? *Disability and Rehabilitation*, **35**, 164-176.

#第3章

Altenmüller, E., et al. 2009 Neural Reorganization Underlies Improvement in Stroke-induced Motor Dysfunction by Music-supported Therapy. *Annals of the New York Academy of Sciences*, **1169**(1), 395-405.
Bangert, M., & Schlaug, G. 2006 Specialization of the Specialized in Features of External Human Brain Morphology. *European Journal of Neuroscience*, **24**(6), 1832-1834.
Baumann, S., et al. 2008 Enhancement of Auditory-evoked Potentials in Musicians Reflects an Influence of Expertise but not Selective Attention. *Journal of cognitive neuroscience*, **20** (12), 2238-2249.
Bermudez, P., et al. 2009 Neuroanatomical correlates of musicianship as revealed by cortical thickness and voxel-based morphometry. *Cerebral cortex*, **19**(7), 1583-1596.
Foster, N. E. V., & Zatorre, R. J. 2010 Cortical structure predicts success in performing musical transformation judgments. *NeuroImage*, **53**(1), 26-36.
Fujioka, T., et al. 2006 One year of musical training affects development of auditory cortical-evoked fields in young children. *Brain: a journal of neurology*, **129**(10), 2593-2608.
Gaser, C., & Schlaug, G. 2003 Brain structures differ between musicians and non-musicians. *The Journal of Neuroscience*, **23**(27), 9240-9245.
Jancke, L., et al. 2001 Short-term functional plasticity in the human auditory cortex: an fMRI study. *Cognitive Brain Research*, **12**, 479-485.
Lotze, M., et al. 2003 The musician's brain: functional imaging of amateurs and professionals during performance and imagery. *Neuroimage*, **20**, 1817-1829.
Lütkenhöner, B., et al. 2006 Piano tones evoke stronger magnetic fields than pure tones or noise, both in musicians and non-musicians. *NeuroImage*, **30**(3), 927-937.
Margulis, E. H., et al. 2009 Selective neurophysiologic responses to music in instrumentalists with different listening biographies. *Human brain mapping*, **30**(1), 267-275.
Menning, H., et al. 2000 Plastic changes in the auditory cortex induced by intensive frequency discrimination training. *Neuroreport*, **11**, 817–822.
Meyer, M., et al. 2006 Electrical brain imaging reveals spatiotemporal dynamics of timbre perception in humans. *NeuroImage*, **32**(4), 1510-1523.
Mi, S., et al. 2004 LINGO-1 is a component of the Nogo-66 receptor/p75 signaling complex. *Nature Neuroscience*, **7**(3), 221-228.
大石高生 2005 脳の可塑性（基礎の立場から）—サルを使った大脳運動野の破壊後の回復に関する

研究　認知神経科学, 7 (3), 206-210.
Pantev, C., et al.　1998　Increased auditory cortical representation in musicians. *Nature*, 392 (6678), 811-814.
Pantev, C., et al.　1999　Short-term plasticity of the human auditory cortex. *Brain Research*, 842 (1), 192-199.
Pantev, C., et al.　2001　Timbre-specific enhancement of auditory cortical representations in musicians. *Neuroreport*, 12 (1), 169-174.
Rodriguez-Fornells, A., et al.　2012　The involvement of audio-motor coupling in the music‐supported therapy applied to stroke patients. *Annals of the New York Academy of Sciences*, 1252 (1), 282-293.
Schlaug, G., et al.　2008　From singing to speaking: why singing may lead to recovery of expressive language function in patients with broca's aphasia. *Music Perception*, 25 (4), 315-323.
Schlaug, G., et al.　2009　Evidence for plasticity in white-matter tracts of patients with chronic Broca's aphasia undergoing intense intonation-based speech therapy. *Annals of the New York Academy of Sciences*, 1169, 385-394.
Schlaug, G., et al.　2010　From singing to speaking: facilitating recovery from nonfluent aphasia. *Future neurology*, 5 (5), 657-665.
Schneider, P., et al.　2002　Morphology of Heschl's gyrus reflects enhanced activation in the auditory cortex of musicians. *Nature neuroscience*, 5 (7), 688-694.
Schneider, S., et al.　2007　Using musical instruments to improve motor skill recovery following a stroke. *Journal of neurology*, 254 (10), 1339-1346.
Shahin, A. J., et al.　2008　Music training leads to the development of timbre-specific gamma band activity. *NeuroImage*, 41 (1), 113-122.
Shahin, A., et al.　2005　Modulation of P2 auditory-evoked responses by the spectral complexity of musical sounds. *Neuroreport*, 16 (16), 1781-1785.
Schulte, M., et al.　2002　Different Modes of Pitch Perception and Learning-Induced Neuronal Plasticity of the Human Auditory Cortex. *Neural plasticity*, 9 (3), 161-175.
Zarate, J. M., et al.　2010　Vocal accuracy and neural plasticity following micromelody-discrimination training. *PLoS One*, 5, e11181.

♯第4章
呉東進　2010　医学的音楽療法の対象と位置づけ　音楽医療研究, 3, 1-2.
Nash, S. D., et al.　2011　The prevalence of hearing impairment and associated risk factors: the Beaver Dam Offspring Study. *Archives of Otolaryngology-Head and Neck Surgery*, 137, 432-439.
NIDCD（National Institute on Deafness and Other Communication disorders）　2013　http://www.nidcd.nih.gov/health/hearing/Pages/presbycusis.aspx
Blevins, N. H.　2013　Presbycusis. Up To Date
The Cochrane Library　http://www.thecochranelibrary.com/view/0/index.html

♯第5章
Egan, B., et al.　2012　Availability of complementary and alternative medicine for people with cancer in the British National Health Service: results of a national survey. *Complement Ther Clin Pract*, 18, 75-80.
市江雅芳　2008　本邦における音楽療法の現状と問題点—将来に向けての提言　音楽医療研究, 1, 4-14.
大前哲彦　2004　認定音楽療法士の臨床に関するアンケート調査の報告　日本音楽療法学会ニュース, 7, 12-14.

#第6章

井村恒郎　1952　心理療法　世界社

Michael H. Thaut　2005　*Rhythm, Music, and the Brain: Scientific Foundations and Clinical Applications*. London, New York: Taylor & Francis　三好恒明・頼島　敬・伊藤　智・柿崎次子・糟谷由香・柴田麻美（訳）2011　新版リズム，音楽，脳—神経学的音楽療法の科学的根拠と臨床応用　協同医書出版社

Wolberg, L. R.　1954　*The technique of psychotherapy*. New York, NY: Grune & Stratton.　高橋雅春（訳）1963　サイコセラピー入門　誠信書房

第2部

#第7章

天野功二・森田達也　2011　悪心・嘔吐　がん身体症状マネジメントをめぐる問題　内富庸介・小川朝生（編）精神腫瘍学　医学書院　Pp.72-75.

Barry, P., et al.　2010　Music therapy CD creation for initial pediatric radiation therapy: A mixed methods analysis. *Journal of Music Therapy*, **47**(3), 233-263.

Bradt, J., et al.　2011　Music interventions for improving psychological and physical outcomes in cancer patients. *Cochrane Database Syst Rev* (8), CD006911. DOI: 10.1002/14651858. CD006911. pub2

Burns, D., & Woolrich, J.　2004　The bonny method of guided imagery and music. In A. A. Darrow (Ed.), *Introduction to approches in music therapy*. MD: Silver Spring, American Music Therapy Association. Pp.53-62

Burns, D. S., et al.　2005　Cancer patients' interest and preferences for music therapy. *Journal of Music Therapy*, **42**(3), 185-199.

Dileo, C.　1999　Songs for living: The use of songs in the treatment. In C. Dileo (Ed.), *Music therapy and medicine: Theoretical and clinical applications* (Vol.151-166). MD: Silver Spring, American Music Therapy Association.

Gallagher, L. M.　2011　The role of music therapy in palliative medicine and supportive care. *Seminars in Oncology*, **38**(3), 403-406. DOI: 10.1053/j. seminoncol.2011.03.010

Gfeller, K.　2008　Music therapy, medicine, and well-being. In W. B. Davis, K. Gfeller & M. Thaut (Eds.), *An introduction to music therapy* (2nd ed.) MD: Silver Spring, American Music Therapy Association. Pp.305-341.

Grocke, D., & Wigram, T.　2006　*Receptive methods in music therapy*. London: Jessica Kingsley Publishers.

Hilliard, R. E.　2006　Music therapy in pediatric oncology: A review of the literature. *Journal of the Society for Integrative Oncology*, **4**(2), 75-78.

Kruse, J.　2003　Music therapy in United States cancer settings: Recent trends in practice. *Music Therapy Perspectives*, **21**(2), 89-98.

Magill, L.　2006　Role of music therapy in integrative oncology. *Journal of the Society for Integrative Oncology*, **4**(2), 79-81.

宮下光令　2011　QOL尺度　内富庸介・小川朝生（編）精神腫瘍学　医学書院　Pp.215-227.

Nightingale, C. L., et al.　2013　The impact of music interventions on anxiety for adult cancer patients: A meta-analysis and systematic review. *Integrative Cancer Therapies*. DOI: 10.1177/1534735413485817.

新倉晶子ら　2005　がん患者の倦怠感緩和に効果をもたらす音楽療法：その方法と効果 焦点 がん患者の倦怠感と緩和ケア　看護技術, **51**(7), 619-623.

O'Callaghan, C.　2006　Clinical issues: Music therapy in an adult cancer inpatient treatment setting. *Journal of the Society for Integrative Oncology*, **4**(2), 57-61.

奥山徹　2011　睡眠障害　内富庸介・小川朝生（編）精神腫瘍学　医学書院　Pp.89-96.

Robb, S. L., & Ebberts, A. G. 2003 Songwriting and digital video production interventions for pediatric patients undergoing bone marrow transplantation, part II: An analysis of patient-generated songs and patient perceptions regarding intervention efficacy. *Journal of Pediatric Oncology Nursing*, **20**(1), 16-25.
清水研　2011a　うつ病，適応障害　内富庸介・小川朝生（編）精神腫瘍学　医学書院　Pp.96-108.
清水研　2011b　不安障害　内富庸介・小川朝生（編）精神腫瘍学　医学書院　Pp.116-120.
Standley, J. M. 1992 Clinical applications of music and chemotherapy: The effects on nausea and emesis. *Music Therapy Perspectives*, **10**(1), 27-35.
Standley, J. M. 2000 Music research in medical treatment. *Effectiveness of music therapy procedures: Documentation of research and clinical practice* (3rd ed.) MD: Silver Spring, American Music Therapy Association. Pp.1-64.
Zhang, J. M., et al. 2012 Music interventions for psychological and physical outcomes in cancer: A systematic review and meta-analysis. *Supportive Care in Cancer*, **20**(12), 3043-3053.

♯第8章

安藤泰至・高橋都（編）　2012　シリーズ生命倫理学・終末期医療　丸善出版
福岡伸一　2014　動的平衡・ダイアローグ　木楽舎
村田久行　2012　スピリチュアルケアの概念　田村恵子・河正子・森田達也（編）　看護に活かすスピリチュアルケアの手引　青海社　Pp.1-11.
日本医師会　2008　平成18・19年度生命倫理懇談会答申　終末期医療に関するガイドラインについて　平成20年2月
日本学術会議　2008　終末期医療のあり方について―亜急性型の終末期について―　臨床医学委員会終末期医療分科会　http://www.scj.go.jp/ja/info/kohyo/pdf/kohyo-20-t51-2.pdf　（2014年3月12日現在）
日本救急医学会　2007　救急医療における終末期医療に関する提言（ガイドライン）　緊急医療における終末医療のあり方に関する特別委員会　http://www.jaam.jp/html/info/info-20071116.pdf　（2014年3月12日現在）
日本小児科学会　2012　重篤な疾患を持つ子どもの医療をめぐる話し合いのガイドライン　2012年4月20日
新倉晶子　2000　ホスピス緩和ケアの音楽療法　加藤美知子・新倉晶子・奥村知子　音楽療法の実践　高齢者／緩和ケアの現場から　春秋社　Pp.147-152.
白土明美・森田達也　2010　遺族からみた終末期がん患者の家族の希望を支え，将来に備えるための望ましいケア　日本ホスピス・緩和ケア研究振興財団（編）　遺族によるホスピス・緩和ケアの質の評価に関する研究　Pp.69-74.
The Cochrane Collaboration 2010 『The Cochrane Library, Issue 11』JohnWiley & Sons, Ltd.
山崎章郎　2013　よくわかるスピリチュアルペインとそのケア―その理論と実際―　死の臨床 62, **36**(2), 242.

♯第9章

Aasgaard, T. 1999 Music therapy as a milieu in the hospice and paediatric oncology ward. In D. Aldridge (Ed.), *Music Therapy in Palliative Care: New Voices*. London: Jessica Kingsley Publishers. Pp.29-42.
Aasgaard, T. 2001 An ecology of love: Aspects of music therapy in the pediatric oncology environment. *Journal of Palliative Care*, **17**(3), 177-181.
Bradt, J., & Dileo, C. 2011 Music therapy for end-of-life care (review). The Cochrane collaboration. Issue 3.
Bright, R. 2002 *Supportive eclectic music therapy for grief and loss: A practical handbook for professionals*. St. Louis, MO: MMB Music, Inc.
Cadesky, N. 2005 The clinical use of therapist's voice and improvisation in end of life care. In

C. Dileo & J. Loewy (Eds.), *Music therapy at the end of life*. Cherry Hill, NJ: Jeffrey Books. Pp.203-210.

Daveson, R., & Kennelly, J. 2000 Music therapy in palliative care for hospitalized children and adolescents. *Journal of Palliative Care*, **16**(1), 35-38.

Dileo, C., & Dneaster, D. 2005 Music therapy at the end of life: State of the art. In C. Dileo & J. Loewy (Eds.), *Music therapy at the end of life*. Cherry Hill, NJ: Jeffrey Books. Pp.xix-xxvii.

Dun, B. 1999 Music therapy in children's hospital. In D. Aldridge (Ed.), *Music Therapy in Palliative Care: New Voices*. London: Jessica Kingsley Publishers. Pp.59-67.

Hendricks-Ferguson, V. 2008 Physical symptoms of children receiving pediatric hospice care at home during the last week of life. *Oncology Nursing Forum*, **35**(6), Pp.108-115.

Hilliard, R. 2003 Music therapy in pediatric palliative care: Complementing the interdisciplinary approach. *Journal of Palliative Care*, **19**(2), 127-132.

Huang, I., et. al. 2010 Measuring quality of life in pediatric palliative care: Challenges and potential solutions. *Palliative Medicine*, **24**(2), 175-182.

Jacquet, C. 2011 Music therapy and pediatrics: Impact on the parent-child relationship. *Canadian Journal of Music Therapy*, **17**(1), 95-103.

Krout, R. 2005 The use of therapist-composed song in end of life music therapy care. In C. Dileo & J. Loewy (Eds.), *Music therapy at the end of life*. Cherry Hill, NJ: Jeffrey Books. Pp.129-140.

Lindenfelser, K. 2005 Parents' voices supporting music therapy within pediatric palliative care. *Voices: A World Forum for Music Therapy*, **5**(3), Retrieved May 16, 2013 from https://normt.uib.no/index.php/voicesarticle/view/233/177.

Lindenfelser, K. 2008 Bereaved parents' experiences of music therapy with their terminally ill child. *Journal of Music Therapy*, **45**(3), 330-348.

Loewy, J., & Stewart, K. 2005 The use of lullabies as a transient motif in end of life. In C. Dileo & J. Loewy (Eds.), *Music therapy at the end of life*. Cherry Hill, NJ: Jeffrey Books. Pp.141-148.

Macdonald, M. E., et. al. 2005 Parental perspectives on hospital staff members' acts of kindness and commemoration after a child's death. *Pediatrics*, **116**(4), 884-890.

Magill, L. 2005 Music therapy: Enhancing spirituality at the end of life. In C. Dileo & J. Loewy (Eds.), *Music therapy at the end of life*. Cherry Hill, NJ: Jeffrey Books. Pp.3-17.

Michaelson, K., & Steinhorn, D. 2007 Pediatric end-of-life issues and palliative care. *Clinical Pediatric Emergency Medicine*, **8**, 212-219.

O'Callaghan, C. 2005 Songwriting in threatened lives. In C. Dileo & J. Loewy (Eds.), *Music therapy at the end of life*. Cherry Hill, NJ: Jeffrey Books.

O'Callaghan, C. 2008 Lullament: Lullaby and lament therapeutic qualities actualized through music therapy. *American Journal of Hospice and Palliative Medicine*, **25**(2), 93-99.

Pavlicevic, M. 1999 *Music therapy: Intimate notes*. London: Jessica Kingsley Publishers.

Rees, C. 2005 Brief encounters. In M. Pavlicevic (Ed.), *Music therapy in children's hospices: Jessie's Fund in action*. London: Jessica Kingsley Publishers. Pp.81-94.

Schneider, S. 2005 Environmental music therapy, life, death and the ICU. In C. Dileo & J. Loewy (Eds.), *Music therapy at the end of life*. Cherry Hill, NJ: Jeffrey Books. Pp.219-225.

Sweeney-Brown, C. 2005 Music and medicine: Music therapy within a medical setting. In M. Pavlicevic (Ed.), *Music therapy in children's hospices: Jessie's Fund in action*. London: Jessica Kingsley Publishers. Pp.48-61.

Whitehead, P. 2011 Music therapy for end-of-life care. *Clinical Journal of Oncology Nursing*, **15**(6), 697-698. DOI: 10.1188/11.CJON.697-698.

World Health Organization. 1998 *WHO definition of palliative care*. Retrieved from http://www.who.int/cancer/palliative/definition/en/

Zabin, A. H.　2005　Lessons learned from dying: Stories from a music therapist. *Music Therapy Perspectives*, **23**(1), 70-75.

#第10章
Andreasen, J. J., et al.　2003　*Hjerteklapoperation*. Patient information about heart valve operation. Denmark: Aalborg Hospital. Århus University Hospital, Heart and Lung Surgical Department.

Barnason, S., et al.　1995(March/April)　The effects of music interventions on anxiety in the patient after coronary artery bypass grafting. *Heart and Lung*, **24**(2), 124-132.

Benson, H.　1975/2000　*The Relaxation Response*. New York: HarperCollins.

Bradt, J., & Dileo, C.　2009　Music for stress and anxiety reduction in coronary heart disease patients. *Cochrane Database of Systematic Reviews* 2009, Issue 2. Art. No.: CD006577. DOI: 10.1002/14651858. CD006577.pub2.

Bradt, J., et al.　2013　Music interventions for preoperative anxiety. *Cochrane Database of Systematic Reviews* 2013, Issue 6. Art. No.: CD006908. DOI: 10.1002/14651858.CD006908.pub2.

Bruscia, K. E.　1998　*Defining Music Therapy, second edition*. Gilsum, NH: Barcelona

Cepeda, M. S., et al.　2010　Music for pain relief. *Cochrane Database of Systematic Reviews* 2006, Issue 2. Art. No.: CD004843. DOI: 10.1002/ 14651858.CD004843.pub2. Edited (no change to conclusions), published in Issue 8, 2010.

Denber, H.　1995　*Cardiac Surgery: Biological and psychological implications*. Armonk, New York: Futura Publishing.

DHF　The Danish Heart Foundation: *www.hjerteforeningen.dk*. February 2013.

DHF　2003　Psykologisk selvhjælp efter en hjertesygdom – om følelsesmæssige reaktioner (Psychological self help after a heart disease – on emotional reactions) 2003. Denmark: DHF (pamphlet). http://www.hjerteforeningen.dk

Dileo, C., & Bradt, J.　2005　*Medical music therapy: A meta-analysis & agenda for future research*. Cherry Hill: Jeffrey Books.

Dileo, C., & Bradt, J.　2007　Music therapy: applications to stress management. In P. Lehrer, R. Woolfolk (Ed.), *Principles and practice of stress management*. (3rd ed.) New York: Guilford Press. Pp.519-544.

Dileo, C., & Reuer, B.　2007　Applications of Music Therapy in the Continuum of Care for the Cardiac Patient. In J. H. K. Vogel (Ed.), *Integrative Cardiology: Complementary and Alternative Medicine for the Heart*. USA: McGraw-Hill Medical.

Elliott, D.　1994　The effects of music and muscle relaxation on patient anxiety in a coronary care unit. *Heart & lung*, 1994(Jan-Feb), 27-35.

Grocke, D., & Wigram, T.　2007　*Receptive Methods in Music Therapy*. London, UK: Jessica Kingsley Publishers.

Matthews, G., et al.　1990　Refining the measurement of mood: The UWIST Mood Adjective Checklist. *British Journal of Psychology*, **81**, 17-42.

McNair, D., et al. revised　1992　*Profile of Mood States*. San Diego, CA: Educational and Industrial testing Service (1971).

Robb, S. L.　2000　Music assisted Progressive Muscle Relaxation, Progressive Muscle Relaxation; American Music Therapy Association. *Journal of Music Therapy*, XXXVII (1), 2 -21.

Short, A., et al.　2012　Exploring the Role of Music Therapy in Cardiac Rehabilitation After Cardiothoracic Surgery. *Journal of Cardiovascular Nursing*, **28**(6), E74-81.

Schou, K.　2008　*Music Therapy for Post Operative Cardiac Patients: A Randomised Controlled Trial (RCT) of the Effect of Guided Relaxation with Music (GAM) on Anxiety, Pain, Mood*. Doctoral thesis. Aalborg: Aalborg University.http://www.mt-phd.aau.dk/digitalAssets/6/6484_karin_schou_thesis.pdf

Schou, K., & Bonde, L. O. 2013 In press Musikterapi med voksne med somatiske sygdomme (hjertesygdomme, kræft)（Music therapy with adults with somatic diseases（coronary heart disease and cancer）. In L. O. Bonde（Ed.）, *Når ord ikke slår til*（New edition of a handbook on music therapy）.

Shacham, S. 1983 A Shortened Version of the Profile of Mood States. *Journal of Personality Assessment*, **47**(3), 305-306.

Short, A. 2002 *Guided Imagery and Music in Medical Care*. In K. E. Bruscia & D. E. Grocke 2002 Guided Imagery and Music. The Bonny Method and Beyond. Gilsum, NH: Barcelona.

Short, A. E. 2003 *Holistic Aspects of Rehabilitation Post-Cardiac Surgery in the Bonny Method of Guided Imagery and Music*. Unpublished PhD Dissertation. Sydney: University of Technology.

Short, A., et al. 2013 Exploring the Role of Music Therapy in Cardiac Rehabilitation After Cardiothoracic Surgery: A Qualitative Study Using the Bonny Method of Guided Imagery and Music. *Journal of Cardiovascular Nursing*, **28**, E74-81.

Spiegel, D. 1991 A psychosocial intervention and survival time of patients with metastatic breast cancer. *Advances–The Journal of Mind-Body Health*, **7**, 10-19.

Spindler, H., & Pedersen, S. 2005 Posttraumatic Stress Disorder in the Wake of Heart Disease: Prevalence, Risk Factors, and Future Research Directions. *Psychosomatic Medicine*, **67**, 715-723.

Standley, J. M. 1986 Music research in medical/dental treatment: a meta-analysis and clinical implications. *Journal of Music Therapy*, **23**, 56-122.

Standley, J. M. 2000 Music research in medical treatment. *Effectiveness of music therapy procedures: Documentation of research and clinical practice*. (3rd Ed.) Silver Spring: American Music Therapy Association. Pp.1-64.

White, J. 1992 Music Therapy: An Intervention to Reduce Anxiety in the Myocardial Infarction Patient. *Clinical Nurse Specialist*, **6**(2), 58-63.

WHO（World Health Organization）. Data and statistics on Coronary Heart Disease（23. 05. 2013）http://www.who.int/topics/cardiovascular_diseases

Wigram, T. 2004 *Improvisation*. London: Jessica Kingsley.

第11章

Bradsyaw, D. H., et al. 2011 Individual Differences in the Effects of Music Engagement on Responses to Painful Stimulation. *Journal of Pain*, **12**(12), 1262-1273.

Cepeda, M. S., et al. 2003 What decline in pain intensity is meaningful to patients with acute pain? *Pain*, **105**, 151-157.

Cepeda, M. S., et al. 2010 "Music for pain relief（Review）". The Cochrane Collaboration.

Eisenberger, N. I., et al. 2003 Does rejection hurt? An FMRI study of social exclusion. *Science*, **302**, 290-292.

Gilbert, Y. W., et al. 2004 Effect of Neurolytic Celiac Plexus Block on Pain Relief, Quality of Life, and Survival in Patients With Unresectable Pancreatic Cancer. *JAMA*, **291**(9), 1092-1099.

Hargreaves, D. J., & North, A. C.（Eds.） 1996 *The Social Psychology of Music*. Oxford: Oxford University Press. 磯部二郎・沖野成紀・小柴はるみ・佐藤典子・福田達夫（訳）2004 音楽の社会心理学―人はなぜ音楽を聴くのか 東海大学出版会 Pp.307-327

笠井史人・小島寿子 2013 基礎から学ぶリハビリテーションと音楽療法―チーム医療に必要な知識とアプローチ 音楽之友社

荻野祐一・斉藤繁 2009 痛みと情動 ペインクリニック, **30**(7), 914-921.

Standley, J. 1995 Music as a Therapeutic Intervention in Medical and Dental Treatment: Research and Clinical Applications. In T. Wigram, B. Saperston & R. West（Eds.）, *The Art & Science of Music Therapy: A Handbook*. Amsterdam: Harwood Academic Publishers.

Pp.3-22.
Toms, L., et al. 2008 "Single dose oral paracetamol (acetaminophen) for postoperative pain in adults". The Cochrane Collaboration.

♯第12章

馬場存ら　2002　精神分裂病慢性期における音楽療法の効果　精神科治療学, 7, 581-587.
馬場存　2011　統合失調症の音楽療法の奏効機序に関する精神病理学的考察　音楽医療研究, 4, 14-26.
馬場謙一　1990　精神療法　保崎秀夫（編著）新精神医学　文光堂 Pp.533-552.
板東浩ら　2010　音楽療法　治療, 92, 314-321.
Blankenburg, W.　1971　*Der Verlust der natülichen Selbstverständlichkeit: Ein Beitrag zur psychopathologie symptomarmer Schizophrenien.* Stuttgart: Ferdinand Enke Verlag.　木村敏ほか（訳）1978　自明性の喪失―分裂病の現象学　みすず書房
Bruscia, K. E.　1987　*Improvisational Models of Music Therapy.* Springfield: Charles C Thomas Publisher.　林庸二ほか（訳）1999　即興音楽療法の諸理論（上）　人間と歴史社
濱田秀伯　2005　精神医学エッセンス　弘文堂
濱田秀伯　2009　精神症候学第2版　弘文堂
Hogarty, G. E., et al.　1991　Family Psychoeducation, Social Skills Training, and Maintenance Chemotherapy in the Aftercare Treatment of Schizophrenia: II. Two-Year Effects of a Controlled Study on Relapse and Adjustment. *Arch Gen Psychiatry,* 48, 340-347.
市橋秀夫　2010　現代型うつ病―変貌する臨床像の変化とその対応　医学のあゆみ　別冊　最新うつ病のすべて, 22-27.
兼本浩祐・千田真典・加藤悦史　2011　投薬が不可欠なうつ病があることを忘れないこと　精神科治療学, 26, 3-8.
風祭元　1983　薬物療法からみた精神障害の治癒　臨床精神病理, 4, 9-15.
木村敏　1982　時間と自己　中央公論新社
古茶大樹・針間博彦　2010　病の「種」と「類型」,「階層原則」：精神障害の分類の原則について　臨床精神病理, 31, 7-17.
Maratos, A. S., et al.　2008　Music therapy for depression. *Cochrane Database Syst Rev,* 23.
Meyer, L. B.　1956　Emotion and Meaning in Music. In R. Aiello (Ed.), *Musical Perceptions.* Oxford: Oxford University Press.　上田和夫（訳）1998　音楽の認知心理学　誠信書房
水野雅文ら　2000　精神科リハビリテーションワークブック　中央法規
水野雅文　2009　地域精神医療　野村総一郎・樋口輝彦・尾崎紀夫（編）標準精神医学　医学書院 Pp.174-189.
Mössler, K., et al.　2011　Music therapy for people with schizophrenia and schizophrenia-like disorders. *Cochrane Database Syst Rev,* 7.
村井靖児　1995　音楽療法の基礎　音楽之友社
村井靖児　1998　音楽療法からみた分裂病の回復過程　精神科治療学, 13, 1225-1231.
村井靖児ら　1988　精神病院での音楽療法　アートセラピー　日本文化科学社
西園昌久　1990　精神療法　保崎秀夫他（編）新版精神医学事典　弘文堂 Pp.469-470.
尾崎紀夫　2009　気分障害　野村総一郎・樋口輝彦・尾崎紀夫（編）標準精神医学　医学書院 Pp.289-316.
Ruud, E.　1980　*Music Therapy and its Relationship to Current Treatment Theories.* St. Louis: Magnamusic-Baton.　村井靖児（訳）1992　音楽療法―理論と背景　ユリシス・出版部
鈴木道雄　2009　統合失調症　野村総一郎・樋口輝彦・尾崎紀夫（編）標準精神医学　医学書院 Pp.266-288.
徳田良仁ら　1998　芸術療法2実践編　岩崎学術出版社

#第13章

Baker, F. 2001 The effects of live, taped, and no music on people experiencing posttraumatic amnesia. *Journal of Music Therapy*, **38**, 170-192.

Baker, F., et al. 2005 The effects of a song-singing program on the affective speaking intonation of people with traumatic brain injury. *Brain Injury*, **19**, 519-528.

Bradt, J., et al. 2010 Music therapy for acquired brain injury (Review). *Cochrane Database of Systematic Reviews*, **7**, CD006787.

Giacino, J. T., et al. 2002 The minimally conscious state: Definition and diagnostic criteria. *Neurology*, **58**, 349-353.

Guétin, S., et al. 2009 The effect of music therapy on mood and anxiety-depression: an observational study in institutionalised patients with traumatic brain injury. *Annals of Physical and Rehabilitation Medicine*, 52, 30-40.

Jeong, E., & Lesiuk, T. L. 2011 Development and preliminary evaluation of a music-based attention assessment for patients with traumatic brain injury. *Journal of Music Therapy*, **48**, 551-572.

厚生労働省 2008 高次脳機能障害者支援の手引き(改訂第2版)」 社会・援護局障害保健福祉部 国立障害者リハビリテーションセンター http://www.rehab.go.jp/ri/brain_fukyu/index.shtml

Laureys, S. 2007 Eyes open, brain shut. *Scientific American*, **296**, 84-89. 古川奈々子(訳)2007 日経サイエンス8月号 日本経済新聞社 Pp.94-100.

Magee, W. L. 2007 Music as a diagnostic tool in low awareness states: considering limbic responses. *Brain Injury*, **21**, 593-599.

O'Kelly, J. & Magee, W. L. 2013 The complementary role of music therapy in the detection of awareness in disorders of consciousness: an audit of concurrent SMART and MATADOC assessments. *Neuropsychol Rehabilitation*, **23**, 287-298.

奥村歩 2008 音楽で脳はここまで再生する 人間と歴史社

奥村由香 2007 交通事故の頭部外傷の遷延性意識障害に対する気づきを促す音楽療法 発達臨床研究, **25**, 31-38.

Okumura, Y., et al. 2014 Brain activation by music in patients in a vegetative or minimally conscious state following diffuse brain injury. *Brain Injury*, Early Online:1-7. DOI:10.3109/02699052.2014.888477

奥村由香ら 2008 交通事故の頭部外傷による脳機能障害に対する認知音楽療法 日本音楽療法学会誌, **8**, 13-24.

篠田淳 2011 遷延性意識障害の病態 BRAIN12月号 医学出版 Pp.320-327.

Thaut, M. H., et al. 2009 Neurologic music therapy improves executive function and emotional adjustment in traumatic brain injury rehabilitation. *Annals of the New York Academy of Sciences*, **1169**, 406-416.

#第14章

Altenmüller, E., et al. 2011 Neural reorganization underlies improvement in stroke-induced motor dysfunction by music-supported therapy. *Ann NY Acad Sci*, **1169**, 395-405.

Amengual, J. L., et al. 2013 Sensorimotor plasticity after music-supported therapy in chronic stroke patients revealed by transcranial magnetic stimulation. *PLoS ONE*, **8**(4), e61883. DOI:10.1371/journal.pone. 0061883.

Bradt, J., et al. 2010 Music therapy for acquired brain injury. *Cochrane Database of Systematic Reviews 2010*, Issue 7. Art. No.: CD006787. DOI: 10.1002/14651858. CD006787.pub2.

Hayden, E., et al. 2009 The effect of rhythmic auditory stimulation (RAS) on physical therapy outcomes for patients in gait training following stroke: a feasibility study. *Int J Neurosci*, **119**, 2183-2195.

Jun, E-M., et al. 2012 The effect of music-movement therapy on physical and psychological states of stroke patients. *J Clin Nursing*, **22**, 22-31.
Jeong, S. T., & Kim, M. T. 2007 Effects of a theory-driven music and movement program for stroke survivors in a community setting. *Applied Nursing Research*, **20**, 125-131.
Rojo, N., et al. 2011 Music-supported therapy induces plasticity in the sensorimotor cortex in chronic stroke: a single-case study using multimodal imaging (fMRI-TMS). *Brain Injury*, **25**(7-8), 787-793.
Säkämö, T., et al. 2008 Music listening enhances cognitive recovery and mood after middle cerebral artery stroke. *Brain*, **131**, 866-876.
Satoh, M., & Kuzuhara, S. 2008 Training in mental singing while walking improves gait disturbance in Parkinson's disease patients. *Eur Neurol*, **60**, 237-243.
Schneider, S., et al. 2007 Using musical instruments to improve motor skill recovery following a stroke. *J Neurol*, **254**, 1339-1346.
Thaut, M. H., et al. 1999 The connection between rhythmicity and brain function. *IEEE Engineering in Medicine and Biology Magazine*, **18**(2), 101-108.

#第15章

Bellelli, G., et al. 2012 Music interventions against agitated behavior in elderly persons with dementia: a cost-effective perspective. *Int J Geriatr Psychiatry*, **27**, 327.
Kurz, A. F., et al. 2011 The clinical significance of cognition-focused interventions for cognitively impaired older adults: a systematic review of randomized controlled trials. *Int Psychogeriatrics*, **11**, 1-12.
Hyman, B. T., & Goez-Isala, T. 1996 Neuropathological markers of impaired cognition in the entorhinal cortex. *Neurobiol Aging*, **17**(6), 940-941.
Hermans, D., et al. 2009 Non-pharmacological interventions for wandering of people with dementia in the domestic setting. *The Cochrane Library*, Issue 4. CD005994. DOI: 10.1002/14651858.CD005994.pub2.
Irish, M., et al. 2006 Investigating the enhancing effect of music on autobiographical memory in mild Alzheimer's disease. *Dement Geriatr Cogn Disord*, **22**, 108-120.
Lin, Y., et al. 2011 Effectiveness of group music intervention against agitated behavior in elderly persons. *International Journal of Geriatric Psychiatry*, **26**(Issue7), 670–678.
Matsumoto, N., et al. 2007 Caregiver burden associated with behavioral and psychological symptoms of dementia in elderly people in the local community. *Dement Geriatr Cogn Disord*, **23**(4), 219-224.
McDermott, O., et al. 2013 Music therapy in dementia: a narrative synthesis systematic review. *Int J Geriatr Psychiatry*, **28**(8), 781-794.
Simmons-Stern, N. R., et al. 2010 Music as a memory enhancer in patients with Alzheimer's disease. *Neuropsychologia*, **48**, 3164-3167.
Thompson, R. G., et al. 2005 Music enhances category fluency in healthy older adults and Alzheimer's disease patients. *Exp Aging Res*, **31**, 91-99.
Ueda, T., et al. 2013 Effects of music therapy on behavioral and psychological symptoms of dementia: A systematic review and meta-analysis. *Ageing Res Rev.*, **12**, 628-641.
Vasionyté, I., & Madison, G. 2013 Musical intervention for patients with dementia: a meta-analysis. *J Clin Nursing*, **22**, 1203-1216.
Vink, A. C., et al. 2011 Music therapy for people with dementia. *The Cochrane Library*, Issue 3. CD003477. DOI: 10.1002/14651858.CD003477.pub2.

#第16章

Cummings, J. L. 1992 Depression and Parkinson's disease: a review. *Am J Psychiatry*, **146**, 443-454.

Enzensberger, W., & Fischer, P-A. 1996 Metronome in Parkinson's disease. *Lancet,* **347**, 1337.
林明人 2012 パーキンソン病に効く音楽療法CDブック マキノ出版
Keus, S. H., et al. 2007 Practice Recommendations Development Group.：Evidence-based analysis of physical therapy in Parkinson's disease with recommendations for practice and research. *Mov Disord,* **22**(4), 451-60.
日本神経学会（監修） 2011 「パーキンソン病治療ガイドライン」作成委員会（編集）パーキンソン病治療ガイドライン2011 医学書院
Thaut, M. H., et al. 1996 Rhythmic auditory stimulation in gait training for Parkinson's disease patients. *Mov Disord,* **11**, 193-200.

♯第17章

Belin, P., et al. 1996 Recovery from nonfluent aphasia after melodic intonation therapy: a PET study. *Neurology,* **47**, 1504-1511.
Breier, J. I., et al. 2010 Changes in maps of language activity activation following melodic intonation therapy using magnetoencephalography: Two case studies. *J Clin Exp Neuropsychology,* **32**, 309-314.
Curtis, M. E., & Bharucha, J. J. 2010 The minor third communicates sadness in speech, mirroring its use in music. *Emotion,* **10**(3), 335-348.
Jeffries, K. J., et al. 2003 Words in melody: an H (2) 15O PET study of brain activation during singing and speaking. *Neuroreport,* **14**(5), 749-754.
長田乾・横山絵里子 2003 失語症回復の脳内メカニズム 神経進歩, **47**(5), 781-795.
Neurology 1994 Assessment; Melodic intonation therapy. Report of the Therapeutics and Technology Assessment Subcommittee of the American Academy of Neurology. *Neurology,* **44**, 566-568.
Norton, A., et al. 2009 Melodic Intonation Therapy: Shared insights on how it is done and why it might help. *Ann NY Acad Sci,* **1169**, 431-436.
Maess, B., et al. 2001 Musical syntax is processed in Broca's area: an MEG study. *Nat Neurosci,* **4**(5), 540-545.
Mesulam, M. M. 1982 Slowly progressive aphasia without generalized dementia. *Ann Neurol,* **11**, 592-598.
Mimura, M., et al. 1998 Prospective and retrospective studies of recovery in aphasia. *Brain,* **121**, 2083-2094.
Patel, A. D., et al. 1998 Processing syntactic relations in language and music: an event-related prtential study. *J Cogn Neurosci,* **10**(6), 717-733.
Patel, A. D. 2003 Language, music, syntax and the brain. *Nat Neurosci,* **6**, 674-681.
Racette, A., et al. 2006 Making non-fluent aphasics speak: sing along! *Brain,* **129**, 2571-2584.
Richter, M., et al. 2008 Association between therapy outcome and right-hemispheric activation in chronic aphasia. *Brain,* **131**, 1391-1401.
Saito, Y., et al. 2006 Cerebral networks for spontaneous and synchronized singing and speaking. *Neuroreport,* **17**, 1893-1897.
佐藤正之 2012 失音楽症 神経内科, **76**(4), 323-327.
Schlaug, G., et al. 2009 Evidence for plasticity in white-matter tracts of patients with chronic Broca's aphasia undergoing intense intonation-based speech therapy. *The Neurosciences and Music III—Disorders and Plasticity,* **1169**, 385–394. DOI: 10.1111/j.1749-6632.2009.04587. x _c 2009 New York Academy of Sciences.
関啓子・杉下守弘 1983 メロディックイントネーション療法によって改善のみられたBroca失語の一例 脳と神経, **35**, 1031-1037.
Stahl, B., et al. 2011 Rhythm in disguise: why singing may not hold the key to recovery from aphasia. *Brain,* **134**, 3083-3093.

Tamplin, J., et al. 2013 'Stroke a Chord': The effect of singing in a community choir on mood and social engagement for people living with aphasia following a stroke. *NeuroRehabilitation*, **32**(4), 929-941.
Van der Meulen, I., et al. 2012 Melodic intonation therapy: present controversies and future opportunities. *Arch Phys Med Rehabil*, **93**, Suppl 1, S46-S52.

♯第18章
Bradt, J., et al. 2010 Music interventions for mechanically ventilated patients. Cochrane reviews
Forrest, L. C. 2002 Using Music Therapy in the Symptom Management of Patients with Motor Neurone Disease. In J. Fachner & D. Aldridge (eds.), *Dialogue and Debate -Conference Proceedings of the 10th World Congress on Music Therapy*. Pp.583-601.
服部優子 2012 筋萎縮性側索硬化症患者に対する訪問音楽療法－日本ALS協会愛知県支部との協力で 日本音楽療法学会東海支部研究紀要, **3**, 47-62.
Horne-Thompson, A., & Bolger, K. 2010 An investigation comparing the effectiveness of a live music therapy session and recorded music in reducing anxiety for patients with amyotrophic lateral sclerosis / motor neurone disease *Australian Journal of Music Therapy*, **21**, 23-38.
加戸敬子・竹末千賀子 2013 ALSへの音楽療法によるケア 日本ALS協会（編）新ALSケアブック第二版 川島書店 Pp.166-175.
岸田由起 2012 ALS訪問音楽療法 音楽により夫婦で人生を振り返り現在を肯定出来た1事例 近畿音楽療法学会誌, **10**, 61-67.
近藤清彦 2004 筋萎縮性側索硬化症（ALS）患者の在宅ケアにおける音楽療法の意義 財団法人在宅医療助成勇美記念財団2003年度報告書
近藤清彦 2006 ALS患者を支えるネットワーク 脳と神経, **58**, 653-659.
近藤清彦 2007a 筋萎縮性側索硬化症と音楽療法－在宅医療の立場から 神経内科, **67**, 243-251.
近藤清彦 2007b 在宅神経難病患者における訪問音楽療法の有用性の検討 平成18年度ヒューマンケア実践研究支援事業研究成果報告書 財団法人ひょうご震災記念21世紀研究機構 Pp.43-66.
近藤清彦 2008 神経難病と音楽療法 近畿音楽療法学会誌, **7**, 54-62.
近藤清彦 2009 音楽療法は患者だけでなく全員を癒す－ALSの患者さん・ご家族の中に入って 難病と在宅ケア, **14**, 44-47.
近藤清彦 2010 在宅ALS患者に対する訪問音楽療法の普遍化の検討 在宅医療助成勇美記念財団2009年度報告書
近藤清彦 2012 ALS訪問音楽療法の普遍化に向けて－ガイドラインの試用と評価 在宅医療助成勇美記念財団2011年度報告書
近藤清彦・木村百合香 2005 ALSにおける癒し－音楽療法への期待 医療, **259**, 376-382.
近藤清彦ら 2001 人工呼吸器装着ALS患者への音楽療法 厚生労働省難治性疾患克服研究事業「特定疾患患者の生活の質（Quality of Life, QOL）の向上に関する研究平成13年度研究報告書
近藤清彦ら 2011 ALS訪問音楽療法ガイドライン－これから始める人へ 厚生労働科学研究費補助金難治性疾患克服研究事業「特定疾患患者における生活の質（Quality of life, QOL）の向上に関する研究」報告書
Lings, J. 2010 Music for anxiety in amyotrophic lateral sclerosis / motor neurone disease: A Commentary on Horne-Thompson and Bolger's article. *Australian Journal of Music Therapy*, **21**, 39-41.
美原盤ら 2006 筋萎縮性側索硬化症に対する音楽療法－神経心理学的検査と生理学的側面からの検討 日本音楽療法学会誌, **6**, 23-32.
美原淑子ら 2005 音楽療法により抑うつ状態が改善した筋萎縮性側索硬化症患者の1例－多専門職者で構成される音楽療法チームによる対応 日本音楽療法学会誌, **5**, 214-221.

美原淑子ら　2006　音楽療法により Quality of Life が向上した筋萎縮性側索硬化症患者の1例 – Schedule for the Evaluation of Individual Quality of Life-Direct Weighting による評価　日本音楽療法学会誌, **6**, 33-40.

中島孝　2006　QOL向上とは – 難病のQOL評価と緩和ケア　脳と神経, **58**, 661-669.

中山ヒサ子ら　2009　在宅ALS患者及び，家族における音楽療法の有効性を探る – 生体面，QOL評価など複数の方法を用いて　在宅医療助成勇美記念財団2008年度報告書

中山ヒサ子ら　2012　在宅患者と家族に対する音楽療法の有益性　在宅医療助成勇美記念財団2011年度報告書

♯第19章

American Psychiatric Association.　2013　*Diagnostic and Statistical Manual of Mental Disorders, 5th Edition*. American Psychiatric Publishing.

有川真弓ら　2005　LD出現率調査方法の検討　37のLD出現率調査の比較から　日本保健科学学会誌, **7**, 295-307.

Buday, E. M.　1995　The effects of signed and spoken words taught with music on sign and speech imitation by children with autism. *Journal of Music Therapy*, **32**, 189-202.

Cogo-Moreira, H., et al.　2012　Music education for improving reading skills in children and adolescents with dyslexia. *Cochrane Database of Systematic Reviews*, **8**, CD009133.

Conners, C. K.　2011　*Conners 3*　田中康雄（監訳）坂本律（訳）Conners 3 日本語版マニュアル　金子書房

DuPaul, D. J., et al.　1998　*ADHD rating scale-IV : checklists, norms, and clinical interpretation*. Guilford.　市川宏伸・田中康雄（監修）坂本律（訳）　2008　診断・対応のためのADHD評価スケール ADHD-RS　明石書店

Filipek, P. A., et al.　2000　Practice parameter: screening and diagnosis of autism: report of the Quality Standards Subcommittee of the American Academy of Neurology and the Child Neurology Society. *Neurology*, **55**, 468-479.

呉東進　2008　発達障害の音楽療法　内山伊知郎・青山謙二郎・田中あゆみ（編）子どものこころを育む発達科学　北大路書房　Pp.156-174.

呉東進　2010　模倣の発達とその評価　久保田雅也（編）ここまでわかった小児の発達　五十嵐隆総編集　小児科臨床ピクシス, **19**, 29-31.

Gold, C., et al.　2006　Music therapy for autistic spectrum disorder. *Cochrane Database of Systematic Reviews*.

Hahn, L. E. V.　2013　Specific learning disabilities in children: Role of the primary care provider. Up To Date

井澗知美ら　2001　The Child Behavior Checklist/4 -18 日本語版の開発　小児の精神と神経, **41**, 243-252.

加藤豊彦・隠岐忠彦　1986　LD児の出現率とその心理的特徴　小児の精神と神経, **26**, 7 -14.

Krull, K. R.　2013　Attention deficit hyperactivity disorder in children and adolescents: Overview of treatment and prognosis.　Up To Date

Lo-Castro, A., & Curatolo, P.　2013　Epilepsy associated with autism and attention deficit hyperactivity disorder: Is there a genetic link? *Brain & Development*, In press.

Myers, S. M. & Johnson, C. P.　2007　Management of Children With Autism Spectrum Disorders. *Pediatrics*, **120**, 1162-1182.

Rizzolatti, G., & Fabbri-Destro, M.　2010 Mirror neurons: from discovery to autism. *Experimental Brain Reseach*, **200**, 223-237.

Rosenhall, U., et al.　1999　Autism and hearing loss. *Journal of Autism and Development Disorders*, **29**, 349-357.

Weissman, L., & Bridgemohan, C.　2013　Autism spectrum disorders in children and adolescents: Behavioral and educational interventions.　Up To Date

World Health Organization 2010 International Classification of Diseases-10. http://apps.who.int/classifications/icd10/browse/2010/en

Zang, F. 2012 Music therapy for attention deficit hyperactivity disorder（ADHD）in children and adolescents. *Cochrane protocol*.

♯第 20 章

Aman, M. G., & Singh, N. N. 1986 *Aberrant Behavior Checklist*. Slosson Educational Publications. 小野善郎（訳著）2006 異常高度チェックリスト日本語版（ABS-J）による発達障害の臨床評価　じほう

American Psychiatric Association. 2013 *Diagnostic and Statistical Manual of Mental Disorders, 5th Edition*.（*DSM- 5*）American Psychiatric Publishing.

Luck, G. P. B., et al. 2006 Exploring Relationships between Level of Mental Retardation and Features of Music Therapy Improvisations: A Computational Approach. *Nordic Journal of Music Therapy*, **15**, 30-48.

Pivalizza, P. 2013 Intellectual Disability in Children. Up To Date

Szymanski, L., & King, B. H. 1999 Practice parameters for the assessment and treatment of children, adolescents, and adults with mental retardation and comorbid mental disorders. American Academy of Child and Adolescent Psychiatry Working Group on Quality Issues. *Journal of the American Academy of Child and Adolescent Psychiatry*, **38**, 5S.

♯第 21 章

Aicardi, J. 1994 Epilepsy as a presenting manifestation of brain tumours and of other selected brain disorders. In J. Aicardi（Ed.）, *Epilepsy in children*（The international review of child neurology）, 2nd ed. New York: Raven Press, Pp.350-351.

Go, T. 2007 Medical music therapy based on baby science and assistive technology. *Current Pediatric Review*, **2**, 198-206.

Hagberg, B., et al. 1975 The changing panorama of cerebral palsy in Sweden 1954-70; II: Analysis of the various syndromes. *Acta Paediatrica Scandinavica*, **64**, 193-200.

Haleye, S. M., et al. 1992 *Pediatric Evaluation of Disability Inventory*（*PEDI*）PEDI Resarch Group. 里宇明元・問川博之・近藤和泉（訳）2003 PEDI—リハビリテーションのための子どもの能力低下評価法　医歯薬出版

Kim, S. J., et al. 2012 Differential effects of rhythmic auditory stimulation and neurodevelopmental treatment Bobath on gait patterns in adults with cerebral palsy a randomized controlled trial. *Clinical Rehabilitation*, **6**, 904-914.

Lin, K-L., et al.. 2003 A young infant with musicogenic epilepsy. *Pediatric Neurology*, **28**, 379-381.

Maguire, M. J. 2012 Music and epilepsy: A critical review. *Epilepsia*, **53**, 947-961.

丸石正治ら　2005　成人脳性麻痺の臨床像—痙性と筋力の影響　リハビリテーション医学, **42**, 564-572.

Miller, G. 2013 Cerebral Palsy. Up To Date

Miranda, M., et al. 2010 Refractory nonconvulsive status epilepticus responsive to music as an add-on therapy:a second case. *Epilepsy & Behavior*, **19**, 539-540.

Novak, I., et al. 2012 Clinical prognostic messages from a systematic review on cerebral palsy. *Pediatrics*, **130**, e1285.

Peng, Y. C., et al. 2011 Immediate effects of therapeutic music on loaded sit-to-stand movement in children with spastic diplegia. *Gait & Posture*, **33**, 274-278.

Russell, D. J., et al. 2002 Gross motor function measure manual. Mac Keith Press. 近藤和泉ほか（訳）2000 GMFM 粗大運動能力尺度—脳性麻痺児のための評価的尺度　医学書院

Wang, T. H., et al. 2013 A Home-Based Program Using Patterned Sensory Enhancement Improves Resistance Exercise Effects for Children With Cerebral Palsy: A

Randomized Controlled Trial. *Neurorehabilitation and Neural Repair*, Jun 10. DOI: 10.1177/1545968313491001.

#第 22 章

American Psychiatric Association. 2013 *Diagnostic and Statistical Manual Disorders, 5th Edition.* (*DSM-5*) American Psychiatric Publishing.

橋本洋子　2004-2005　満期正常出産の出生直後の赤ちゃんと母親に見る Communicative Musicality 発達精神病理の解明をめざした未熟児 - 親コミュニケーションの基礎研究　p.41.

伊藤雅之ら　2013　レット症候群の早期診断と治療をめざした統合的研究 厚生労働科学研究費補助金 障害者対策総合研究事業（神経・筋疾患分野）

Malloch, S. N. 1999 Mothers and infants and communicative musicality in Rhythm, Musical Narrative, and Origins of Human Communication. *Musicae Scientiae*, Special Issue, 1999-2000. European Society for the Cognitive Sciences of Music.

松井紀和　1991　MCL 使用のためのマニュアル 日本臨床心理研究所

野村芳子　2011　レット症候群の診断と治療・療育マニュアルの作成と生体試料の収集　厚生労働科学研究費補助金 難治性疾患克服研究事業　レット症候群の診断と予防・治療法確立のための臨床および生物科学の集学的研究

Stern, D. N. 1985 *The Interpersonal World of the Infant: A View from Psychoanalysis and Developmental Psychology.* Karnac, London: Basic Books. 小此木啓吾ほか（訳）1989　乳児の対人世界　理論編・臨床編　岩崎学術出版

Trevarthen, C. 1999 Musicality and the Intrinsic Motive Pulse: Evidence from human psychobiology and infant communication in Rhythm, Musical Narrative, and Origins of Human Communication. *Musicae Scientiae*, Special Issue,1999-2000. European Society for the Cognitive Sciences of Music.

Wigram, A., & Lawrence, M. 2005 Music therapy as a tool for assessing hand use and communicativeness in children with Rett Syndrome. *Brain and Development*, **27**(1), S95-S96.

Yasuhara, A., & Sugiyama, Y. 2001 Music therapy for children with Rett syndrome. *Brain & development*, **23**, S82-S84.

#第 23 章

Draganova, R., et al. 2007 Serial magnetoencephalographic study of fetal and newborn auditory discriminative evoked responses. *Early Human Development*, **83**, 199-207.

呉東進　2009　赤ちゃんは何を聞いているの？―音楽と聴覚からみた乳幼児の発達　北大路書房

Graven, S. N. 2000 Sound and the developing infant in the NICU: conclusions and recommendations for care. *Journal of Perinatology*, **20**, S88-S93.

Loewy, J., et al. 2013 The effects of music therapy on vital signs, feeding, and sleep in premature infants. *Pediatrics*, **131**, 902-918.

Nocker-Ribaupierre, M. 2004 The mother's voice-A bridge between two world: short- and long-term effects of auditive stimulation on premature infants and their mother. In M. Nocker-Ribaupierre (Ed.), *Music therapy for premature and newborn infants.* Gilsum: Barcelona Publishers. Pp.97-111.

Standley, J. M. 2003 *Music Therapy with Premature Infants: Research and Developmental Interventions.* The American Music Therapy Association.　呉東進（監訳）2009　未熟児の音楽療法　メディカ出版

Watanabe, Y., et al. 1992 Phenytoin prevents stress- and corticosterone- induced atrophy of CA3 pyramidal neurons. *Hippocampus*, **2**, 431-436.

Zhoux, X., et al. 2011 Natural restoration of critical period plasticity in the juvenile and adult primary auditory cortex. *Journal of Neuroscience*, **31**, 5625-5634.

第 24 章

Bishop, B., et al. 1996 Music therapy and child life interventions with pediatric burn patients. In M. A. Froehlich (Ed.), *Music therapy with hospitalized children: A creative arts child life approach.* Cherry Hill, NJ: Jeffrey Books. Pp.87-108.

Bradshaw, D. H., et al. 2011 Individual differences in the effects of music engagement on responses to painful stimulation. *The Journal of Pain*, **12** (12), 1262-1273.

Bradt, J., & Dileo, C. 2009 Music for stress and anxiety reduction in coronary heart disease patients. *Cochrane Database of Systematic Reviews*, Issue 2, Art. No.: CD006577. DOI: 10.1002/14651858.CD006577.pub2.

Bradt, J., et al. 2011 Music interventions for improving psychological and physical outcomes in cancer patients. *Cochrane Database of Systematic Reviews*, Issue 8, Art. No.: CD006911. DOI: 10.1002/14651858.CD006911.pub2.

Bradt, J., et al. 2013 Music interventions for preoperative anxiety. *Cochrane Database of Systematic Reviews*, 6, Art. No.: CD006908. DOI: 10.1002/14651858.CD006908.pub2.

Cepeda, M. S., et al. 2006 Music for pain relief. *Cochrane Database of Systematic Reviews*, Issue 2, Art. No.: CD004843. DOI: 10.1002/14651858.CD004843.pub2.

Dileo, C., & Bradt, J. 2005 *Medical Music Therapy: A Meta-Analysis and Agenda for Future Research.* Cherry Hill, NJ: Jeffrey Books.

Ghetti, C. M. 2012 Music therapy as procedural support for invasive medical procedures: Toward the development of music therapy theory. *Nordic Journal of Music Therapy*, **21** (1), 3-35.

Ghetti, C. M. 2013 Effect of music therapy with emotional-approach coping on preprocedural anxiety in cardiac catheterization: A randomized controlled trial. *Journal of Music Therapy*, **50** (2), 93-122.

Goldberger, J. J., et al. 1997 Effect of informed consent on anxiety in patients undergoing diagnostic electrophysiology studies. *American Heart Journal*, **134** (1), 119-126.

Gooding, L., et al. 2012 Using music interventions in perioperative care. *Southern Medical Journal*, **105** (9), 486-490.

Kane, E. O. 1914 Phonograph in operating-room. *Journal of the American Medical Association*, **57** (23), 1829.

Kiecolt-Glaser, J. K., et al. 2002 Emotions, morbidity, and morality: New perspectives from psychoneuroimmunology. *Annual Review of Psychology*, **53**, 83-107.

Knox, D., et al. 2011 Acoustic analysis and mood classification of pain-relieving music. *Journal of the Acoustical Society of America*, **130** (3), 1673-1682.

Kwekkeboom, K. L. 2003 Music versus distraction for procedural pain and anxiety in patients with cancer. *Oncology Nursing Forum*, **30** (3), 433-440.

Loewy, J. V., et al. 1997 Music therapy pediatric pain management: Assessing and attending to the sounds of hurt, fear and anxiety. In J. V. Loewy (Ed.), *Music therapy and pediatric pain.* Cherry Hill, NJ: Jeffrey Books. Pp.45-56.

Mitchell, L. A., & MacDonald, R. A. 2006 An experimental investigation of the effects of preferred and relaxing music listening on pain perception. *Journal of Music Therapy* **43** (4), 295-316.

Moris, D. N., & Linos, D. 2013 Music meets surgery: Two sides to the art of "healing." *Surgical Endoscopy*, **27**, 719-723.

Pittman, S., & Kridli, S. 2011 Music intervention and preoperative anxiety: An integrative review. *International Nursing Review*, **58**, 157-163.

Roy, M., et al. 2008 Emotional valence contributes to music-induced analgesia. *Pain*, **134**, 140-147.

Rudin, D., et al. 2007 Music in the endoscopy suite: A meta-analysis of randomized controlled studies. *Endoscopy*, **39**, 507-510.

Shang, A. B., & Gan, T. J. 2003 Optimising postoperative pain management in the ambulatory patient. *Drugs*, **63**(9), 855-867.
Spielberger, C. D., et al. 1983 *Manual for the State-Trait Anxiety Inventory*. Palo Alto, CA: Consulting Psychologists Press.
Tan, X., et al. 2010 The efficacy of music therapy protocols for decreasing pain, anxiety, and muscle tension levels during burn dressing changes: A prospective randomized crossover trial. *Journal of Burn Care & Research*, **31**(4), 590-597.
Tan, X., et al. 2012 The interplay of preference, familiarity and psychophysical properties in defining relaxation music. *Journal of Music Therapy*, **49**(2), 150-179.
Thaut, M. H., & Davis, W. B. 1993 Influence of preferred versus experimenter chosen music on affect, anxiety, and relaxation. *Journal of Music Therapy*, **30**, 210-233.
Tuden, C. 2001 Editorial comments regarding the article 'Music therapy for assistance with pain and anxiety management in burn treatment.' *Journal of Burn Care & Rehabilitation*, **22**(1), 82-83.
Walworth, D. D. 2005 Procedural-support music therapy in the healthcare setting: A cost-effectiveness analysis. *Journal of Pediatric Nursing*, **20**(4), 276-284.
Watson, D., et al. 1988 Development and validation of the brief measures of positive and negative affect: The PANAS scales. *Journal of Personality and Social Psychology*, **54**(6), 1063-1070.
Wong, D., & Whaley, L. 1986 *Clinical handbook of pediatric nursing* (2nd ed.). St. Louis: C. V. Mosby Company.

#第25章

Brooks, D., et al. 2003 Evaluation the Effect of Music on Dyspnea During Exercise in Individuals with Chronic Obstructive Pulumonary Disease: A Pilot Study. *Rehabilitation Nursing*, **28**(6), 192-196.
Copeland, B. L., & Franks, B. D. 1991 Effects of types and intensities of background music on treadmill endurance. *The Jounal of Sports Medicine and Physical Fitness*, March, 100-103.
Engen, R. L. 2006 The Singer's Breath: Implications for Treatment of Persons with Emphysema. *Jounal of Music Therapy*, **42**(1), 20-48.
Ho, C. F., et al. 2012 (Aug.) Effectiveness of paced walking to music at home for patients with COPD. *COPD*, **9**(5), 447-457.
Liu, W-T., et al. 2008 Efficacy of a cell phone-based exercise programme for COPD. *European Respiratory Jounal*, **32**(3), 651-659.
Lord, V. M., et al. 2010 Singing teaching as a therapy for chronic respiratory disease – a randomized controlled trial and qualitative evaluation. *BMC Pulm Med*, **3**, 10-41.
Marlene, E., et al. 1999 PhD RN CNN (C), H. Lindsay Guyn BSc Music therapy as a Treatment Method for improving respiratory Muscle Strength in Patients with Advanced Multiple Sclerosis: A Pilot Study. *Rehabilitation Nursing*, **24**(2), 74-80.
McBride, S., et al. 1999 (Sept.) The therapeutic use of music for dyspnea and anxiety in pasients with COPD who live at home. *Journal of Holistic Nursing*, **17**(3), 229-250.
日本呼吸器学会 2013 COPDの定義 COPD（慢性閉塞性肺疾患）診断と治療のためのガイドライン第4版 2013年4月17日
Pfister, T., et al. 1998 Effect of Music on Exercise and Perceived Symptoms in Patients With Chronic Obstructive Pulmonary Disease. *J Cardiopulmonary Rehabil*, **18**, 228-232.
Proctor, D. F. 1980 *Breathing, speech, and Song*. Springer.
Wong, H. L., et al. 2001 Effects of music therapy on anxiety in ventilator-dependent patients. *Heart & Lung*, **30**(5), 376-387.

♯第 26 章

Chan, Y. M., et al. 2003 The use of music to reduce anxiety for patients undergoing colposcopy: a randomized trial. *Gynecologic Oncology*, 91, 213-217.
Galaal, K., et al. 2011 *Interventions for reducing anxiety in women undergoing colposcopy*（Review）. The Cochrane Collaboration.
Hargreaves, D. J., & North, A. C.（Eds.） 1996 *The Social Psychology of Music*. Oxford: Oxford University Press. 磯部二郎・沖野成紀・小柴はるみ・佐藤典子・福田達夫（訳）2004 音楽の社会心理学―人はなぜ音楽を聴くのか 東海大学出版会 Pp.307-327.
Jones, L., et al. 2013 *Pain management for women in labour: an overview of systematic reviews*（Review）. The Cochrane Collaboration.
Renner, R. M., et al. 2009 *Pain control in first trimester surgical abortion*（Review）. The Cochrane Collaboration.
Standley, J. 1995 Music as a Therapeutic Intervention in Medical and Dental Treatment: Research and Clinical Applications. In T. Wigram, B. Saperston & R. West（Eds.）, *The Art & Science of Music Therapy: A Handbook*. Amsterdam: Harwood Academic Publishers. Pp.3-22.
Shapiro, A. G., & Cohen, H. 1975 Auxiliary pain relief during suction curettage. *Contraception*, 11(1), 25-30.
Simkin, P., & Klein, M. C. 2013 Nonpharmacological approaches to management of labor pain. Up To Date
Smith, C. A., et al. 2011 *Relaxation techniques for pain management in labour*（Review）. The Cochrane Collaboration.
竹形みずきら 2011 産痛の主観的評価尺度に関する文献レビュー 日本助産学会誌, 25(2), 160-170.

第 3 部

♯第 27 章

林健一 2011 一流誌にアクセプトされる医学論文執筆のポイント ライフサイエンス出版
Iverson, C., et al.（Ed.） 2007 *AMA manual of style: A guide for authors and editors*. Oxford University Press. 今西二郎・浦久美子（訳） 2010 医学英語論文の書き方マニュアル 共和書院
河合隼雄 2001 事例研究の意義 臨床心理学, 1(1), 4-9.
岸本寛史 2003 事例研究―全体の流れから，A. 事例研究とは 斎藤清二・岸本寛史（編） ナラティブ・ベイスト・メディスンの実践 金剛出版 Pp.134-148.
西條剛央 2007a 理論の作り方 ライブ講義 質的研究とは何か SQRM ベーシック版 新曜社 Pp.177-189.
西條剛央 2007b 理論のバージョンアップ ライブ講義 質的研究とは何か SQRM ベーシック版 新曜社 Pp.207-222.
斎藤清二 2003 NBM における研究法 斎藤清二・岸本寛史（編） ナラティブ・ベイスド・メディスンの実践 金剛出版 p.73
斎藤清二 2008 ナラティブ・ベイスド・メディスンの臨床知 やまだようこ（編）質的心理学講座 2 人生と病いの語り 東京大学出版会 Pp.133-164.
斎藤清二 2012a 医療におけるナラティブとエビデンス：対立から調和へ 遠見書房
斎藤清二 2012b 「エビデンスに基づく実践」のハイジャックとその救出 こころの科学, 165, 2-8.
佐藤雅昭 2011 流れがわかる学会発表・論文作成 how to：症例報告，何をどうやって準備する？（改訂版） メディカルレビュー社
Straus, S. E., et al. 2011 *Evidence-based medicine: How to practice and teach EBM*（4th ed.）. Edinburgh: Churchhill Livingstone Elsevier.

引用・参考文献

津川律子・遠藤裕乃　2011　初心者のための臨床心理学研究実践マニュアル 第2版　金剛出版
日本心理臨床学会学会誌編集委員会　2012　心理臨床学研究 論文執筆ガイド

事項索引

●あ
アスペルガー症候群　166
Up To Date　3
アテトーゼ　189
アテンション→注意★
アルツハイマー病　121
アロマセラピー　23

●い
異常行動チェックリスト　174,185,194
1秒率　229
陰性症状　86

●う
ウェクスラー式知能検査　184
ウェルニッケ野　142
うつ状態自己評価表　133
運動性失語　142

●え
ALS訪問音楽療法ガイドライン　163
ADHD評価スケール　174
エビデンス　5,123,259
MIT日本語版　147

●お
オウム　11
オピオイド　75,226
音楽ソーシャルスキルトレーニング　173
音楽てんかん　196

●か
回想法　153
下位ニューロン　149
蝸牛　20
蝸牛神経　8
可塑性　14
カタルシス　95,152
簡易精神療法　95
感覚性失語　142
カンガルーケア　215

●き
感情移入　161
緩和ケア　42,51

●き
記憶　10
記憶障害　107
気胸　238
既成曲　99
機能的MRI　117,175
気分チェックリスト　70
気分プロフィール検査　70
急性疼痛　76
共感　161
局所性脳損傷　103

●く
空間推理能力　10
くも膜下出血　112
クワイヤホーン　192,231

●け
痙性片麻痺　189
痙性両麻痺　188
軽度認知障害　122
言語中枢　12

●こ
交感神経　11,78
高次脳機能障害　104,106
拘束性肺疾患　229
口頭式評価スケール　82
行動療法　169
広汎性発達障害　166
呼吸比　232
コクラン・ライブラリー　3,123,242
コナーズ評価スケール　174
コミュニケーション的音楽性　200
コミュニケーション能力　13
子守唄　56
コルポスコピー　243

事項索引

● さ
最小意識状態　8,104
酸素飽和度　236

● し
視覚的評価スケール　81
四肢麻痺　189
視床下部　11
システマティック・レビュー　123,242
自動聴性脳幹反応　8
社会的能力 → ソーシャルスキル
自由診療　25
修正年齢　209
受動的音楽療法　47,79,231
馴化　9
上位ニューロン　149
情動調律　200
小児緩和ケア　51
小脳　11
植物状態　103
自律神経　11
心因性疼痛　75
侵害受容性疼痛　75
新奇選好　9
神経因生疼痛　75
神経伝導速度　195
新生児集中治療室　209
新生児聴力スクリーニング検査　8
新生児模倣　170
新版K式発達検査　184

● す
遂行（実行）機能障害　108,175
スイッチ　196
数値評価スケール　82
ストレス　12
スピリチュアリティ　45
スピリチュアルケア　46
スピリチュアルペイン　43,45

● せ
正期産　8
脆弱性－ストレスモデル　87
精神障害の階層　85
精神遅滞　179
精神療法　97

生体信号　7,8,70
生理的指標　195
遷延性意識障害　103,105
全人的苦痛（トータルペイン）　42
全人的ケア　42

● そ
早期産　8
双極性スペクトラム　88
ソーシャルスキル　13,173
粗大運動能力尺度　193
即興　55
即興音楽　99
ソングライティング　55

● た
代替機器　196
胎内音　214
大脳基底核　11,189
大脳辺縁系　12
ダウン症候群　181
脱感作　9
脱馴化　9
田中ビネー知能検査　185

● ち
知的能力　180
知能指数（IQ）　180
注意　8,195
注意障害　107
聴覚閾値　211
聴覚過敏　168
聴性脳幹反応　8,211

● て
ディベロップメンタルケア　210
適応能力　179
デシベル　8
てんかん　189
てんかん重積状態　7
伝の心®　159

● と
統語　144
同質の原理　13,96
疼痛生活障害評価尺度　82

閉じ込め症候群　149
トノトピー　214
ドパミン　86,128

●な
内分泌　12
ナラティブ　153
ナラティブ統合　124
難聴　20,190

●の
脳血栓　112
脳梗塞　112
脳死　8
脳磁図　15,211
脳室周囲白質軟化症　188
脳出血　112
脳塞栓　112
能動的音楽療法　47,79,231
脳内出血　112

●は
％肺活量　229
発散　96,154
パルスオキシメーター　8
反射性てんかん発作　196

●ひ
ヒスタミン　12
非ステロイド系抗炎症薬　75
非定型自閉症　166
び慢性軸索損傷　103
び慢性脳損傷　103

●ふ
不安　12
副交感神経　11,78
副腎皮質ホルモン　12,211
不適応行動　173
プラシーボ　29
ブローカ野　142
プロソディ　17,142
分析的音楽療法　99

●へ
閉塞性肺疾患　229

●ほ
補完代替医療　23,28
保険診療　25
補足運動野　11
ボニー式音楽によるイメージ誘導法　37,64
ホルモン　12

●ま
マクギル痛み質問票　82
マスキング　81
麻薬性鎮痛薬　75
慢性疼痛　76
慢性閉塞性肺疾患　229

●み
未熟児網膜症　212
ミッシングファンダメンタル　16
music medicine　2,61,64
music therapy　2
ミラーニューロン　170

●む
無呼吸発作　213
無作為（ランダム）化対照試験　6,83,123

●め
メタアナリシス　76,242
メロディック・イントネーション・セラピー　12,17,146
免疫グロブリン　12

●も
模倣　170
モルヒネ　75

●ゆ
有毛細胞　20

●よ
陽性症状　86

●ら
ライフレビュー　43,153

●り
リズム　11

リズム聴覚刺激　11
リハビリテーションのための子どもの能力低下
　評価法　193
リンパ球　12

●れ
レッツチャット®　158

●ろ
老人性難聴　20

省略記号索引

A
AABR 8
ABC-J 174,185,194
ABR 8
ADL 120
AGA 209
ALS 149

B
BDI 247
BGM 81,116
BPSD 120,124

C
CBCL 174
COPD 229
CPT 175

D
DSM-5 85,165

E
EBM 83

F
FEV1.0% 229
fMRI 117

G
GIM 37,64
GMFM 193
GMFM-66 193
GRM 65

H
HADS 71,163,247

I
ICD-10 85,165

J
JUMACL 70

L
LFD 209
LGA 209

M
MCI 122
MCL-S 248
MEG 15
MIT 12,17,146
MND 163
MPQ 82

N
NBM 83
NICU 209
NRS 82,248
NSAIDs 75

P
PAL 213
PANSS 91
PDAS 82
PEDI 185,193
PET 7
POMS 70
POMS-SF 71
%VC 229

Q
QOL 52,53,150,160

R
RAS 11,114
RCT 6,83,123

S
SDS 133,247
SEIQoL-DW 160
SFD 209
SGA 209
SpO2 236
STAI 216,226,247

T
TLS 149,155

U
UMACL 70
UMACL-TA 70

V
VAS 70,82,248
VDS 82

W
WAIS 184
WISC 184
WPPSI 184

291

執筆者一覧　　＊は編者

呉　東進＊	（京都大学大学院医学研究科）	第 1, 2, 4, 10（訳），19, 20, 21, 23 章
田部井　賢一	（三重大学大学院医学系研究科）	第 3 章
佐藤　正之	（三重大学大学院医学系研究科）	第 3, 14, 15, 17 章
市江　雅芳	（東北大学大学院医学系研究科）	第 5, 7 章（第 1, 2 節）
山根　寛	（京都大学大学院医学研究科）	第 6 章
大寺　雅子	（東北大学大学院医学系研究科）	第 7 章（第 3, 4, 5, 6 節），27 章
儀賀　理暁	（埼玉医科大学総合医療センター）	第 8 章
鏑木　陽子	（東京純心女子大学現代文化学部）	第 8 章
Kristen O'Grady	（Elizabeth Seton Pediatric Center USA）	第 9 章（著）
岡崎　香奈	（神戸大学大学院人間発達環境学研究科）	第 9 章（訳）
Karin Schou	（Music Therapist Denmark）	第 10 章（著）
近藤　真由	（東海大学教養学部）	第 11, 26 章
馬場　存	（東邦音楽大学音楽学部）	第 12 章
奥村　由香	（木沢記念病院・中部療護センター）	第 13 章
浅野　好孝	（木沢記念病院・中部療護センター）	第 13 章
篠田　淳	（木沢記念病院・中部療護センター）	第 13 章
林　明人	（順天堂大学医学部附属浦安病院）	第 16 章
近藤　清彦	（公立八鹿病院）	第 18 章
加戸　敬子	（大阪成蹊短期大学・独立行政法人国立病院機構刀根山病院）	第 18 章
竹末千賀子	（公立八鹿病院）	第 18 章
安原　昭博	（安原こどもクリニック）	第 22 章
杉山　由利子	（安原こどもクリニック）	第 22 章
Claire M. Ghettil	（Elizabeth Seton Pediatric Center USA, Molloy College USA）	第 24 章（著）
小沼　愛子	（Music Fits Boston）	第 24 章（訳）
福田　正悟	（ふくだ医院）	第 25 章

▤ 編者紹介 ▤

呉　東進（ごう　とうしん）

京都大学医学部卒。京都大学医学部小児科助手，米国ペンシルベニア大学医学部神経学フェロー，東京女子医科大学准教授，同志社大学教授を経て現在，京都大学大学院医学研究科教授。日本音楽医療研究会事務局長。

著書に「赤ちゃんは何を聞いているの？　音楽と聴覚からみた乳幼児の発達」（北大路書房），「小児看護ハンドブック」（ナツメ社）など，翻訳書に「未熟児の音楽療法」（メディカ出版）など。

E メール：go-go@umin.ac.jp

医学的音楽療法 ―基礎と臨床―

| 2014年7月10日　初版第1刷印刷 | 定価はカバーに表示 |
| 2014年7月20日　初版第1刷発行 | してあります。 |

監修者　　日本音楽医療研究会
編著者　　呉　　東　進

発行所　　（株）北大路書房
〒603-8303　京都市北区紫野十二坊町12-8
　　　　　電　話　（075）431-0361（代）
　　　　　ＦＡＸ　（075）431-9393
　　　　　振　替　01050-4-2083

©2014　　　　　　　印刷／製本　モリモト印刷（株）
検印省略　落丁・乱丁はお取り替えいたします。
　　　　　ISBN978-4-7628-2862-1　Printed in Japan

・ JCOPY 〈(社)出版者著作権管理機構　委託出版物〉
本書の無断複写は著作権法上での例外を除き禁じられています。
複写される場合は，そのつど事前に，(社)出版者著作権管理機構
（電話 03-3513-6969，FAX 03-3513-6979，e-mail info@jcopy.or.jp）
の許諾を得てください。